醒觉，是意识的翻转
在人间活出醒觉的生命，是我们这一生最大的目的

神圣的你
The Sacred You

杨定一　著

活出身心健康，快乐和全部的潜能

U0193981

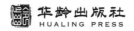
华龄出版社
HUALING PRESS

图书在版编目（CIP）数据

神圣的你 /（美）杨定一著；陈梦怡编 . —北京：
华龄出版社，2019.3（2023.10 重印）

ISBN 978-7-5169-1394-9

Ⅰ.①神… Ⅱ.①杨… ②陈… Ⅲ.①保健－基本知
识 Ⅳ.① R161

中国版本图书馆CIP数据核字（2019）第033856号

策划编辑 董 巍	责任印刷 李未圻

书 名	神圣的你	作 者	杨定一
出 版	华龄出版社 HUALING PRESS		
发 行			
社 址	北京市东城区安定门外大街甲 57 号	邮 编	100011
发 行	（010）58122255	传 真	（010）84049572
承 印	北京天工印刷有限公司		
版 次	2019 年 6 月第 1 版	印 次	2023 年 10 月第 8 次印刷
规 格	710mm × 1000mm	开 本	1/16
印 张	27.25	字 数	337 千字
书 号	ISBN 978-7-5169-1394-9		
定 价	99.00 元		

目录
CONTENTS

编者的话

陈梦怡

从《全部的你》到《神圣的你》，同样是意识转化的作品，对我而言，却是相当不一样的写作经验。

《全部的你》清净得仿佛在山上闭关。我曾开自己玩笑："大概是被外星人绑架了。"整个思路清晰、超越得不似人间。当时，杨定一博士排开了大部分的琐事，在一个特定的时间与空间里，通过文字第一次向世界表达——全部生命的绝对与人间的相对之境不可思议的差异。

这就是前一本书的写作背景。

《神圣的你》依然是闭关、静坐与修行，却是完全不同的"境"。不是在排除了所有琐事的小会议室写作，地点横跨了美国、中国，还受制于隔海十二小时时差的牵动。不再是清净的避静，而是充满了大大小小的"动"与"做"——有时差要调整，两地生活的适应，半夜乃至凌晨和中国台湾的同事与合作伙伴沟通，数不清的规划和会议，回中国台湾后的新书宣传、受访行程和共修活动，还不包括杨博士自身的公事、出差与会议。

现在回想起来，这一本书，又是另一种不可思议。

合作写这本书的过程，正反映了真实人生的功课——一个灵性的生命，怎么把绝对之境的"空""静""定"，全部生命的"在"或"心"，通过清醒的"觉"在人间点点滴滴地活出来，体会到生命本身的欢喜，这才是一大挑战。

或者这么说——神圣，不在某个清净之处，不在某个好整以暇的优雅未来，而是就在当下，就在充满了"动"和"做"，甚至灰头土脸、焦头烂额、疲惫不堪的"这里！现在！"

我印象很深的一件事是，有一天，杨博士连续开了好几个会，傍晚碰面时，疲态非常明显。我建议他，都这么累了，要不要另约时间写稿。他摇摇头说继续进行，也不过就是从办公室走到另一个地方十来分钟的路程可以稍作喘息，紧接着就开始密集的对稿、补充与编辑。当天工作结束时，我问杨博士："你怎么有办法在这么累、这么忙的情况下，还继续写书？"

他的回应是："怎么可能不如此？我们谈大平等心，所有经验，包括写书、工作、休不休息、累不累，都是平等的。这就是我在人间修行的道场。"

那一瞬间，我突然意识到，就连我以为再理所当然不过的累不累、休不休息的分别……都还是脑海制约所虚构出来的产物，而这个分别本身就是疲惫（或心累）的来源。

取消这一分别，也不过就是活在"这里！现在！"而活在"这里！现在！"也就自然取消这一分别。所谓的"方法和结果是同一个"，也就是如此而已。这么简单。

一点一滴地化解制约，不再设定阻碍。敞开心房，让全部的神圣生命涓涓滴滴流进来，也就是如此而已。

《全部的你》出版之后，许多读者通过各式各样的渠道捎来信息，也在询问同一个问题——如何在人间活出"空""静""定""在"的心境。也就是说，我们每个人好像本来都自然体会得到这些心境，难的是这些体会只是忽隐忽现，好像流不到人间。在种种繁忙的"动"之间，根本体会不到"不动""静"的滋味，甚至快要被沮丧和恐惧压垮，更别说喜乐、爱和平安了。

在繁琐的人间，要能一再清醒地回到喜乐、爱与平安，活得欢喜，不可能不通过意识的彻底转化。然而，意识的转化并不是一个"非A即B"的相斥选择，而是一个"绝对的A包容着相对的B"的体会。

《神圣的你》传达的正是这样的理解——绝对之境与人间绝非水火不容，意识转化也不是一种好像非排斥肉体生命不可的"奢侈"或"清高"。相反地，是一个让人间生命活得更充实、更有效率、更快乐的"必需"而且"务实"的要素。只是接受、臣服于"这里！现在！"所带来的一切，与全部的生命完全接轨、完全合作，人间有限的肉体生命，以及你我在时空局限下活出的人生，反而自然得到全部生命无限的滋润。

也有朋友回馈，《神圣的你》确实更着重于执行的层面。如果说《全部的你》勾勒出一幅全部生命的蓝图，那么，《神圣的你》就是这一蓝图点点滴滴的落实。正如杨博士所说："假如你让这本书的每一句话带着你走，甚至带着你进入全部的生命，你这一生，会有彻底的转变。"

这本书的校读，要感谢长庚生技以及新泽西协助的同事，尤其是陈锦书先生与王先堆先生，两位在哲学思想方面的慎重以及细腻的逻辑思维，为这本书带来了一种安定和沉稳的流动。我相信，对读者会是令人身心安顿的阅读经验。

也要感谢康健团队"抢鲜版"读书会的热情回应。与张晓卉、陈秋华、张桂娟、林芝安的讨论与互动，尽管有时激烈，口沫与咖啡四溅，身心与杯盘齐震动，然而，正是我近四个月孤独工作中再渴望不过的相知、相惜与相遇。

《神圣的你》在十七万字的基础上，再安排了一百二十五张图。杨博士在创作这本书的同时，不仅手绘了许多草图，还引入了经典画作、个人摄影、新闻摄影与现代画作等素材，丰富读者的阅读体验，也说明了"神圣"其实不是一个遥不可及的概念，而就在俯拾可得的生活所见之中。

从手绘图到插图定稿，同样要感谢两位插画家曾曼榕、李研慧的全力配合，感谢她们包容我们隔海不分日夜的电话打扰，以及来来回回的修图定稿。相信通过她们两位的慧思与灵光，除了文字的流动，还能多出一个诠释抽象概念的角度，更让生动的故事在脑海里留下鲜活的印象，陪伴读者走向生活中的实践。

最后，我想说一件事——向来情感内敛的我，为这本书哭了好几次——四次是以为终于完稿而感动到哭，一次是杨博士将这一系列的作品称之为"全部生命系列"。那天傍晚，我在新泽西住处的小溪旁流了很久的眼泪。

我不知道，这一系列的作品是不是真能道尽全部生命的奥秘。我只知道，在这一生有限的光阴流转中，我们确实投入了全部的生命。但愿来自生命更深层的流露，能通过这些作品触碰到读者的内心，通过每一位有缘的朋友活出的生命光明，流入人间。

序

杨定一

我在前一本书《全部的你》中，希望通过对生命完整的说明，建立一个全面、完整的基础，从而指向对生命更深的理解。那本书所传达的观念，也许跟你这一生所接触的都不一样。甚至，可能是颠倒的。

从另一个角度，我也知道，其实你对那本书的内容，早就有了充分的理解。至少，在心的层面，本来就有共鸣。甚至，可以接受那本书的内容。你才会遇到这一本书，想要再进一步了解生命的全部。

《神圣的你》和前一本书一样，是通过口述写下来的，是从宁静而无思无想流露出来的。有了《全部的你》的基础，我在《神圣的你》想走向一个执行的层面，也就是把神圣的生命、神圣的你、神圣的我、神圣的一切落实到生活当中。

把真正的你——神圣的你找回来，我认为是这一生最宝贵的一堂功课。让我们从一个快节奏、忙碌而疯狂的世界里，自己走出来。

找到神圣的你，也就是承认——自己就是老师，就是生命的主人，再也不会被其他的人或一切带走。

《神圣的你》和《全部的你》的不同之处在于——通过《神圣的你》，我希望让你充满希望、喜乐、新生。假如你读了这本书，有一个最深的灵感，同时又给你带来一种不可思议的欢喜，我认为，也许就达到了这本书的目的。

人生最高的祭坛，其实在我们每一个人的内心。通过这本书，我希望你把它找回来。

———

一个人早晚要面对自己，也就是赤裸裸站在上帝前面，没有任何遮掩。完全诚恳，完全天真。倒不需要拿任何古人的经典，将自己本来就知道、就懂的，再做一个包装和表达。

要记得，无论这些现成的经句多美，都不是你自己，最多只是 mind-stuff，是头脑的产物。都是妄想。最多，是带来又一层的制约。

最重要的还是——亲自活出来。

第一卷 神圣，深入全部的生命

全部的生命就像是这座冰山。我们所体验到的外在世界或人间，其实只是冰山的一小部分，跟无色无形的内在的生命一点都不成比例。把内在的生命找回来，一个人才可以活出全部的生命。把内在的生命随时带到外面世界，人自然活在神圣的生命。

神圣的生命，离不开全部的生命。

全部的生命除了外在生命所看到的一切，还有一个更深、看不到的内在的部分。这个内在的生命，其实远远大于我们通过人生所可以体验的外在世界。它本身含着无色无形，或绝对的部分。

可以这么说——外在世界是局限，而内在生命是无限。外在是种种条件的制约，内在没有条件。外在有生有死，是无常，内在没有生过，是永恒。外在——通过"动"组合而成，内在——最多是通过"在"去体会。

全部的生命，是外在再加上内在所组合而成的生命。

我们也可以把"内在生命"称之为"生命的背景"或"因地"。通过这个背景（因地），才可能衍生生命的外在或前景。假如把生命的前景当作人生的变化或内容，那么，背景就是架构。有这个生命的架构，才可能有这个世界，有我们这个生命，也才有人间。

活一个神圣的生命，也只是清醒地活在每一个瞬间，而可以通过每一个瞬间欣赏生命的一切。神圣的生命，随时在等着我们。只要把局限的脑放下，我们竟然就落到它身边。

因此，我们不需要去找神圣的生命。只要把念头放下，把对立挪开，它自然就在眼前。我们就轻轻松松地存在，在宁静。只要有宁静，外在与内在也就合一了。

全部的生命，本来就是神圣的，通过我们而把神圣的一切带到人间。也就好像全部的生命想通过我们每一个人，知道它自己本来就有的神圣的一面。这种意识的转变，怎么挡都挡不住。最多，我们只能配合它。

1. 什么是神圣

神圣的生命，是人生最珍贵的礼物。从每一个角落，都可以把神圣的生命找回来。

"神圣"（sacredness）这个词，一般是代表很珍稀、很美，不属于人间或世界所见的特质。它本身带着一种永恒的观念。

人间所见的种种，都是无常，早晚都会生死。本书所称的神圣，则不受人间法则所影响。它既是永恒，又是无限大，也就不受时空所带来的限制。

不论古今，人类都希望通过这些理解，找到生命更深、更大的价值，把生命真正的意义找回来。

这本书不是要谈任何宗教，更不是要强调任何神圣的形式或形相。其实，真正的神圣可以跟宗教不相关。因为，在生命的每一个角落都可以找到神圣，并不靠一套信念系统或学问来证明。

年轻的时候，我对于神圣的几何特别感兴趣。大概二十年前，我就把神圣几何的知识，包括生命之花介绍到华人圈子，重新整理这套科学，还做了种种的说明。光是这个主题，用整整一本书来谈，都远远不够。

然而，这些也不是我这本书想谈的。《神圣的你》想探讨的是生命更深的层面——通过"神圣"这个主题，把我们的全部找回来。这个题目更有意义，也是这个时代更迫切需要的关键。我希望通过这本书，带给你一种安慰，一种解答，一种信心。这是任何其他的观念、学问不太可能触及的。

这本书，没有什么信息可以给你。假如你想追求更多的信息，可能会失望。也许，读完这本书，你会发现自己所能知道的更少了。甚至，种种知识的累积与鉴别，也自然消失了它的重要性。

这本书的用意，其实也只是带着你，转变意识的焦点。也只是通过文字，移动你现在看世界的意识，到更大的、全部的整体意识。从局限、有条件的意识，彻底转向无限的一体意识。

这个过程，跟每一句话、每一个字的内容并不绝对相关。每一个字，也只是生命的门户，倒没有什么信息的价值。只是，通过这些生命的门户，人可以得到生命最深层所带来的安慰、解答与信心。

正因如此，我才敢大胆地说："假如你让这本书的每一句话带着你走，甚至带着你进入全部的生命，你这一生，会有彻底的转变，会彻底把自己找回来。而这个找回来，跟任何形式、形相、物质、念头的变化，都不相关。"

同时，我也保证，只要你投入，也就没有退路了。

我敢讲这些话，是因为我知道——**生命本身是神圣的。而你，本身也只可能是神圣的。**只是我们通常被世界、被人间带走，而错过了这个简单的道理，把我们的生命落入了局限的人间。

活在神圣的你，也只是把你本来就有的美、喜乐、平安、自足找回来。要找回这些生命中最根本的价值——其实它们从来没有离开过我们——比你想象的更简单。甚至比任何要做、可做的事，都更不费力。生命的一体本来就是这样子，也不可能离开这个最根本的道理。

因此，我才充满了信心，转达出这本书。通过这本书，将这份生命最珍贵的礼物，传递给你。

彻底把生命找回来，一个人自然进入神圣的生命。

一 传统的神圣

"神圣"这两个字,离不开任何宗教。每一个宗教都有它神圣的经典、信物、仪轨、音乐、传承。试着通过这些种种的形式、形相,甚至念相(thought-form)①接近本性,或说更靠近主、接触到上帝。从宗教的角度来说,这些神圣的东西或说法,本身就是一个门户(portal),让我们在人间找到生命更深的层面——上帝、佛性、本性、道、宇宙、一体意识或是整体。

任何东西或想法只要被指称为"神圣",都可以流传下来,让人类可以通过它们,找回最原初的记忆。时代的变迁不见得会留下痕迹,但是,"神圣"的东西、"神圣"的话、"神圣"的仪式或"神圣"的遗迹,通常会集中人类集体的注意力,通过集体的筛选,保留给下一代,甚至下下一代。

人类所谓"神圣"的任何东西,其实也离不开念头。只要我们在念头的层面,认定为神圣的,自然会在行为上对它另眼看待,让念头所赋予的"神圣"特质自然包括这个东西,造出一个"神圣"的气氛,而让

---

① 念相(thought-form)这个词,是通过贝赞特夫人(Annie Besant)与李必特(C.W. Leadbeater)两位英国人在1901年出版的作品书名而带给世人的观念。然而,这个词所含的理念,其实离不开东方流传了上千年的"幻相"观。这两位专家提出了很有意思的想法,在当时的西方世界是全新的见解——他们认为念头带来的振动和能量不完全是虚拟,和一般可见可触的具体形相是一样的,甚至还有密度。用这个角度来解释,念头可说是一种心理物质(mental matter),有它的振动频率。而情绪的变化,也就是一种能量频率的变化。我在《全部的你》和《神圣的你》这两本书谈的念相,虽然用词相同,说的却是如何走出念相世界的痛苦,回到全部神圣的生命,已经不再着墨于能量的境界,也就是不再通过能量、频率这些观念去合理化念相世界的存在。

我们想尽办法保存下去，建立一个"神圣"的传承……很自然地，圣物就出现了。

可以说，"神圣"的传承，离不开人类的文明。

神圣，早期是宗教专属的。到后期，神圣这两个字也变得普及，而不仅限于宗教的范围。任何东西，只要比较有灵性或带来一种灵感，也会以"神圣"来形容，例如：很多人听过的"圣心"（sacred heart）、神圣几何、神圣的音乐、神圣的饮食、神圣的水、神圣的名字……一切神圣的形式与形相。用"神圣"这两个字来指称，也只是想表达——通过这些神圣之物，我们可以找到更深层面的生命。这意味着，这些种种的"神圣"之物，它不光是表面的存在，还有一个更深的意义所在。

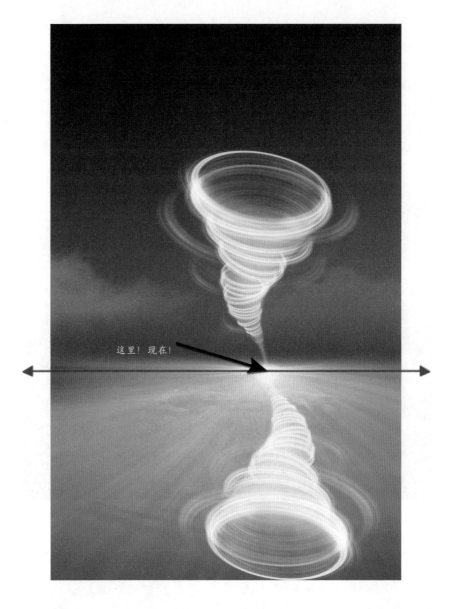

这里！现在！

我们平常产生分别、比较、判断、区隔等作用的一般意识，也就是我在《全部的你》中提到的客体意识，虽然是局限而且带来二元的对立（图中横的水平线），却能和无限大的一体意识（图中纵向的螺旋）交会在"这里！现在！"这个瞬间。我们以一般的意识不可能了解整体，最多只能通过瞬间瞥见。

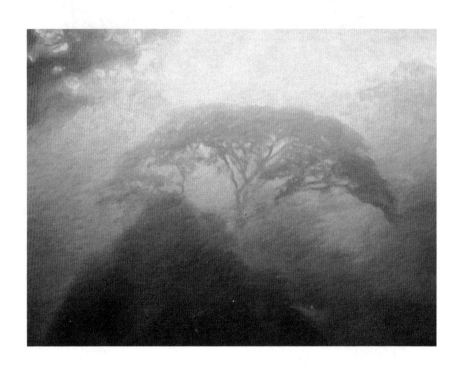

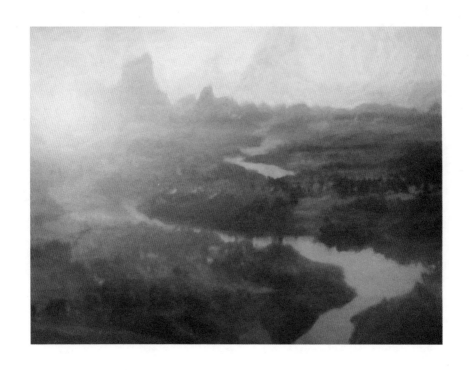

　　这两幅画，是美国的一位朋友 Almine 所画的。通过这两幅画，我想表达——通过种种的形相，我们都可以找回生命的"静"或更深的无色无形的层面。每一个形相，也自然变成神圣生命的门户。通过这种理解，神圣就不限于宗教所专属。我们在生命的每一个角落，都能找到类似的门户。

2. 人间所带来的错觉

"我"离不开念相；念相，离不开生命的外在；生命的外在，是全部生命的一小部分。生命的外在是个大妄想。

要进入神圣的生命，我认为还是有必要把我在《全部的你》中所谈的一些内容，做一个简单的汇总。

我会以全新的角度切入，因为这些基础是太重要了，必须与真实的生活结合，而不能只停留在头脑表面的理解。

通过这里的回顾，但愿能彻底解开这些观念在头脑层面所引发的疑惑，让你能与自己的心得相互对照。当然，假如你已经完全懂了，大可跳到下一卷，有机会再回来重新探讨。

思考带来的幻觉

在全部的动物里，只有人，有时空的观念。这也是人类的一个伟大之处，因此才有学习、分析、规划和思考。不通过时空的观念，也没有什么文明好谈。

时间的观念，本身带来"动"的理念，同时衍生出这个"动"所造出来的"功"和"能量"与"后果"等概念。这些都是好的，让人类的文明在万年来不断发展，让我们不断地追求知识，从动物单纯的状态演化到可以思考的境地。

然而，进入思考的境地，本身也是个危机。

前面提到，只有人类才有时间和"动"的观念。而所有的动物里，也只有人能创出两个自己。肉体所带来的这个"我"和其他的动物没两样，很单纯——要吃、要喝、要排泄、要睡觉、要温暖，都只是为了生存，只要满足这些生理需求就好。然而，在这个肉体的"我"之上，人类自己又加了另一个"我"，而这个"我"的身份完全是念相所造出来的。

这个念相造出来的身份是虚拟的，没有任何实质的存在，但是对我们一般人而言，它就好像是真的，甚至领着我们走完这一生，好像比动物性或肉体的"我"更实在。

我们所谈的"我"——我的一生、我的经历、我的过去、我的体验、我的烦恼、我的快乐、我的痛苦、我的家庭、我的事业，都离不开念相造出的这个虚拟身份或是虚拟的自己。每个人的虚拟身份，再加上周遭的虚拟身份，自然组合出一个社会的虚拟身份。再扩大，是民族的虚拟身份。再大一点，就是人类这个虚拟身份。这本身，就是个人的"我"再加上集体的"我"，所组合的人间。

跟真实生命的隔离，是"我"的起点

这个虚拟身份，也可以称之为"我"。我们一懂事，就通过与环境的互动创出"我"，并以之强化隔离的观念——认定我和你、和其他的人、甚至和身边的东西，都是分开的。

这个隔离，本身就是从人类平常的一般意识（也就是《全部的你》所谈的"客体意识"）衍生出来的。简单说，就是我们种种分别心、判断、比较的作用。连对事情最简单的认知、标签、区隔，都离不开这一般的意识。它本身有三个要素：制约、局限、隔离分别，构成了我们认识世界的基础。有趣的是，我们对自己的认识，也脱离不了这个一般意识以及这三个要素。

这个一般意识所带来的隔离分别，使得我们的任何念头或以念头想象出来的东西，自然被隔离成一个对象（客体）。一切所可以看到、想到的，包括自己，都离不开一个客体的地位。想出这一切的人，好像就成了"主体"。

有意思的是，人说到"自己"时，也常用食指指向自己，好像指称的是一个有独立存在的不同对象，而这个对象是用"我"所想象、描述出来的。"我"的生命内容，不管是种种经验、故事……更只是可谈的"客体"，根本不是主体。但是，说着说着，我们还以为它真的存在。于是，这些经验反客为主，反而成了生命的主体。

角色和身份架构出虚幻的"我"

我们的一般意识，发展出一整套的分别、判断和比较，不断地强化"我"和身边其他人事物的区隔。我们在个人成长的过程中，从学会叫"爸爸""妈妈"或是叫出自己的名字，已经开始建立"我"的身份，也就把念相变成了现实。这些念相就这么一点一滴地，把这个虚拟的"我"越塞越满。

等到更懂事了，"我"的观念也只会加强。年纪越大，越强化。等到成年，这个"我"已经牢固得离不开生命。我们生命的价值观念，也

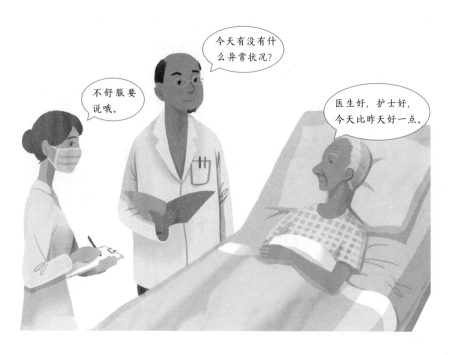

　　画里的三个人，各自称职地扮演着自己的角色。我们活在这个社会，在任何角落，离不开这些角色。通过这些角色，我们不断强化"我"。角色有时会改变，"我"也自然跟着调整。

都离不开这个虚拟的"我"。

"我"，再通过社会的互动，自然会带来一个角色。有趣的是，我们投入了这个角色，就会把这个角色当作"我"很重要的一部分，甚至是当作全部的自己。

比如说，"我"不但要做个老师，而且还要做个好老师，做个最优秀的老师。就算下班了，还可能留在老师的角色里，而把它变成全部的自己。同样地，无论是当学生、企业家、服务生、快递员、员工，甚至家长，我们都自然把社会指派的角色变成全部的自己。什么是虚拟，什么是真实，已经分不清楚了。

我们在社会上的角色，再通过周遭人的回馈或对自己的评估（包括正向和负向），一样地，还是在强化一个虚拟的"我"。

甚至，人和人之间的互动，往往已经不是"我"和"你"的互动，而落入了"角色"和"角色"之间的互动。比如说，如果你是医师，我是病人，我们的互动就把"我"和"你"落在医师和病人这两个角色上。而这些角色换了情境，可能就会改变。这就像在"我"之上，又加了一层层复杂而完整的包装，一生在"我"的世界越陷越深，跳不出来。

直到生命要离开的最后一个刹那，我们还舍不得放掉这个虚拟的"我"，把它当作生命唯一值得争取、维系、珍惜的部分。

这个虚拟的身份，自然变成一生主要的前提与价值。

养着"我"、护着"我"、延伸着"我"，也就成了一生的使命。

甚至会把生命扭曲来迁就"我"。

我们通常都活在两个世界，一个是身体的世界，一个是念相的世界，后者还是通过角色所建立而强化的。我们已经分不清这两个世界，也自然会把身体带到虚拟的境界，来配合角色的念相世界，随时都在这两个世界跳来跳去。

这种错觉，阻碍了我们对真实生命的认识。承认、看穿这一错觉，是我们活出全部生命的潜能、活出生命永恒的神圣的起步。

3. 活在"这里！现在！"自然让全部生命的内在浮出来

活在"这里！现在！"是消融"我"的第一步。

我在前一本书已经用很多篇幅来解释——一切的真实，包括身体，只能通过"这里！现在！"这个瞬间才可以展现，让我们和周遭产生实际的互动。任何虚拟的境界，包括角色创出的种种念相，都只是通过过去的记忆，再加上未来的投射，在人的脑海里演出。

只是，我们活在人间随时都在失去虚实之间的区隔，而同时还在这两个世界打转。最明显的例子就是——每一个人好像在，又好像总是不在——在别的哪里。我们的注意力一般都不集中，面对任何人、事物，好像总有种种的顾虑或包袱，让我们分心。

这是因为我们不是活在过去，就是活在未来，要不就是活在别的哪里，自然忽略了"这里！现在！"

有趣的是，我们每一个人随时都会忘记——过去和未来，这是人类才会创造出来的念相。

更有趣的是，这些念相——过去、未来——也只有通过"这里！现在！"才可以呈现。我们是通过"这里！现在！"才可以想到过去，也只有通过"这里！现在！"才可以揣摩未来。

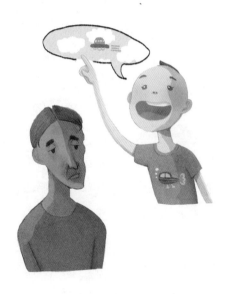

　　我们通常都被念头绑住，不是活在过去，就是投射到未来。很自然地，在任何瞬间都待不住。注意力好像没办法集中，心总是在别的哪里。图中的爸爸完全没有听到孩子在说什么，好像不"在"。这是每一个人都有过的亲身经验，虽然和人讲话，但心其实在别的地方。我们很少能完全投入到这个瞬间。

　　除了"这里！现在！"其他一切都是一个大妄想，只是一个大的念头，本身根本不存在。

　　你我都被过去或未来带着走。虽然活在现在，却随时落在别的时候、别的哪里。每一个人都把真正的生命，拿来换取一个虚拟的"我"。拿一个真正的身份，换来一个虚拟身份。从真实的世界，落入虚拟的世界。

　　人生的痛苦和烦恼，也是通过这种交换所带来的。

　　前面提过，我们所看到的世界，无论虚拟或现实，只是对立、分别、局限的一般意识，通过一刻不停的比较、判断、区隔而一层层堆积出来的。这个局限的意识，本身就是把全部的生命切割之后的产物。通过这种切割，才把生命缩小到一个可以用五官和念头来描述的范围。

　　宇宙或生命本来是永恒和无限的，本来是没有条件的，是通过我们的一般意识把它局限化了。要观察到这个世界，我们的一般意识是通过看、听、闻、尝、触，再加上念头的种种分别而得出观察的结果。

念头，已经是经过一般意识所局限、分别的产物。更不用说，我们所看到、听到、闻到、尝到、触摸、想到的一切都是在局限的范围内建立的。

这个一般意识生出局限，再由局限成立它自己。这么一来，这个意识不可能不是局限的。而这个局限意识所带来的人间，本身也只可能描述生命的一小部分，不足以全面代表整体的生命。

我把局限的一般意识通过标记、分别、判断、比较所带来的经验，称之为"前景"，也强调——在这个局限的意识后面有一个远远更大的"背景"，是永恒、无限大、没有生过的一体意识。没有这个一体意识，

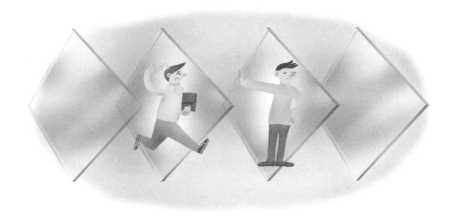

每一个瞬间，就像图中一个个菱形所表示的画面。我们受到感官和念头的限制，把真实的整体切割成一个个碎片。通过每一个瞬间，我们所能体验到的，最多只是生命整体的一小部分，而且小得不成比例。一个局限的画面，再加上脑局限的运作，不可能对全部的生命有全面的了解。

局限的一般意识无法存在。没有这个一体意识，不可能有生命，也不可能有知觉。以这个一体意识作为对照，我们才有解脱的观念，或换个角度，生出"无常""痛苦""烦恼"的观念。

这些观念都是通过跟整体的比较才有的。没有绝对，不可能有相对。有趣的是，这两个观念其实不是对立，也从来不是对等。我在《全部的你》中以相当多的篇幅来强调——这一套最根本的逻辑，从我们现有的相对、局限而线性的逻辑，是推导不出来的。

也就是说，从相对，走不到绝对。

反过来，把相对放下来，绝对自然就浮出来。它从来没有离开过相对的范畴。

这句话，也就汇总了《全部的你》为人间所带来的出路，让我们从痛苦找出圆满。

我在《全部的你》一书中谈到——"我"是永远不可能满足的。有了越多，不管是钱、名誉、地位、权力，都还要更多。就算不要更多，也随时要找到下一个领域来征服。连最亲密的关系有时也成了工具，让我们踏在上头可以完整自己。甚至，连一般人所谈的修行都离不开"更多"的观念，要"更多的灵感""更多的圆满""更多的完美"，不外乎种种"我"的成就。完全忘了，灵感、圆满、完美其实是一种无我、忘我的境界，与"我"无关。

臣服于瞬间，进入生命的内在

我也强调，通过外在世界或前景的变化、追求、努力，永远不可能完整自己，永远达不到满足，早晚都会失望。

把生命的内在或生命的背景找回来，我们可以对全部的生命有进一步的理解。只有这个生命的内在，才可以带来一个生命的空当，也就是宁静，也就是空。

通过这个内在的宁静，我们才可以把外在的平安找回来。

两个世界是相辅相成的。内在的境界，自然会浮到外在。而外在，自然会反映内在。

无条件的意识，自然影响到有条件、局限的意识。我们轻轻松松，什么都不用做，只要"在"，只要存在，就可以找回来。

站在全部的生命里，我们本来是完整的，不可能比现在更完整。然而，只有通过"这里！现在！"，也就是这个瞬间，才可以把全部的生命找回来。

有趣的是，在每一个角落，我们都可以回到全部的生命。

我在《全部的你》一书中举了许多例子，虽然称为"练习"，但严格讲，也没有什么好练习的。全部的生命，不是通过"做"、不是通过任何作为可以得到，而是轻轻松松"在"，就可以找回来。"在"不能称之为练习。练习本身是作为、是"做"、是"动"，还是离不开时空的限制。

"在"，只是——活在当下、"这里！现在！"这个瞬间，跟全部的生命完全接轨，不再提出任何对立、任何抗议，也没有任何期待。甚至，对这个瞬间或任何变化，也不需要再做进一步的说明或解释。

不可思议的发生，也可以接受。多大的灾难，也可以接受。对这个宇宙，完全信赖，充分知道不可能通过瞬间所带来的一点变化，就能对整体做一个说明与理解。所以，种种追求也自然可以放下。

这样，面对生命，自然会发现——过去的念头，本来像水一样流不完的，它自己踩了个刹车，自然消逝。生命变得友善，生活也比较顺了。我们也自然有信心，迎接全部生命的智慧、喜乐、爱与平安。

这就是我在《全部的你》一书中所想要表达的。

4. 醒觉——从局限意识的错觉，到永恒无限大的神圣

一般意识离不开局限、制约、归纳、分别和比较，也离不开相对的世界。

因为这个观念才是根本，我从另一个角度再补充。

正如我在前面提到的，我们日常运作的一般意识含着三个要素：局限、制约、隔离分别，而这三个要素又衍生出标记、条件、比较、相对、归纳、分析、解释、汇总……种种头脑的功能。

一般意识，通过标记（一种限定、局限）和比较的功能，我们先认出了铅笔、书本、文字种种形相。接下来，还可以描述一支铅笔长，而这个长，其实是跟"短"比较得来的。就像说一个人长得漂亮，就含着"丑"或"不漂亮"的可能。而且，任何比较都是相对的。连一般认为绝对的"一万千米"的长度，或"每秒三十万千米"的光速，都还是通过相对的比较和语言才能确立。[①]

---

① 我们都认为千米、米是绝对性的长度单位。然而，连"米"这个单位也还是建立在别的基础上，而且定义经过数次的更新。最原始的定义（1793 年）以通过巴黎的子午线，从北极到赤道距离的 1/10 000 000 为 1 米。过渡期间的定义（1960 年）：氪^{86} 原子在真空中，$2p^{10}$ 及 $5d^5$ 之间能阶转态产生电磁辐射波长的 1 650 763.73 倍。现今的定义（1983 年）：光在真空中于 1/299 792 458 秒内行进的距离。

另外，一般意识也隐含着"条件"和"假设"，也就是制约。我们自然会认为在人间所遭遇的一切，包括事、甚至一个东西的存在都是有个原因的：有这个，才会有那个；前面发生了这件事，后面才有那件事。好像任何事，我们都想找出一个前后连贯的关系出来。所谓的理性，既离不开一般有先后顺序、有比较、有条件的局限意识范围，也脱离不了主观，并不像我们以为的那么客观。

相信你已经发现，一般意识本身就带着很多限制。此外，也不能忘记，所有的信息，都是通过我们的五官和念头所截取来的。可以说是把真实的整体，画成一个个区块所得到的，不可能代表真实的整体。

甚至，我们生存、运作所仰赖的一般意识，还造出一个有种种分别的世界。让自己和全部的生命隔开，和神圣的生命隔开，意识不到自己的完整和神圣。

要回到神圣，最简单的方法，也就是通过觉察——最原始、不加一个念头的观察，挪开种种分别。

怎么说呢？

我们一般所谓理性的观察，也会落入这样的"主"—"客"架构——"我"看到这个世界，"我"体会到这个经验，"我"有种种感受，"我"对世界有种种看法，等等。而我们还从观察的对象对比出一个"我"——看到这个世界的"我"、体会到这个经验的"我"、有种种感受的"我"、对世界有种种看法的"我"。

通过这个对比的逻辑，任何东西好像才得到了它的存在。如果拿掉这个对比的逻辑，还有什么东西的存在好谈。推到底，如果没有这个对比的逻辑，没有这个一般意识，甚至也就不会有念头。这是一般人很难想象的。

最重要的是——这个世界本身，既然是通过这种分别对立的意识才组合的，它不可能观察到自己存在的前提，不可能观察到自己的分别和对立。

如果整个形相的世界，观察到自己的分别和对立——观察到自己存在的前提，它的存在也就要消失了。它本身就是通过隔离和分别才成立的。

"主"和"客"的隔离一消失，这时候，只剩下"觉"。而"谁"在觉、在觉"什么"，已经合一而分不出来了。

回到我们自身的存在——连"我"这个"主体"，说穿了也是对比的产物，并没有真正的主体性存在，所以才说"我"是虚幻的。这一点，我们困在这个一般意识里，是体会不到的。

假如把日常的一般意识所看到的一切，当作一个大妄想或一场梦。那么，"我"本身也是这个大妄想、这个梦的一部分。

就连我们现在谈一般意识，所谈论的同样离不开念头，是念头所描述出来的，而它本身也是我们所体验到的眼前经验的一部分，一样不脱种种形相，最多只能说是一体意识的一小部分。

我想要表达的也只是，可以观察到任何客体（包括所谓"我"的这个"主体"）的，就是我们的本质——一体意识。

这个一体意识，才是真正的主体，是不能用我们一般意识的分别和区隔去掌握、理解的。我们也可以称一体意识为"因地"，通过"心""在"而流到形相的世界。反过来，通过"心"和"在"，我们才可以体会到一体意识，体会到因地。最有意思的是，其实一般意识再怎么"做"、怎么"动"，也影响不了这个万物所从生的因地，一点都减损不了一体意识化现一切的潜能。

活在人间这个大幻相里，这是一个再奇妙不过的大秘密。

一什么叫作经验

经验，任何经验，是通过三个层次的要素所组成的——知觉、念想、感受。

任何体验，首先要通过知觉，才可以观察到。而这个知觉，是通过我们的五官所可以掌控的，也自然就落入人间的范围。通过脑的思考、归纳、分别、比较、分析……种种处理，进一步跟过去的经验做个区隔。再通过情绪的扩大和加工，我们才可以把任何经验落入人生，而随时可以通过记忆，加上情绪取回来。

经验，也离不开能量。通过念头的想，再加上身体的感受，它本身就是能量场的转变，而会带来能量的流。任何经验带来的能量流，假如没有顺畅地流通过去，都会留下一个结。这个结早晚会浮出来，让我们紧缩。萎缩，就是这么来的。[①]

无论怎么分析，任何经验还是离不开物质、能量，离不开形相的世界。它本身还是带着局限和制约。

这本书所提到的神圣或永恒，也就是强调存在于任何经验之前，还有一个觉。这个觉，是不生不死，不是任何条件可以制约的。没有这个无色无形所延伸出来的觉，也就没有什么经验好谈。通过觉，任何经验才可能从因地化现出来。

---

① 经验和念头或"想"的不同之处在于，经验是念头再加上情绪的扩大，由于情绪进入身体的每一个角落，与细胞结合，所以经验会在身心停留比较久。站在这种角度来谈，大部分的经验还是萎缩。只有少数的经验是快乐或舒畅，是我们会想追求或重复的。

经验，构成了我们的人生故事。我要说的是，非但我们的经验、人生故事不是生命的主宰。就连体验种种经验、沉浸于人生故事的"我"，也不是生命真正的主人，更不是意识的源头。

意识的源头，反而比我们想象的更简单，但是又没办法用任何语言来描述。因为它是整体，我们不可能用语言文字所分割出来的小片段来表达，最多是——通过"觉"观察到整体。而"觉"最多也只能用 I Am.——我，在——来称它，是我们每个人都有，随时都有，和体验无关，却是每个人都能领悟的。

5. 对称的法则

As within, so without.

As without, so within.

生命内外的交会点，是——这里！现在！

第三章谈到，生命的内在和外在是相对相成，其实就是在表达 Law of Symmetry，也就是对称的法则。从星球，到最小的分子，都离不开这个法则。[①]

这个对称的法，我在《真原医》一书中，也拿来解释全人的健康，也就是细胞或身体内的健康，其实反映了整体甚至外在的健康。我才会强调，真正的健康是身心全部的健康。有趣的是，就连古人强调的好转反应（healing crisis），[②]也离不开对称法则。我这里想用同一个法则，来谈生命更深的层面。

一般谈对称，指的是同一个维度的对称，比如说，左和右、上

---

① 尽管现代的物理学从一个角度证实了"宇称不守恒"，然而，那是在很特殊的范围下，只作用很短的时间。也就是说，宇称不守恒其实不是自然的状态。

② 我在《真原医》第 25 章"好转反应"提到美国顺势疗法之父康斯坦丁·赫林博士（Constantine Hering）用很生动的方式来描述："所有的痊愈都是由内而外，由上到下的，而且与病症出现的顺序恰好相反。"也就是在谈痊愈与疾病在身体的部位与顺序上的对称。

和下。然而，我这里想要表达的，是内和外，甚至有形和无形的对称。As within, so without.（如其在内，如其在外）反过来也可以说 As without, so within.（如其在外，如其在内）这两句话是想表达——生命的内在（"存在""存有"或"在"）以及生命的外在（人间），同样会符合这个对称法则。

生命的全部或整体，包括无色无形的力量，才可以组合出全部生命的场。这个场，远远超过我们人间所知道、所体验到、所活的。人跟任何动物都一样，离不开对称的法则，早晚要跟内在——生命更深的层面同步，才可以达到对称。

我们千百万年来一直活在一种不均衡的状态，用"生病"甚或"疯狂"来形容都不为过。除了少数的圣人之外，绝大多数的人从来没有跟生命的全部接轨。然而，到了这个时间点，地球跟宇宙正要大转变，就好像内在生命想做彻底的翻身。通过我们，它想爆发出来，带着我们，跟人间重新整合、重新同步。这个力量，比外在世界任何力量、比任何时空所带来的都大。

这个接轨、同步的力量，也可以称"醒觉"，本身比什么都大，也就好像我们非醒觉不可。醒觉，自然一切都神圣，一切都平安。可以说，**神圣也只是反映了内在生命和外在世界的接轨，达到最和谐、最完美、最平安的境界。**

可以这么说，无色无形或内在生命，希望通过外在各种各样的形相来活出它自己，体会到自己。这就是我们所称的醒觉。

通过翻转，让形相观察到自己。其实，在这里用"对称法则"来描述，可能还不够精确。严格讲，生命内在的力量，远远大于生命的外在。是内在想通过外在，活出自己。希望通过任何形相，把"在"透出来。这个**生命内在的力量，不但指出了人类演化的方向，甚至点明**

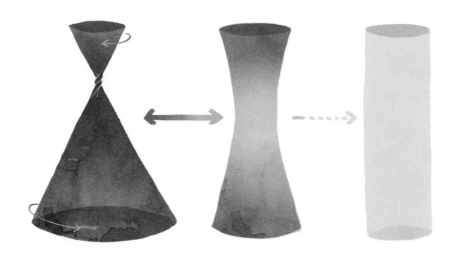

　　醒觉，也只是通过瞬间，让生命的内在和外在全面接轨。所谓对称的法则，也只是表达：生命所蕴含的动量早晚会让生命的内外接轨，而且不可能不接轨。

　　我用一个比喻来说明。将一个圆柱体扭曲后，最窄的部分代表"这里！现在！"上面比较小的部分代表外在的世界；而下方是我们的内在。那么，就像图中央所表示的，对称法则谈的其实就是反扭转的力量，希望将内在和外在打通，甚至像图右，将两个层面完全打通。两个层面完全打通，一个人自然醒觉。

　　虽然这个肉体是无常，醒觉的人可以体会到无条件的永恒。生命的内在和外在两个层面加起来，才是全部的生命。

了——整个宇宙不可能不走向这个结果。

换句话说，无色无形的吸引力，远远超过有色有形的吸引力。它反而是想通过任何形相，把自己延伸出来。也就好像说，其实是——

"空"来"空"我们。

"在"来"在"我们。

"恩典"来"恩典"我们。

神圣的生命来活我们。

只要我们不跟任何形相对抗，生命内在也自然浮出来，完成自己所带来的最大目的——醒觉。

不是这样子的话，佛陀不会在两千六百年前说一朵花、一枝草都能成佛。

这，就是我们人类跟宇宙最后的结果。

这本书的目的，也不是来启发醒觉。其实，你很早醒觉过，或正在醒觉的过程中，才会接触这本书。而醒觉的力量之大，再配合现在地球快速的变化，是怎么都停不下来，怎么都挡不住的。只是，很多人还不知道有这回事。

这本书最多只是带来一个基础或架构，让你了解生命运作的机制，可以理解发生在地球和你个人身上的变化。也可以说是带来路标，或者从另一个层面的理解，是让你可以完成你转变的旅程。

在第 31 頁的圖中——全部的生命，是远远大于我们人间所活的人生。是通过"我"，通过"这里！现在！"它想流入这个人间，在每一个角落，找到自己，观察到自己，欣赏到自己。

我才会一直说，是通过瞬间，全部神圣的生命来活我们。只要跟瞬间没有任何对抗，我们自然和全部的生命接轨，变成一体意识的通道。这，才符合对称的法则，也就是这本书想表达的。

最后，醒觉，跟我们想不想，没有关系。我们早晚都会被生命醒觉。只是，通过臣服，可以把对抗和阻碍降到最低。

醒觉，不需要时间。就在"这里！现在！"，我们也自然就醒觉过来。

醒觉，是活在生命的外在，同时体会到生命的内在，体会到全部。醒觉后，一个人还是需要把内外整合，变成两面一体，把全部矛盾消失，才可以活出神圣的生命。

内和外，再也不分了。

怎么去整合内外，是这本书想探讨的主题。

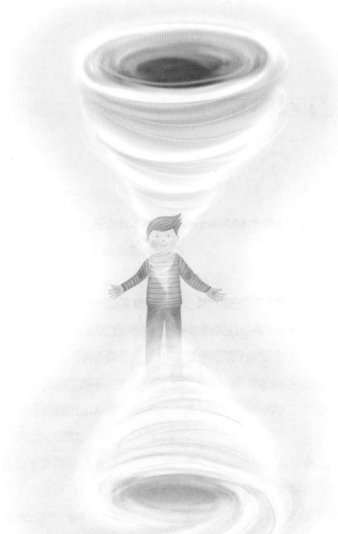

　　全部的生命，远远大于我们局限的人间。活出神圣的全部生命，并不是一件需要去寻找的事，因为它本来就存在，而我们本来就有。是生命的场、生命的能量，希望通过我们呈现出来。

　　神圣的全部生命，比任何形相的力量都更大，等着通过我们、通过"这里！现在！"、通过醒觉而流入这个人间，流到每一个角落。通过我们，一体意识才可以体会到自己。人类接下来的演化，也只能完成这个意识的转变。这是任何人都挡不住的。

　　放下对抗，配合它，会比较顺。

6. 通过本质，找到神圣

醒觉，从人生的"做"，挪向"在"的本质。

找到神圣的你，其实是回归生命的本质。这个本质，不只是每一样东西、每一个人都有。而且，从最大的星球到最小的分子都有。只有通过这个弥漫于宇宙无所不在的本质，我们才可以认识生命的永恒。

神圣这两个字，所代表的也就是永恒。

我所要表达的也是——这个本质，也就是"在"。进入它，其实比任何东西都更简单。"在"是我们本来都有的，不需要去追求。甚至，也追求不到。

最多，我们也只是让"在"自然浮出来。它就在我们眼前，只是我们通过局限的脑海，反而看不到它。

活出"在"，也是活出神圣，是这本书所要强调的一个重点。

以下用印象派的主要画家梵高（Vincent van Gogh, 1853—1890）一百多年前的画作作为比喻，来进一步说明。

印象派的特色是，通过画表达生命更深的层面。梵高画作的一个特点，就是他强烈的笔触。如果将画中强烈的笔触当作生命的本质，也就是无色无形的背景。那么，他这一张《星夜》（*The Starry Night*）中的静

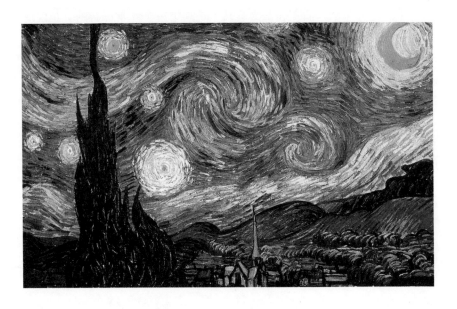

Vincent van Gogh, *The Starry Night*

物、自然和人间风景等种种元素，都是构建在这个生命的背景上而成就的前景。这幅画作是这些元素之间的种种关系，所衍生出来的内容和故事。

重点是，这个本质（强烈的笔触）是画中每个元素都有的。正因这个本质是唯一而共通的，你我才可能解脱，才可能找到自己的神圣。

当然，这个本质，在这张图是用笔触来表达。然而，它其实就是"空"。我们也可以称它是空当、宁静、背景、一体。是通过"在"或"心"，我们才可以体会到"空"。有了它，才可能有物质、形相、念相跟任何人间所带来的变化。它本身，在任何主体（"我"）之前就存在。

正因如此，我前面才会提到，连我们所讲的任何主体，包括"我"，从空或一体意识的角度来看，它还只是一个客体。

同样地，被观察的东西和观察的人，两者都还是客体。真正的主体，也就是生命真正的主人、意识的根源，反而是用任何（局限、相对的）语言都描述不出来的。我前面才会强调，最多只能用 I Am（我、我是、我在）来称它。轻轻松松，把意识移到这个"在"、不动、不生不死、永恒的层面。一个人，自然醒觉过来。

这么说，醒觉，是"在"的成就。

醒觉，只是随时让这个本质，通过我们，带到人间，来照明一切。

这，才是神圣的生命。

活出神圣的生命，也只是落实这个醒觉的领悟，是我们对全部生命的领悟。

这个道理，佛陀在两千六百年前就提出来了。我才会说，我们通过"在"，也只是轻轻松松——从人生的"做"，挪向"在"的本质。

7. 任何形相，本身就是一个解脱的门户

醒觉，也只是从有形有色，转到无色无形，让我们拥抱全部的生命。

到这里，我不得不再补充几个重要的观念，但愿你能理解这么做的重要性。

首先，我们所有的人都停留在一个"作为"的境界。我们从早到晚，都在不断地"动"。通过"动"，希望完成自己。

无论是青少年的学习过程，新鲜人刚出社会的就业，或成年后的种种追求，包括钱、物质、房子、生涯、家庭，从来没有停下来过，都是通过"动"，达到个人的愿望与期待。而这个愿望和期待，其实从来没有离开过"取"的念头，不断地滋长"取得"的观念。

"取得"什么？仔细观察，也只是让我们清楚地发现——取得的不外乎是"我"。不光建立一个"我"的身份，还再加上一个"我"的角色——我在社会上要扮的角色——儿女、学生、老师、家长、画家、作家、职员、服务生……种种角色，到最后都成了"我"的身份。

通过追求和"动"，身份和角色就这么融为一体，再也分不开了。

通过"取"，把"我"变得更完整、更巩固、更有特色，更显得与众不同，才能和周遭的人或事物区隔开来。通过"取"，不断地"取"，

不断地"动"，我们才有机会把"我"养大。

有意思的是，静下来观察，一定会发现"我"其实是虚的，是念头所带来的另一个自己。只是，人通过"取"和"动"就这么活了一生，都忽略了——我们在这个肉体之上，还另加了一个虚拟的念头体，而任由自己被这个念头体造出来的"我"带走。

甚至，不光是被这个虚的"我"带走，通过"我"看这个世界，还源源不绝地供养"我"，让"我"变得真实无比。

这些种种的"动"或"取"，不断地强化我们人生的情节，编出个人独特的故事。

每一个人的人生，也只是通过"动"所取得的个人经历。

连念头或念相，还是离不开"动"。念头本身，是一个"动"的境界。假如脑不动了，其实也没有念头。

各式各样的念头，构成了脑的内容。也就好像我们的脑有一套目录，通过这套目录（记忆力），可以随时把每一个"动"所带来的内容"取"出来。这个"取"，同样离不开"动"。我们可以进一步归纳人生的经验，取得学习，进一步再取得人生的规划，并同时投射出一个未来。

我们就这样一辈子没有离开过"动"。不光是身体不断地在"动"，追求生理需求的满足，我们的脑海也从来没有离开过"动"。最有趣的是，我们在人间所见的一切，本身离不开念头，也就离不开"动"。连我们认为不动、而很坚实的东西，还是通过念头的"动"，才让我们可以体会到。

把全部神圣的生命找回来，也只是看透一切的"动"，让我们轻轻松松找回生命的"不动"。"不动"也只是存在，可以把它称为"存有"，或更简化成"在"。

轻轻松松地"在"。

没有条件的"在"。

清醒的"在"。

没有目的的"在"。

这个"在"，我们本来就有，从来不可能没有。

有生命，一定有"在"。

不"在"，也就没有生命。

从"做"，轻轻松松地退到"在"。其实什么都不用"做"，也不可能"做到"。

再用计算机做个比喻，"在"也只是——从种种的目录和档案内容退出来，退到整体的架构来看一切。除了"动"和"动"所带来的变化（目录、内容），还有一个本质，而这个本质就是空当、宁静或是"空"。它其实是主要的部分，远远大于有限而有条件的变化、任何的"动""做"与"作为"。

意识的焦点，要从"动""做"转到"不动""在"，也只是通过全面的接受、全面的容纳、全面的谅解、全面的臣服。

臣服什么？也只是瞬间。对"这里！现在！"所带来的任何变化——包括好消息、包括挑战、包括灾难、包括一切——都可以接受，都可以容纳，都可以谅解，都可以让它存在。每一个瞬间，都可以清楚地知道而放过，清楚地活"在"而放过。

这就是和生命接轨，化解任何对抗。

"我"最怕跟这个瞬间接轨。对抗一化解，"我"也自然消解。

就那么简单，从形相——我们现在体验的人间——就可以轻轻松松转到无色无相。这是我们的本性，也是生命、一体，也就是上帝。

8. 看清"我"，面对"我"，是走入神圣生命的第一步

清清楚楚看到"我"的运作，本身已经开始跨越"我"的局限。

我在《真原医》一书中特别提到：习气要转变，不是通过对抗而可以消除。反而是建立一个新的习惯，也就是新的神经回路，才可以让它的能量消散。[①]

面对"我"，也是如此。

"我"本身是一个能量的结，它把无限大的、永恒的、无条件的整体（一体意识），局限成一个"体"。而这个"体"，就是自己。

任何抵抗——抵抗"我"，都只会把它燃烧起来，让它越演越烈、越烧越坚实。

"我"本身是通过抵抗或是阻抗所建立的，假如我们像其他的众生，比如：动物、植物，没有对自己、周遭或生命带来对抗，其实"我"的观念是生不起来的。

"我"是通过念头所组合的，而念头本身是通过阻抗——对全部生命的对立——才有的。

---

① 《真原医》第 38 章"如何改变习惯"。

把"我"看清，进一步消融，是进入神圣生命的第一步。

也可以说，首先要看到"我"，才可以消融它。

面对"我"，最好的方法也只是——把注意完全投入在每个瞬间"这里！现在！"。把我们的心落在每一个瞬间的空当，通过这个空当，欣赏每一个瞬间所带来的变化。

全部容纳、接受任何瞬间，也只是对任何有限而局限的形相不做任何抵抗。让它们来，也让它们走。

不做任何抵抗，也只是对"我"不再加任何燃料。让"我"自己生、自己死，我们不再去理它。

不理它，我们自然退出"我"的范围，自然进入"在"的状态。而这个"在"的状态，本身就是一体意识所带来的无色无形。

就那么简单。

但是"我"一定会反扑，会抗议，也绝对不会那么容易放弃。它自然会用各种方法，让我们被瞬间带来的所有形相吸引住，而让自己和形相分不开。比如说，人和人之间的互动、感情，乃至于物质的需要，包括钱、名利，都自然会让我们陷入这些形式与形相。甚至，让我们自己、生命目的和这些形式与形相分不开来，随时随地迷失在其中，看不到藏身在其中的"我"。

假如我们看不清"我"，自然不用讲怎么消融"我"。

所以，我才会说，看清"我"才是走出人间限制的第一步。

看清"我"，又可以同时接受它带来的种种变化。这本身是解开"我"最好的方法。

这么一来，一个人自然可以跳到无限大的一体意识，进入神圣的生命。

而神圣的生命也就是永恒，一切。

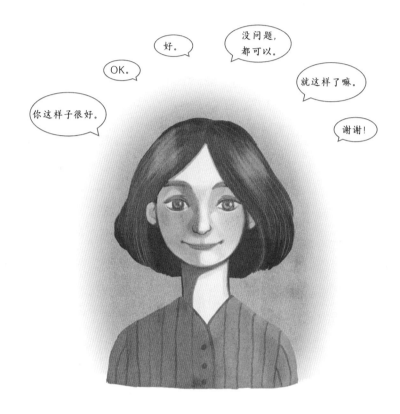

　　完全接受任何瞬间，把瞬间当作最好的伙伴，是消逝"我"的第一步。不对这个瞬间带来抵抗，一个人也就充分理解——抵抗本来就没有什么用。

　　通过任何一个瞬间，我们只能看到全部生命的一小部分，最多体会到跟整体生命的一个小交会点。然而，通过瞬间，我们其实是跟全部的生命连起来的，最多顺着每一个瞬间，跟着演变和翻转，活出这个瞬间所带来的一切。

一 活在当下，自然把瞬间变宽

前面提到，神圣本身就是永恒。而神圣的生命，就是永恒的生命。

我们可以仔细观察——只要投入这个瞬间，站到"在"，也就是宁静，就是空当。接受它，容纳它，接受一切。我们自然会发现，这个瞬间好像打开、变宽、拉长了，而让我们体会到一种永恒的味道。

就像这张图，假如把每一个瞬间当作一个画面，活在当下，这个瞬间的画面也就好像变宽了。

如果，我们不断地停留在当下，接受每一个当下带来的变化、刺激和一切——好事、坏事、机会、考验、危机。如果我们都可以接受，不光是这个瞬间变宽了，甚至这个瞬间和其他接下来的瞬间也就合一。好像瞬间和瞬间中，没办法区隔了。它自然变成一个永恒的瞬间。

这种领悟，本身就是神圣的生命的起步。

其实，也就那么简单。

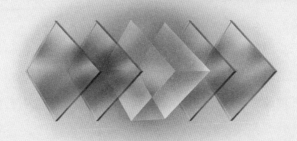

9. 萎缩随时在发作

对身体而言，萎缩体比眼前的现实还要真实。

用"正常"这个词，来描述一般人的状态，其实是一种让人难以置信的表达方式。我们每一个人都通过"我"带来的念头过滤这个世界，再通过情绪扩大自己对世界的反应，甚至反弹。这个反应或反弹，唯一的目的就是来保护、滋养"我"的区隔，不断地让自己和周边分离开来。

从错觉，我们获得更多错觉，再通过这个错觉，扩大错觉的世界。而这个错觉的世界，是把"我"、你、大家和周边区隔开来，形成一个孤独的隔离。

除了念头所带来的虚拟现实，我还提过情绪的角色。种种情绪——尤其负面的情绪，本来是生存的工具，让我们建立一个头脑和身体的桥梁，扩大并加速生理的反应，让人类可以在很短的时间内避开风险，得到生存。

可惜的是，经由上万年的演化，我们通过情绪，把一个由虚的念头所造出来的虚的世界扩大了，也把"我"加倍地扩大。

念头和情绪造出来的反弹，也自然让我们身心紧缩而建立了一个

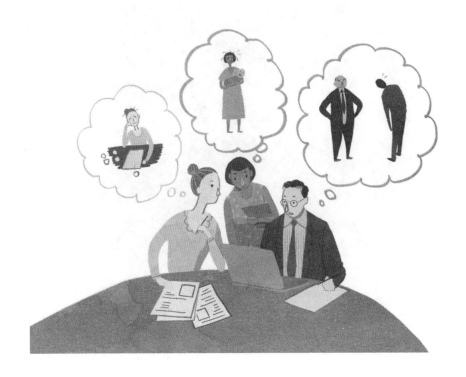

　　念头再加上情绪的扩大，自然带给我们萎缩。萎缩体，是在肉体额外再加上的虚拟"念头—情绪体"。这张图表面很平静，只是几个人在讲话。但仔细观察，每一个人其实都带着不同的萎缩体。左边的女人沉闷沮丧，中间的女人是焦虑，右边的年轻人是忧郁、恐惧，这三个人的生理状态也跟着不一样。我们身体自然会听命于萎缩体，把萎缩的状态当成比"这里！现在！"更真实的威胁。

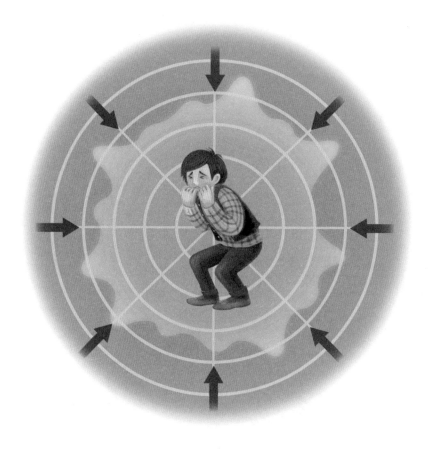

　　萎缩的状态，也可以称为恐惧的状态。人本来是圆满的，而情绪也只是桥梁，把神经的信息传达到身体每一个细胞、组织、器官。但是，通过过度的刺激，再加上"我"所创出来的虚拟现实，反而情绪自然扩大了它的角色，随时把一个虚拟的念相世界变得真实无比，造成我们全身心的萎缩。其中，影响最大的负面情绪就是恐惧。

　　恐惧会影响我们身体的每一个部位，让我们"瘫痪"，而落入绝望和悲观的心情。恐惧扭曲了我们眼中的世界，让万事万物看来既负面又悲观。

萎缩体。这个萎缩体，自然让我们活在一个萎缩态，带给周遭一个萎缩场。

这个萎缩体的主力也就是恐惧。我们每一个人，都活在大大小小的恐惧当中。

有时候这个恐惧可能大到一个程度，造成瘫痪或冻结，和临床的恐慌发作类似。恐慌发作（panic attack）是让我们过度紧张，甚至让交感和副交感神经系统失衡，而使得我们充满无力感，动弹不得。[1]

萎缩发作（contraction attack）也可能带来一个类似的效应，会把全部负面的情绪——尤其是恐惧放大，带来身心严重的紧缩，使我们对人生充满负面的看法，甚至让人做出令人意想不到的举动。种种负面的念头造出连锁反应，带来一种人生的绝望感，又回头强化萎缩。

萎缩体是动态的，不是静止不变的

一个人的萎缩体，本身也只是通过念头加上情绪所放大的"动"，而且以负面的情绪为主。情绪是一个连接念头和身体细胞的桥梁，也是扩大器。萎缩体之所以比念头体更"坚实"，正是因为通过情绪，把念相和身体绑在一起了。

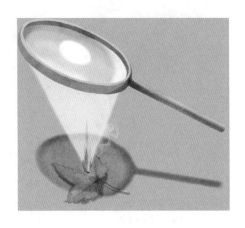

---

① 关于交感与副交感神经系统的放松和紧张反应，请参见《静坐的科学、医学与心灵之旅》（简称《静坐》）第16章"静坐对健康的益处"、第17章"完全放松状态的神经生理和功能变化"、第25章"生命力及意识场引动身体变化"。

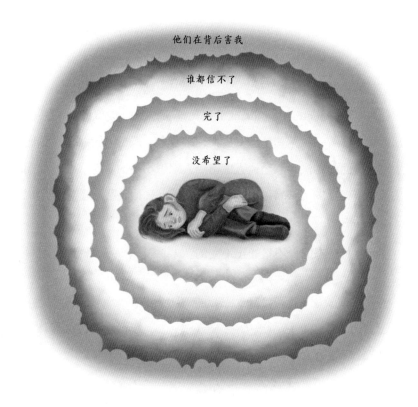

他们在背后害我

谁都信不了

完了

没希望了

　　萎缩发作 (contraction attack)：恐惧和其他的负面情绪会让神经系统强烈地失衡，让自律神经系统受到极端的刺激，使得我们全身紧绷，进入一个"瘫痪"的状态，也同时造成忧郁和其他心理的障碍，带来一个灰灰暗暗的过滤网，让我们面对事情产生一连串的负面看法和反弹。这张图可以看到一个人受到这种刺激时，自然会进入身心的萎缩，完全没有安全感。

正因如此，只要一个人在萎缩的状态下，自然会带来一连串负面的念头，过滤我们对世界的知觉，扩大负面的反应。我们平常对某个情况有很激烈的情绪反弹，其实也只是萎缩体在发作。

我们做个比喻，就像放大镜不但可以过滤光，还能集中光的能量，把纸张烧起来。同样地，萎缩体不只是念头的过滤器，还是念头能量的扩大器，对身心带来严重的作用。

萎缩体不光是很"坚实"，同时还有脉动。有时在一连串负面的反弹中缩到很小、很紧。有时候在一种放松的状态下，还能"饶"过我们，让人至少感受到一些正面的情绪。

可惜，人世间的互动，不可能不造出萎缩，只是程度多少。这里用以下的图来形容——我们和生命的互动（用头上的螺旋来代表）其实都是在萎缩的状态下进行的。萎缩体自然会衍生出来一个生命场。但是，这个生命场是经过萎缩的，让我们在一个紧缩、狭窄、局限的制约中活过一生。

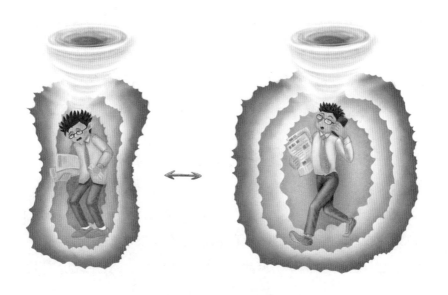

我们也可以通过同一张图看到，萎缩体是在动的，有它的起伏变化，好像有脉动周期。前面提过，只要在人间，我们都离不开萎缩体。仔细观察，任何生活上的变化，都可以让人体会到萎缩的作用，只是程度不同。

比如说，我们一般到了周一，回到上班或上学的日子，自然进入萎缩的状态。周一的紧张和周末的放松是很明显的对比，也难怪周一上班日的心脏病发作率比较高。就连周一上班都可以带来萎缩，更何况生命更大危机所带来的萎缩。

再举一个例子，每个人都生过病，即使小如感冒或身体种种不适，也都体会过这些状况带来情绪的萎缩。一个人生病时，自然会把这个世界看成负面的。此外，还有很多生理状况或生活变化也会刺激我们的萎缩体。比如：女性每个月的生理期或更年期，男性也有雄性激素停止的更年期，或是其他代谢与内分泌的转变。酒精的作用则不分男女。许多人酒后就变了一个人，连个性都截然不同。显然，萎缩体是受到相当大的刺激。

可惜，"我"通常会利用这种萎缩，再加上反弹，尤其是反弹所扩大出来的反应，来建立自己和周遭人事物的界限。有了界限，更能凝聚出一个"我"，使得"我"好像是一个可以独立生存的生命。

站在"我"的立场，甚至是随时期待萎缩体的发作，好让"我"可以借题发挥。

要注意的是——我们跟自己或周遭人事的互动，通常是通过萎缩体在进行的。

要进一步了解萎缩体或萎缩场的作用，就像下一张图所要表达的，人类看世界是通过萎缩体的放大和扭曲。我们跟世界（包括跟自己）的互动，也只是通过萎缩体在互动。萎缩体和萎缩体之间，自然会产生共振，而相互扩大或抵消。

我们每个人都遇过——身边某个人对我们带来特别的刺激或心里不舒服，而加强了自己萎缩的状态。我们也都遇过某个让人特别舒服、自在的人，也只是通过他们的生命场，让我们降低自己的萎缩。

"我"跟萎缩体是分不开的，是两面一体。要从萎缩恢复圆满，要把神圣的生命找回来，首先要理解萎缩带给我们生命的限制。可以体会、看清自己的萎缩体，本身就是从局限跳到无限大、从相对跳到绝对的第一步。

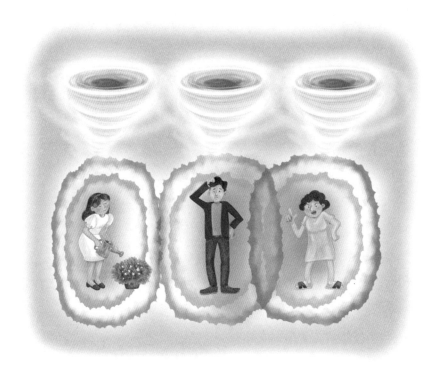

10. 生命的绝对，是包括人生的相对

绝对、永恒、一体、神圣的生命——离不开"在"，离不开瞬间。

在第 53 頁的圖中沿用前一本书的比喻，用泡沫表达我们每一个人的生命，随时从一体意识的海浮出来。

人间，也只是所有浮出来的泡沫，再加上泡沫间的种种互动、对立、摩擦所组成的。

用这个泡沫来代表"我"或人间，要表达的是——念相造出一个有限而局限的空间，而且这个空间是由我们的感官所截取而建立的，一样离不开错觉。

从某个角度来说，这些泡沫比起一体意识的海，根本不成比例。我们称这个一体意识为因地、生命的背景、内在，或用无色无形、在、宁静、空当来表达。但这种表达方式，仍然受限于语言表达的对立。

我这里想表达的是，**"做"和"有"并不是"在"或"没有"的对立面，而是"没有"或"在"涵容了"有"和"做"**。

是一体意识，抱住了有限意识所带来的对立。

再进一步说——生命的绝对，同时包括人生的相对。

神圣，也就是把生命的绝对找回来。通过把"做"挪开，让"在"

浮出来。"在"本身跟生命的一体意识或背景是相连的，而不是用语言可以表达或领悟。

要把永恒的神圣生命找回来，是通过"在"，连通这个一体意识的背景。

通过下页图也可以看到，一个泡泡里含着一个局限的逻辑系统，不可能通过同样局限的语言而能够跳脱出来。唯一可以和意识海连通的方法，就是通过"这里！现在！"也就是我们所称的瞬间。

像左边第一个人，虽然有连通，但这个通道还是很窄。她偶尔看到，多半时间看不到。这个人大多时间还是在跟这个瞬间对抗，而只要有对抗，这个通道就被掐住了。

然而，一个人完全封闭，完全活在"我"的境界，像第二个泡沫所呈现的，一位男士正在生气。在这种状况下，其实他根本不可能投入、包容任何瞬间，也就不可能建立任何通道。

这种信道，不是靠语言可以解开的。

要解开，就像第三个泡沫中的人，完全包容这个瞬间。相对来说，最右边泡沫中的大自然本来是通的，随时都活在瞬间"这里！现在！"，它本来就是通的。唯一的差别是，大自然的众生没办法做一个反观，没办法观察到自己的意识。

醒觉的人，不光是观察到周边，观察到自己，还可以观察到一切，包括生命所带来的全部意识。这本身就是神圣。

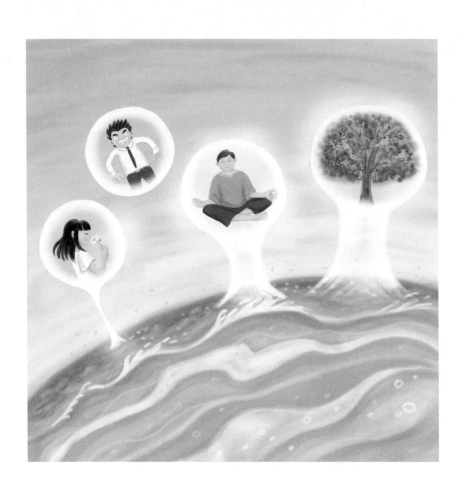

11. 通过语言的路标，指向神圣的全部生命

没有任何绝对的真理，是可以用语言表达出来的。

我用 *turiya* 或是第四意识这个词来描述醒觉。严格讲，这种用法并不正确，只能说是一种假借或替代。然而，人脑本身就受限于对立与局限，我也只好用局限对立的语言来表达。

本书所谈的醒觉，也就是第四意识，其实和前三种意识状态既非对立，也不是对等。它本身是无条件，是一体的。它是全部的生命，所以也包括前面三个状态（醒着、做梦、深睡无梦）。

Turiya，或说绝对，其实包括相对和局限。绝对与相对，这两者不是通过同一套逻辑可以表达的。这一限制也误导了人类几千几万年，让我们不断地用一个局限、有条件的线性语言（念头）来描述"没有条件的整体"，而造出了种种其实不存在的矛盾。

通过念头，我们把整体切割成很多小部分。而种种小部分，又被分得更细小。也只有这样子，人类的感官才可以截取，才可以掌握。我们同时会认为通过这种局限的意识，可以完全理解不受限制的一体意识（生命）。

然而，这是不可能的。

在《全部的你》，我最多只能用种种的路标来指向真实。而第四意识，或 *turiya* 也只是一个路标。这一切，全部都是路标。假如太认真去分析、归纳，自然落入既有的有限线性逻辑，又带来另一个脑跳不出来的系统。不仅无法让我们解脱，还造出一个新的困境。

这种现象在人类历史不断反复出现。我们仔细看，儒家、佛家、道家、基督教，就连苏格拉底，都没有亲笔留下任何记录。可以说，史上伟大的圣人本来没有宗教的观念，连一个字都没有留下来。是后来的弟子通过文字，把圣人所讲的记录下来，才成为经典。然而，通过文字，自然把神圣、解脱、没有什么境界好谈的境界，用人类的语言限制成一系列人间的道理，并在传递的过程中，不断地稀释、扭曲。人类主要的

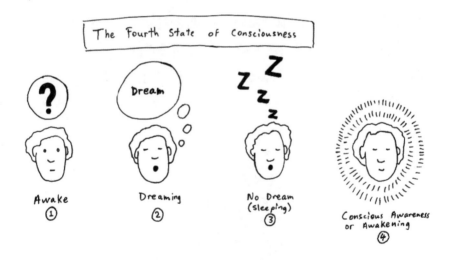

Turiya，醒觉，或说第四意识状态 (the fourth state of consciousness)。这张用铅笔画的图，是一位来自加拿大的同事马奕安 (Jan Martel) 画的（他是我之前的博士班学生）。因为画得格外清晰，我特别在这里把他的原稿分享出来。前三个状态——醒着 (awake)、做梦 (dreaming)、深睡无梦 [no dream (sleeping)] 是一般的意识状态。而最右边的醒觉 (awakening) 是这两本书所要探讨的。当然，就像我在这一章里提到的，这种归纳与划分，最多也只能当作一种比喻。

宗教、哲学，就是这么来的。

懂了这些，早晚必须把这一切路标抛开。这样子，我才可以放心接着谈下去，而不会担心你对每一个字或它的意义赋予太大的重要性，或做进一步的分析，反而又成了另一个封闭的系统，带给自己一个不必要的困境。

我相信你已经体会到，不光描述生命的本质，就连描述无色无形或"在"，都是不容易，可以说是不可能的。

我们用任何语言，都只能得到相对的定义。而"在"是绝对的观念，也让人最难理解。一个有限、局限而相对的脑，绝对理解不到无色无形。无色无形本身，不是任何对立可以涵括。

以颜色为例，我们可以懂什么叫作黄白蓝绿红，甚至懂得什么是黑。不过，我们懂不了的是——一个不是由感官可以知觉的"无色"。我们看不到，以为没有，最多也只能称它为"没有"。这就是局限的脑所推不到的一个范围。

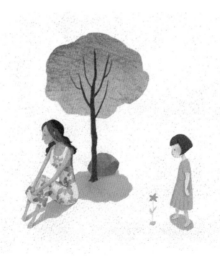

然而，别忘了，"绝对"连一个范围都不是。范围本身是一个局限，对于"绝对"又是一个矛盾。这种描述，不过又反映了我们想把"绝对"用一个语言所切割的小部分去盖住的奢望。

　　这么一一讲下来，我相信你可以体会到语言所造成的种种矛盾。

　　我最多也只能借用本卷第六章的比喻，再次以两张图来表达生命的本质。在前一页的圖采用这一点一点的背景，表达人、小孩、树、花、周边的空间……都含着生命的本质，也是种种形相的共同点。第二张是梵高的名作，同样地，也是用他的强烈笔触，来表示生命的本质。

　　其实，怎么讲都讲不清楚的。这个本质，本身没有形相，不是用任何语言，甚至笔触可以描述出来。它只是超过"做"的范围，超过"做"所带来的意识状态。就连我们想用语言或笔触去表示，都已经把

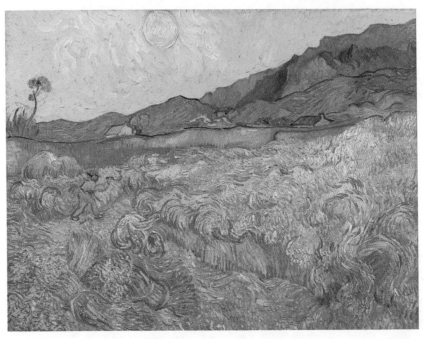

Vincent van Gogh, *Wheatfield with a Reaper*.

它局限，已经不是它的特质了。

我在这里再强调一次，最重要的是——要找到神圣，其实也只是找到生命本来有的，是我们生命的内在，也就是这里所说的生命的本质。

只要把念头挪开，轻松地专注在每一个瞬间，那么简单，"在"就浮出来。"在"一浮出来，我们也自然把神圣带回到这个人间。

12. 有色有形和无色无形的共同点，是"空"

只有通过"空"或"在"，我们才能解脱。找到"空"或"在"，是完全不费力的。

前面，我已经提到，没有任何真理可以用念头或语言来表达、甚至证明。我在《全部的你》提过歌德尔（Kurt Gödel）的定理——一切的真理不可能同时或全面被证明，也就是站在局限的范围，不可能理解无限大的全部。虽然歌德尔讨论的是自然数，我们可以把这个概念延伸到任何其他的领域。

用另一个角度来表达：要解答任何问题，比如人间的烦恼或种种人生带来的问题，不能在同一个系统或领域来解决。要彻底解决任何问题，一定要通过一个更深或更广的层面——跳出现有的意识状态或是系统，才可以得到彻底的解答。

只有这样子，我们才不会受到系统、领域、境界所带来的限制，而在里面空转。

各种流派的心理疗愈或助人专业，也受到相同的限制。所带来的帮助之所以往往是短期的，是因为没有彻底让我们了解一切人生苦难的来源。假如没有追根究底，只是想从一个状态转到另一种状态，通过人间所带来的这类变化，最多也只是一点暂时的缓解。要从痛苦中彻底跳出来、脱胎换骨，人一定要解开痛苦的来源，直接面对它。

再强调一次，要解脱，一定要通过另外一套逻辑，另外一个意识的状态。但是，要移到另外一套逻辑、另外一个意识的状态（无限大的一体意识），一定要有一个桥梁，才可以跨过去。这个桥梁，是通过一个共同性或连贯性而来的。假如没有连贯性的话，我们也无法从现在的状况挪过去。

大家想不到的是，这个共同的本质或连贯的点，也就是空。是宁静。是空当。

"空"就是可见与不可见的一切所共通的本质。

只有通过不生不死、永恒、无条件、不受局限的"空"，人类才能从有限的意识，跳到没有条件的一体意识。也只有这样子，才不会违反任何定理。我们这一生，才可以解脱。

讲到空，很多人会误认为"空"等于"没有"，当成是"有"的对立。就好像误以为"在"是"动"的对立。

我们很难想象，"空"是个绝对的观念，跟"有"是两个完全不同的轨道。"空"其实包括"有"。

进入神圣的生命，不是要我们"不做""被动""放弃""不想""低于思考"，而是刚好相反，是站在生命或思考更高的蓝图或更深的层面，看着一切，做着一切。

人间最大的突破，不管哪一种领域，都是要通过"空"所流出来的"做"。这一点相信和大多数人的认知是恰好相反的。我接下来会用很多实例（包括运动家在体育竞赛表现的突破）来说明——面对眼前的挑战，都要站在"空"或"在"，才可以达到不可思议的成就。

反而，所有人间的痛苦，都离不开念头的种种"动"、种种"做"。

我们的大脑所带来的思考，本身是人生全部痛苦和限制的根源。只有通过念头和念头之间的空当，或是宁静，或是"空"，我们才可以彻底把念头看穿，不让它再带给我们伤痛。

只有这样子，我们才可以从一个有条件的局限系统，跳到无限大、永恒的全部，而把真正的生命找回来。

要找到"空"，也只是完全投入这个瞬间——"这里！现在！"

不再提出任何期待、对抗或是抗议。就好像这个瞬间，甚至这个瞬间所带来的一切状况，或是任何变化，都是一个人心甘情愿的选择。也不可能不选择如此。

这种全面的接轨，自然把"空"带到眼前，而让"我"消失。

对任何瞬间所带来的形相，可以接受、容纳、包容、臣服，自然让我们看穿形相，不再带来任何阻碍。反过来，也不会再被任何形相带走。

不被任何形相带走，我们自然离开一般意识轨道的局限，轻轻松松落入一体意识无限大的怀抱，与"空"，与生命的内在接轨。

看穿形相，也自然让我们发现——每一个形相主要的成分，其实也只是"空"。

在任何形相更深的层面，本来也只有"空"或是宁静。就这么简单。我们从一个局限的意识轨道，自然滑入永恒、一体的意识。

这本身，是我们这一生来的最大一个秘密。我才一再地强调。

没有对抗，也没有"我"。没有对抗，也自然没有念头。

古往今来的大圣人，乃至于籍籍无名的成道者都懂这些道理。在生活中，他随时可以找到生命的空当，而活在这个生命的空当、站在这个空当，观察一切。从"有"，也自然看到"空"；从"空"，自然衍生出"有"。

也就是从任何人间带来的"动"，他随时体会到"在"。

从"在"中，自然生出一切的"动"，没有阻碍，没有任何矛盾，也只是活在平安和喜乐中。

假如"空"、空当或宁静不是一切共同的本质，从人生的前景，也绝对找不到生命的背景，更不用谈生命的整体。我们现有的意识，也绝对是挪动不了的。

从有形，之所以可以找到无色无形，也是通过"有"与"没有"的共同本质。正因如此，我才敢说，从任何形相，可以找到无形无色，甚至找回生命的全部。

任何形相，本身是一个解脱的门户。我们只要懂得运用这种领悟，不需要通过未来、追求、作为、功夫才能得到。无色无形、"空"或是"在"，是每一个人都有的，随时都可以通过它，找到脱离时空和任何其他条件限制的出口。甚至，它跟任何静坐，跟任何修炼都不相关。

也可以说，无色无形本身就是"在"的源头。"在"，也只是无色无形和有色有形之间的桥梁。通过"在"，让我们可以连结有色有形和无色无形。

全部的生命，是我们天生就有的。它是最自然、最简单的状态。

13. 人类集体的危机，是我们醒觉的最大机会

现代生活快步调的危机，也带来一个从局限中解脱的机会。通过解脱，还能解开我们全部的潜能。

你读到这里或许已经越来越好奇，想知道《神圣的你》所表达的重点。我首先要强调，《神圣的你》并不是和我们的生命不相关的纯理论探讨。我个人认为，《神圣的你》所带来的，反倒是人类生存最关键的一课。

非但人类的状态不能称为"正常"，人类的历史也不可能以"正常"称之。无论动植物，不可能有别的生命会像人类一样，通过念头建立一个虚的世界（我们所谓的"人生"）。

我们不光耗尽一生不断地强化、追求这个虚拟现实。甚至，整个人类历史千万年来都离不开这个虚假的境。一辈子，不断通过"我"所带来的扭曲，把生命局限成"我"的人间，设定种种的制约，让我们自己得到的也只是痛苦、不满、委屈、伤痛。生命本来就有、无条件、永恒的真善美，就这么转成了人间的苦难。

不光是个人活在这种局限、制约的世界，人类的整个历史也离不开这种困境，可以说根本是一连串的制约所带来的扭曲。这些制约（包括个人和集体），也可以称之为业力。

通过种种的扭曲，我们带给周遭的人相当大的伤害，甚至可能毁掉这个地球。人的这种创造力，也同时是破坏的本事。人类的历史，其实也就是一连串的争战，一连串的种族屠杀。不同的团体站在政治、文化、宗教的歧见上，不断地要证明自己是对的，别人是错的。只要看看周遭，看看这个世界疯狂而不可思议的分裂。我想，不用再讲下去，你已经明白了。

我们经过这几十年的科技发展，会发现——"动"只会"动"得更快。样样的方便，提高了效率，也只是让人在同一段时间可以做更多事。

知识，带来最大的危机

以"知识"作为一个实例，人类史上从来没有过这样的时代，可以掌握那么多的信息，甚至是掌握全人类的信息。有了那么多方便，那么多知识，照理来说，我们应该在思考的范围得到相当多的成就和突破。但是，人类并没有因此更轻松、更愉快、更满足。

恰好相反，有了更多，甚至懂了更多，我们的不安、恐惧、萎缩无形之中也跟着大幅度的增加。每一个人，都好像活在一种危机之中。我们的生命反而变成一连串的问题，一个大的危机。

这也可以解释为什么自杀、忧郁、心理失调、种种慢性退化的发生率不断升高。虽然我们人类文明那么发达，很多人总是有一种绝望的感觉，对人生带着一种悲观的看法。

知识或是知道（knowing）其实还离不开形相，本身是要靠分别、对立、局限、相对的逻辑所成形。

本身就带来制约，画出一个边界，带来各种隔离。强化"我"，让种种念相变得更为真实。它本身就是痛苦和烦恼的来源。

人，不可能通过懂更多而可以得到解脱。其实恰好相反，知识发达和快速的生活步调，正把人类推向一个集体的大危机。

然而，这种大的危机，也是人类的大机会——毁灭（annihilation）的边缘，也带来提升（ascension）甚至醒觉（awakening）的跃进。就我个人来看，没有第二条路。

这也是人类下一个阶段必须走的一条路。我们从动物的状态，几千几万年前已经进入了思考的境地。接下来，再从思考的境地，自然要进入超越头脑、超越思考（beyond thinking）的境界。

这极端的对立——现在人类所面对的状况，自然对脑造出极端的刺激。除了跳出这种种的限制和制约，没有生存的第二条路。然而知识的积累，脑极端的分别，再加上地球大幅度的变化，反而带给人类相当好的基础，让我们准备好，可以很顺地进入超越思考的境界。不是这样子的话，我在这两本书所要表达的，你也不可能听进去。

从另外一个角度来看，一个人不通过大的危机，也醒不过来。说白了，没有危机，根本不会追求解脱。你会接触这本书，尤其读完《全部的你》一书之后，还想进一步再探讨这个问题，也代表你在人生中已经遇到种种的危机或悲伤。也许，这危机已经大到——你已经准备好接受这本书所传递的信息，即将走出人生的一条路。

整体来看，地球的危机已经大到这个地步了。前面也提过，这个地球的现况，本身就带给我们一个最好的条件（有些人会称频率提高、提升或加快）①，让我们可以跟真正的整体生命完全接轨。完全与生命接

① 这里所谈的频率，离不开物理学的频率，也衍生来描述步调和密度的变化。一般人，包括本书，用"频率提高"或提升来谈地球的转变，也只是表达对立和分别达到极端的地步。人类几千年的发展都集中在"做"，忽略了"在"，使对立的失衡愈来愈强，地球或生命自然要做一个调整。

轨，就是醒觉，也就是解脱。

只有踏出这一步，人类才有机会永续生存，才有机会把全部的潜能发挥出来。

我希望，通过《全部的你》的基础，让你自然进入《神圣的你》的境界。这一点，还需要更进一步说明。

14. 接受全部的生命——知、未知、不可知

醒觉，也只是把自己全部交给未知，交给不可知。

"知，未知，不可知"这个标题，也许已经道尽了全部的生命。

人类认为知道或可以知道的一切，都还只是把无限大的一体意识缩小，缩小到一个局限的范围。让我们通过感官和念头可以说明，可以理解。

我们通常都不会发现，这种认知的方法本身就带有严重的限制。我们把无限大的整体生命缩小成局限的信息范围，再怎么通过念头想象、诠释和延伸，这一小部分所造出的信息体（knowledge body）仍然是局限的。然而，人类却以为它具有全面的代表性。

科学技术不断地发展，自然为人类带来一种"We know all!"无所不知的全能感。科学的探索从一个粒子可以到更细小的亚粒子，还可以用更细分的方式，追求更细微的存在。我们自然会认为，通过这样的努力早晚可以充分了解这个宇宙。

在医学领域，我们也进入了后基因时代，认为总有一天可以重新组合出任何一个人、任何生命，或得到长生不老。科技的发展也拓展出不可思议的维度、不可思议快的信息传递、不可思议的生活方便、不可思议的效

率。这些同步的种种发展，都会让人认为物质胜过一切，而以为对生命的一切了解，都要从物质层面着手。

然而，只要冷静回想一下，就知道——我们所知或可能知道的，与整体相较，是不成比例的。我们可能知道的一切，只是在对立分别的逻辑中成立，也还只是落入局限的一般意识，通过分别、隔离、比较、判断而见到的。物质再小或再大，总还有比它更小，比它更大的。永远追求不完，也永远追求不到。

光是从一个瞬间"这里！现在！"，我们就可以有此领悟。

生命本来是整体，而我们通过一般意识把它局限到一种个人可以掌握的范围，创出各自的人生空间。任何瞬间所带来的情况和转变，只是反映整体的生命通过这个瞬间所展示的部分。这个部分，也只是我们通过感官可以截取、掌握的。

我们所理解的瞬间的一切，本身只是一个狭隘的境界，和整体的生命相比，一点都不成比例，连万分之一都不到。

而我们却通过种种作为，一直针对这个片段在抵抗。

反过来，把自己臣服到这个瞬间，也就是信赖生命，自然把每一个瞬间当作最好的朋友。我们也只能和这个瞬间全面合作。所以，我也用这张图来表达，面对每一件事，不管是好事、坏事，都可以把它包容起来。最多，提醒自己"喔，是吗？"

这些道理，我们都可以听懂。但是进一步观察，会发现你我每一个人都在抵抗这个瞬间，希望修正它、改变它，盼着我们的生活状况也许会随着改变，命运也会好转。我们自然会费力地去学习、追求、说明、解释、规划、检讨、执行，还是通过种种的"动"，甚或"作为"，让我们经过"这里！现在！"去争取一个更好的未来。

我们没有一个人逃得过这个困境。

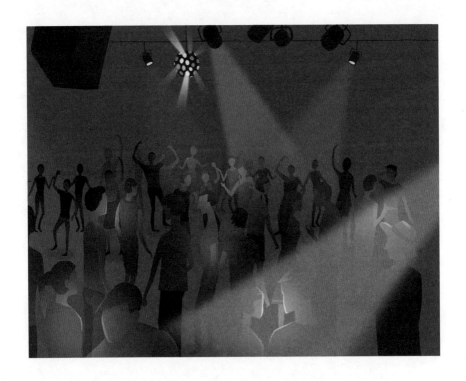

　　我再换一个方式，用舞池来比喻"瞬间"。在这个舞池，大家在跳舞，上头的舞台灯不断地闪烁，每一盏灯闪着不同颜色的光。每一个瞬间所照出来的灯光，落在不同的角落或脸庞。我们在每一个瞬间所看到的画面都不一样，没有任何单一被灯照亮的画面，能有全面的代表性。

　　未知和不可知，也是同样的。通过局限的意识，我们不断地把生命的整体缩小成一个角落。我们不可能通过这个不成比例的角落，全面地理解这个无限大的整体。然而，也不需要有一个全面的理解。

　　把自己交给每一个瞬间——"这里！现在！"，把任何知识挪开，信任生命全部的安排。最多只是关注这个瞬间，顺着它，参与这个生命所安排的游戏。一个人完全放松、完全自在、完全可以接受不可知，也就自然醒觉过来。

我们甚至还会用"责任"这两个字，来合理化自己对这个瞬间的对抗。学生有学生的责任。做孩子，有对父母要交代的责任。做父母的，更不用讲对孩子所承担的责任。一样都是通过这个瞬间，通过种种的学习，想让孩子有更好的前途。做家长的，做种种的努力，甚至通过自己和社会所认为的牺牲，来规划下一代的幸福。

　　就连加入一个组织，比如：公司，员工有员工的责任，主管有主管的责任。为了这个单位好，要有种种的规划、处理、竞争（对这个瞬间的对抗），才能让组织兴旺发达，这样对个人和整体都好。任何国家的领袖，也不免要推出种种的政策、方针、落实，希望整个民族都得到好处。而且，最好胜过别的国家。

　　尽管这些种种的追求，用意是良善的，但一样离不开强化个人的"我"、家庭的"我"、组织的"我"、机构的"我"、社会的"我"、国家的"我"。

　　而"我"，一定要跟瞬间对抗，才能永远存在，甚至扩大。

　　接受全部的生命，也只是让生命来活我们。我们也不需要再对瞬间产生任何期待，更不需要去改变它。充分知道，有太多东西是我们不知道的，甚至不可能知道的。虽然我们不可能知道全部，是不是还可以这么说：I'm OK。试试看，是不是可以接受自己——不知道，甚至不可能知道。

　　完全接受——不知道，甚至不可知。可以完全自在，可以完全接受生命所带来的种种不知道、不可知，连一个质疑都没有。有时候，生命带来一些不可思议的"坏"的变化。也有时候，受到不可思议的委屈。从人间来看，就是不公平。还是都可以接受，都可以通过，都可以包容，可以拥抱瞬间所带来的一切。

　　这样子走下去，不知不觉，跟生命的整体就接轨了。也没有什么解脱好谈的。老早已经解脱了。

最有趣的是，这么一来，生命的内在和生命的外在也同时接轨了。内在的宁静，也自然带来外在的平安。不光自己平安，周边的人也平安。不顺的事，也自然顺起来了。即使还不顺，我们也不会忧虑挂心。

更有趣的是，我们会发现——只要和生命接轨，完全信赖它，它本来就是在保护我们，为我们加油。在不可思议的状况中，伸出一只手来，转变我们的命运。这一只神圣的手，也就是恩典，从来没有离开过你、我、任何人。可惜的是，我们不断地"动"，看不到它。

只要轻轻松松存在，上帝的手，自然来祝福我们，扭转我们，带往回家的方向。

有了这一卷的基础，我相信，你可以接受《神圣的你》接下来所要表达的。

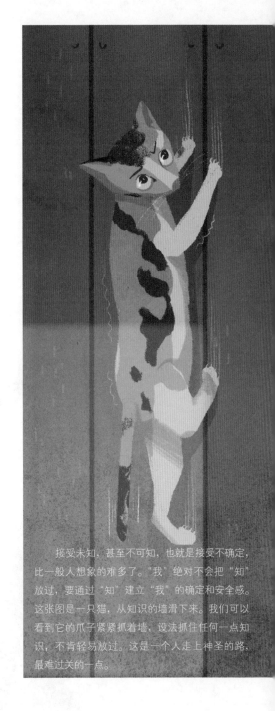

接受未知，甚至不可知，也就是接受不确定，比一般人想象的难多了。"我"绝对不会把"知"放过，要通过"知"建立"我"的确定和安全感。这张图是一只猫，从知识的墙滑下来。我们可以看到它的爪子紧紧抓着墙，设法抓住任何一点知识，不肯轻易放过。这是一个人走上神圣的路，最难过关的一点。

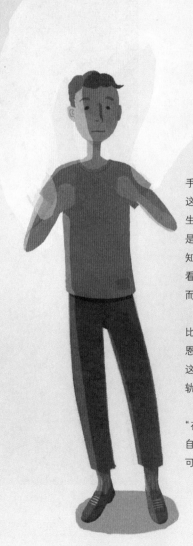

恩典，也就像这张图所画的上帝的手，从不知哪里伸出来祝福我们。通过这恩典的手，轻轻松松地转动了我们的生命场，加快我们醒觉的脚步。可惜的是，我们通过过度的"动"或是太多的知识，反而看不到这只手的恩典。不但看不到，还非跟这个瞬间抵抗不可，反而耽搁了醒觉的旅程。

虽然图画中是一只来自外界的手，比较正确的表达方式其实是——把这个恩典当作生命内在所产生的一股力量。这股力量希望通过我们，跟人间全面接轨。而接轨的门户，也只是瞬间。

一个人，只要投入每一个瞬间，活"在"。自然会发现生命本来是神圣的。自然会在每一个角落，发现数不完、不可思议的巧合，或是奇迹。

这，就是神圣生命的开始。

第二卷

忆起神圣的基础

生命，本来就是神圣的。没有一个角落不神圣。要回到神圣的状态，也只能通过这个瞬间、"这里！现在！"把生命的一体活出来。

　　完全接受任何瞬间所带来的变化、状况甚至危机，自然把"我"消失，落入未知甚或不可知的状态。这个状态本身离不开"在"，离不开"心"，离不开绝对的一体。任何东西知道或不知道，都没有绝对的重要性。不需要样样都知道，生命不光没有消失，反而活了起来，自然带我们走上神圣的路。同时，也通过每一个瞬间，让我们随时把神圣的"在"带回到人间。

卷名页画作 *Spiritual Awakening*
Lena Young（杨元宁），lenayoung.com

1. 人，本来就有永恒的观念

永恒，是人生最深最大的意义。

人类很早就知道生命无常，有生，有死。自然会想把造物主描述成永恒、无限大、绝对、不受时空控制、不受条件约束的存在。

我们在最早的人类文化中就可以看到这个现象——对日月星辰、对天地的崇拜，并赋予"神"的地位。人类到现在传下来的"神圣"的观念，也是由这类原始的崇拜演化而来的。

光是从这一点，我们就可以观察到，人类早就有一个绝对、永恒、无限、没有条件的观念。本来就知道生命有更深更大的层面，远远超过外在的生命所带来的种种限制。也老早知道，我们还没有生之前，或是死之后，这个永恒的力量——上帝、一体、绝对——已经存在，也消失不了。每一种文化、每一种宗教，都离不开这些观念。

然而，人类采用有限的逻辑，试图推到无限大的一体——这种策略会因为文化、宗教不同而造成观念上的差别。比如，印度教是泛神论，佛教则不谈神，说的是一体、本性。站在整体来说，这些表达上的差异，不过是大同中的小异。只要走下去，都可以让我们从人间解脱，都可以作为宝贵的修行工具。

可惜的是，现在的人会把这些过去的领域当作迷信，认为不够科学。人类历史近几百年的发展都集中在人的脑，尤其左脑的逻辑和分析领域。人类集体的发展也自然集中在物质上的转变，认为只有人能看到、想到的，才是真的。超过看到、想到的范围，我们自然认为是虚的，而不可能存在。

有意思的是，这些看法虽然是我们大部分人的认定，但它本身其实违反了物理最先进的发现——任何物质，不管是星球或是分子，主要还是通过"空"组合的。"有"的部分，是远远的低于"没有"。"有"，跟"空"比较，其实不到万分之一[①]，只是五官带来的幻觉，却创出一个坚实无比的印象，让我们把"有"当作整体的代表，却不给"没有"任何代表性。就这样，我们的人生，全部被一个小小的"有"给主宰了。

这，才是人生最大的悖论，让我个人感觉相当不可思议。

我相信，通过《全部的你》，你已经渡过了这个难关，明白古人其实一点都不迷信，而是敏感度或说敏锐度或灵感，远远超过现在的人。

以动物来比喻，任何动物都有生存的直觉，比如狗不舒服时，会自己去啃草，甚至吃泥土，好像给自己开药，当自己的治疗师。这一幕，我相信很多人都看过。反而，狗跟人类接触多了，别说不叫了，可能连最敏锐的听觉也失去了。我们现代人，也是如此。

会有这些差别，是因为古人活在宁静当中，"动"的需求很少，为了吃、喝、拉、撒等生理需求，才需要"动"。此外，也没有什么信息好谈、好想的，随时都在"静"中，把自己交给生命，也同时接受生命

[①] 从物质最基础的原子结构来谈，原子核的半径大小约占原子半径的十万分之一，电子几乎不占体积，因此原子的有和空（体积）的比例，可以用原子核和原子的比例来计算如下——原子核半径：原子半径 = $1:10^5$。原子核体积：原子体积 = $1^3:(10^5)^3 = 1:10^{15} = 1:1000$ 兆。从这个角度来谈，是远远小于万分之一！

带来的各式各样的领悟，包括"神圣"的观念。

然而，我们现代人"动"和忙都来不及，根本不用谈宁静或生命更深的层面。

把全部的生命找回来，也只是活在"静"。让"静"带着我们一路走下去，活这一生。通过"静"，通过"在"，把神圣的生命带回眼前。

你会接触这本书，也只是代表你已经成熟，准备好接受这个信息，知道我所谈的——古人百千万年来所带来的神圣的观念——确实存在。问题是，怎么把它找回来，而不需要继续烦恼、痛苦，不再时时活在生命永无止息的两难。

我相信，你和古人一样都充分知道生命有一个答案，有一个解脱的出口。只是信心不够，对任何解答方法都还有怀疑。怎么放下质疑心，我相信，你也知道这是关键。

懂了这些，就让我们随时把生命神圣的部分，也就是全部的生命，找回来。我们可以把样样有形和无形，都当作一个神圣的门户。找到这个神圣的门户，轻松穿越过去。跨过去，自然活在喜乐、爱和平安。我们也自然活成神圣的人。

这本书想强调的是，做一个神圣的人，比什么都简单。比一口呼吸，比吃一口饭，都简单。最不可思议的是，我们什么都不需要做。

我们本来就是神圣的。

可惜，每一个人都忘记了。

2. 人和神是平等的

人，神，和任何东西都是平等的。

我用这些话，想表达的是——生命的架构可能跟我们一般想的大为不同。

我们每一个人忙碌在人间，其实随时都被人间种种的变化带走。也随时通过"我"，让自己落在某些形相，而使得自己和这些念相分不开。而"我"跟这些念相一样，也会生，也会死。通过这种局限，也就不容易体会到生命的永恒。

生命的永恒，是要通过内在的生命来看、来体会的，是通过生命的"不动"或"在"，才可以观察到。我们一般所称的人生，还只是种种的"动"。我们都忘了，这种种的"动"，是在"不动"或"在"的架构所衍生出来的。

我前面已经把"在"的观念，用 I Am.（我是，我在，我，在）来表达。回到神圣的生命，也只是把这个不动的我、不动的"在"随时找回来。

这个"在"或"不动"的永恒状态，是通过一体意识所带来的。这个一体意识，是无限大、没有局限、没有条件的意识，是我们每一个人、每一个生命、每一个东西都有的。

我们看到或想到的一切，是通过局限的意识所组合而衍生出来的。这个局限的意识，本身也是通过分别（不平等）才有。通过这个一般的意识一再地分别、判断、比较、区隔，自然在样样中都看不到平等。我们观察任何人事物，无不是通过样样的差异，再经过一个分别，才可以观察到。这本身，是人生痛苦的根源。

把永恒的生命找回来，是一个一定要通过生命完整的架构才可以理解的概念。若不是从不动的整体来看清局限，人不可能体会到平等的观念。

站在整体来看，自然会发现——人生带来的种种内容、种种变化，跟本身一点都不成比例。就好像深海浮出来的泡沫一样，早晚也只能回到深海。

看到人间的区别和隔离，这本身就不断地强化"我"，通过这个分别，取得好坏、美丑、想要不想要、喜欢讨厌的差异。自然对种种形相有所追求或回避，而更进一步强化我们因果的联系，让人类千万年来离不开，打不破，走不出来。这是我们这一生所带来最大的困境。

透过每一个瞬间，假如我们不清醒，或是不注意，也还只是不断地把自己落在某一个形相或者身份里，分不开来，不知不觉地被它带走，自然把不平等的观念延续下去。我才会多次强调一个最简单的解答方式，也就是为每个瞬间带来接纳、容纳和臣服的观念。

把瞬间全部的形相——人（包括自己）、事情、好坏、任何东西——都包容起来。很奇妙的是，包容了，也自然可以放过瞬间所带来的样样变化。

只要有了这种态度，我们自然发现——样样变化之间的差异好像缩小了。甚至，也消失了。进一步甚至会发现，好像好事也好不了多久，一个瞬间也就过去了；坏事，也坏不了多久，也是同样一个瞬间就过去了，不值得让我们用期待或反弹来对付它们。自然，样样都很平凡，而样样也平等了。

最有趣的是，一路走下去，随时通过瞬间的臣服或空当来包容一切。我们对人、对事、对物的差异分别，也自然消失。我们会自然体会到，样样都只是电子信号通过脑海的转换所成立的一个人、一件事、一个东西的形相。在经验和经验当中，从信号和信号当中，我们也只能看到它们的平等。

最后，连"有"和"空"都成为平等。"有"含着"空"，"空"含着"有"，任何矛盾也就消失。

这才是大平等心。

有了这些领悟，一个人自然宁静。外在，也就平安。倒不需要追求任何刺激的经验，以带来满足。也不需要通过任何关系，不管多美、多完整，来达到满足。更不需要物质，或任何好事、喜讯、甚至惊喜来让我们完整自己。最多也只可能发现——我们早已经是完整的。我们有一个完整的生命架构，而这个生命架构完全没有变动过，一直都在，随时都在。

我在标题提到人和神的平等，也是含着这个意思。希望带来一个鼓励，让你把自己和任何东西——包括神——的距离消失。

神，跟你再也不分手了。

不管你在人间遇到多不愉快的人，甚至是自己，随时来定你的罪，把你贬低。我都希望你能回到整体的角度来看自己。

站在整体，你只可能是完美，你也只可能是圆满。

活出神圣的你，也只是随时承认这些话所带来的事实。不光没有质疑，而能认为这是生命唯一的真相，不可能说得更清楚，也不会想在这上面再做文章或说明。

懂了这些，人只能庆祝自己的神圣。并知道，每一步、每一口呼吸、每一个念头、每一个动作都只是神圣的。从来没有过不神圣。

一步与一步之间。一口呼吸，再一口呼吸。一个念头，再一个念头。一个动作，再一个动作。这一切，都还是平等的。没有哪一个比较重要，或比较不重要。它们都只是全部生命的一部分。不会通过它们，就扭曲了生命。也不会通过它们，更靠近生命。

真正懂了这些，生命也就简化。我们把生命轻轻松松落在每一个瞬间，每一个这里！每一个现在！

面对每一件事、每一个人，都可以轻轻松松奉献我们的注意力，投入它，包容它，接受它。同时，深深体会到瞬间和瞬间当中的平等性。

3. 达到左右脑的平等，是神圣的第一步

　　人的左右脑结构，老早等着我们醒觉，等我们活出神圣的生命。这样的架构，是演化带来最大的礼物。

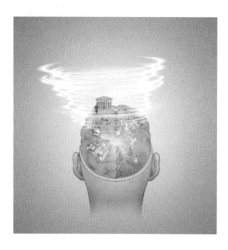

　　要谈神圣，要谈神和人的平等，首先我们自己要达到平等——我指的是，左右脑的平等。

　　我在《静坐》一书中特别强调左右脑的不同作用。左脑不光是属于逻辑和概念的领域，最不可思议的是，连时空的观念，都是左脑的产物。假如左脑受到中风或损伤而失去功能①，我们自然没有语言、分别，甚至没有时间和空间的观念，这是一般人想象不到的。右脑所看到的则是一个能量谱，或说所感应的是能量场。右脑看到

---

① 一位研究脑神经的科学家吉儿·泰勒 (Jill Bolte Taylor)，在左脑中风后描述了自己的经历，写下 *My Stroke of Insight-A Brain Scientist's Personal Journey* 一书。本书繁体中文版《奇迹》已于 2009 年由天下文化出版。

的是一个整体，而又同时可以感应到整体内每一个客体的关系，并不受到线性逻辑的限制，也就不受时空的限制。

这么说，左脑可以称为技术脑、逻辑脑。右脑是直觉脑、灵感脑。可惜的是，我们每一个人都过度用左脑来生活。人类经过千万年的发展，左脑取得了主导的地位。可以说人类千万年的演变或发展，是靠左脑在演化过程中不断的演变和分化，才能到今天这个地步。相对地，右脑通过直觉或灵感来觉察内在生命，带给我们比较舒畅放松的感受，可惜的是，在演化的过程中逐渐失去了它的地位。

过度使用左脑，过度使用逻辑、分析、区别、批判，对人类自然造成一种失衡，本身会刺激自律神经的交感神经系统，带来全身性的紧张。无论心跳、呼吸、消化、肌肉，都会绷得很紧。这个过度紧张的反应，也就是所谓的"打或逃反射"，本来是帮助我们提高生存概率的反应。不幸的是，这个生存反应，反而不断受到我们脑海虚拟的念头体（"我"）的刺激，把虚当作真，随时带给我们压力。

我在《静坐》一书中不断强调，静坐或任何修行法，主要的作用就是先修正我们生命的失衡，让左右脑回归平衡。只要左右脑恢复平衡，身体的自律神经系统也自然跟着回到平衡，而每一个细胞也得到放松。我们的身心，也就平衡。

从另一个角度来看，人早就有完整的生理架构，非但天生就有左右脑的设计，而且左右脑在演化过程中都已经完成高度的分化，足以配合我们的意识提升、醒觉，以及解脱。只要进入右脑的作用，时空自然消失，让我们进入内在的世界。

但是，我还是必须强调——尽管"在"或"静"比较贴近右脑的作用，然而"觉""在"并不能划分为左右脑任何一边所管辖。是要通过两个脑达到平衡，才自然可以"在"，而又同时可以"觉"。

醒觉不光是靠两个脑的平衡，还要放下任何脑的部位和作用。

4. "觉"和"想"不是同一回事

轻轻松松地，让"觉"和"想"同时发挥作用，一个人才可以醒觉过来。

这本书不是只让你理解的，是需要体会，而且是全面的体会，才可以落实到我们的身心。

我讲的全面，说的是身体每一个部位、每一个细胞。

只有这样全面的体会，一个观念才不会受到脑的逻辑所扭曲，变成又一个概念，而在早已充斥生活的种种概念之外，又加了一个不必要的概念。

我这里要强调的，是把生命真正简化。把种种概念摆到旁边，"觉"才可以浮出来。这不是用脑的逻辑所可以理解的。

"觉"浮出来，也只是——把"脑"落到"心"。我们通常讲一切从"心"出发，本身也只是"觉"或"在"的境界。其实这种领悟，每一个细胞都能做到。只要不受到脑的压抑或扭曲，我们每一个细胞的生命，自然跟"心"或一体意识是合一的。

我们所称的全部领悟或顿悟，也只是通过每一个细胞来接受、来活出一个观念。

然而，我们一般人，面对任何瞬间，是通过念相，也就是"想"。本来这个瞬间很单纯，但通过念头，我们自然会延伸出"我"，而让"我"和瞬间带来的形相结合，就这样把自己化为眼前的形相，把最原初的"觉"扭曲到"我"之下。通过"我"观察、过滤一切。

我想表达的是——"觉"和"想"其实不是同一件事。

"觉"和"想"是意识的不同层面。觉，是永恒的。即使没有"想""觉"还存在。也可以说，在还没有"想"之前，就有"觉"。

"想"，反倒把意识落在一个局限的范围，有生有死。

一个人突然可以区隔"觉"和"想"，同时又不拒绝任何"想"，也自然醒觉。他会自然发现，任何念头，本来都含着"觉"。而这个"觉"，可以观察到一切，包括念头，也包括没有念头。

"觉"本身就是一体意识的作用，没有区分"主体"和"客体"的需要。没有主体，也没有客体。最多，我们只能说——觉察到"觉"，体会到"空"含着"空"和一切。

回到这个瞬间，是通过"觉"，而不是用"想"。怎么"想"也想不到，甚至想不出来。

正因如此，我才不断地强调通过接纳、臣服来面对每一个瞬间，而且还用各式各样的方法来解说。因为，只有通过接纳或臣服，我们才可以把"想"（念头）消失掉。

面对每一个瞬间，带着臣服和接纳的观念。它对任何"想"自然会产生一个刹车，自然把"想"包容起来。接下来，空掉"想"。

这一来，我们自然得到一个空当。只要回到这个空当，很自然地，我们在这个瞬间，只剩下"觉"。

这个空当是本来就有的，是任何形相包括念头都有的。

前面提过，通过接受和臣服，没有抵抗，自然通过形相，落到形相更深的层面，而这个层面本身是空。

也就轻松地从"做"落到"在"。

从"有"放松到"空"。

从"外"沉入"内"。

从"想"回到"觉"。

站在"觉"，我们自然放过"想"，只是轻松地让它存在。这么一来，"想"不光自然消失，甚至可以变成一个良好的工具。

就是那么简单。

难的是，我们受限于制约会认为不可能，甚至认为做不到。

真难想象，人类竟然可以不是"想"的奴隶，而第一次成为生命的主人。"想"于是成了我们的工具，需要的时候拿来用。站在"觉"去"想"，这种"想"本身自然发出深度和广度，威力反而是不可思议的大，而能在人间所面对的任何考验、问题解决、发明、发现，甚至运动、表演与文艺等各个领域，带来极大的突破。

我才会用各式各样的比喻，各种角度说明，希望让你能接上神圣生命的轨道。我也提到，面对每一件事，通过接纳、包容、臣服回到这个瞬间，是最好的方法。

这一堂课，无论多年轻、多年长，即使只剩下几口气，都可以做到，而且是这一生最重要的一堂课。

也许，你通过自己或别人带来的制约，或接受了别人的判定，认为这一生所得到的，都是局限，只有痛苦，只有不公平，让你不敢承认你与生俱来的神圣。我希望，通过这本书，让你不费力、不花时间地把神圣找回来。

只要你可以敞开心，接受《神圣的你》所想要带给你的，自然会走出自己的一条路。

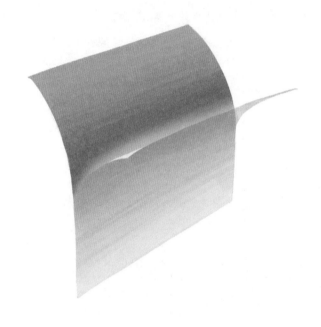

　　在这幅图中，我用一张薄薄的纸来表达我们的意识，而这张纸甚至可以劈开来，左边代表"想"，右边代表"觉"。意识到两者既有分别又同时存在，就是醒觉。

　　从念头转到"觉"，其实不是通过"动"或任何用力。念头只要消失，觉，自然浮出来。

　　虽然我用"劈开"来描述，但是，"觉"和"想"的分开，其实不是通过"动"。"觉"本来就有，只要通过轻轻松松地"在"，就可以体会到。

一"在"，也就好像活在暴风眼中

除了前面劈开纸的比喻——觉和想随时可以分开，随时可以同时存在——来表达醒觉，让我再用另一个比喻来描述。

醒觉，就像活在人间带来的旋风，却站在这个暴风的中心，也就是暴风眼，看着一切。醒觉的人，外在的一切可能一样忙乱，什么都在动，内心却有一个地方是不动的。而他，通过不动的心，在看世界。

再用一个比喻来描述，就像在海上，外头风强雨大，突然之间，全部的声音都完全消失，一切回到无声，回归沉静。也就像一个大型马达在转动，突然之间，停了下来。

转动的马达、外面的风强雨大，甚至旋风，是念头、念相；停下来的，是心。

这种经验，我们每个人一生都一定曾经体会过。只是，也许还没有把它整合好，而随时带到生活中。

我们醒觉的经验都是短暂的。

此外，在下页这幅图中，我们可以看到这个暴风，也就是生命的螺旋场，其实和内在（图下发光的通道）是接轨的。内心无色无形的光明，也就是一体意识，随时通过我们，通过"这里！现在！"每一个瞬间，流到人间。

我才会多次表达，一个人活在当下，也就好像全部的生命来活我们，带着我们走向神圣的生命，走上神圣的路。我们一离开这个瞬间，这个通道也随之中断。但只要想起回到"这里！现在！"这个流通也就恢复。

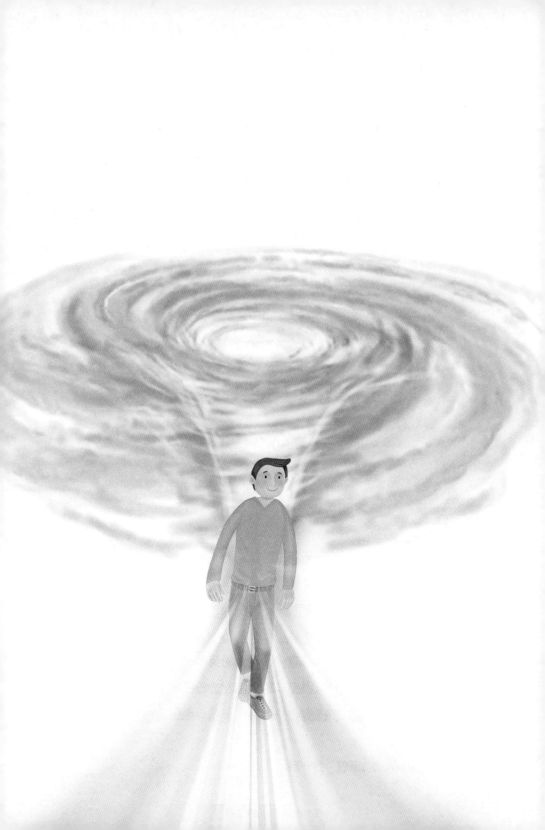

觉察，当作一个练习

通过五官的作用——看、听、闻、尝、触的觉察，可以让我们自然体会到"觉"和"想"的差异。

五官所带来的觉察，还不是这本书要谈的"觉"。
"觉"，其实也只是觉察和觉察之间的一个空当。
是觉察后，念头还没有起伏的一个空当。

进一步说，
"觉"其实是随时都"在"。通过"在"所带来的宁静，观察一切。
还没有"觉察"，就有"觉"。是从"觉"，生出"觉察"来。
所以，"觉"，还在"觉察"之前。

但是，我们五官带来的觉察，还是可以作为一个路标，带我们接近"觉"的体会。

觉察，轻轻松松，清清楚楚地觉察，不要再加一个念头。
这本身就是一个最好的练习方法。
觉察什么，并不重要。也不需要去追究。
重要的是，轻轻松松去觉察，只是为了觉察而觉察。
觉察，只是觉察。

我们在这里，先用"看"带出一个练习。

轻轻松松，看着四周，好奇地看。

轻轻松松把眼光落在眼前的任何一个静物。

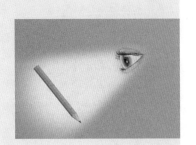

这个静物越单纯越好，也许是一张纸、一支笔、一本书、墙壁、地毯。①

将目光落在这个静物上，守着它。

轻轻松松看着它。

好奇地看着它。

用眼睛去勾勒它的每个细节、每个光影、每个色泽、每个线条。

不要加一个念头，不要加一个联想、不要加一个解释。

甚至，不要分别，不要加一个比较。

只是清清楚楚看着它。

只是看着每个细节、每个光影、每个色泽、每个线条。

不加一个解释，不加一个比较。一个念头，都舍不得放上去。

轻轻松松地看，

就好像我的"看"，不是为了得到，不是为了掌握，不是为了理解。

没有目的地"看"，只是单纯的"看"。

---

① 先不要找常常在身边使用的东西，或会让你想起某个人、某件事的东西。总之，这个东西越中性越好。

最多，我只知道眼前这个是什么东西。

只是守着它。

试试看，把这个不加一个解释，不加一个念头的时间延长。

至少一两分钟。

熟悉了这个练习方式，我们可以改用身体某个部位作为觉察的对象，例如手。

看着手，通过看，通过观照的光明，用一种新鲜好奇的心情，去刻画手的每一个细节，每一个纹路，皮肤的质地……

不加一个念头去解释，什么都不解释。

最多是轻轻松松体会。

除了"看"，我是不是可以感受到这个手。

手的活力，我是不是能感觉出来。

守着它，看着它，欣赏它。

用这种方法，一天随时带给自己一点空当。

把注意力放到某一个东西、某一个角落、自己身体的某一个部位，或是大自然。

我们自然会发现，通过这种轻松的觉察，轻松的观照，

大脑会踩一个刹车，念头会切断。

我们的脑，自然得到一种全面的休息和放松。

自然让我们宁静下来。

除了人以外，任何东西、任何生命都是和一体意识合一的。

我们轻轻松松地观察，只有观察。

这本身，就让我们和一体意识合一。

5. Flow——心流

生命的能量，通过心流出来，才可以得到人生的突破。

我们每一个人，只要回想，其实都体验过一种 flow，又称心流状态，是一种轻轻松松的专注，或宁静而无思无想的"在"或"觉"。我在巴西长大，很小就喜欢玩足球、练柔道。现在回想起来，所有的突破，包括踢球进门或比赛有突出的表现，都是在最关键的那一刻进入了 flow，也就是心流。

就好像通过无思无想，把这个瞬间拉长了，成为永恒。

其实，我一生所有的突破，包括科学、医学或其他的创作，都是进入一个 flow，也就是宁静，所流出来的。连全部生命系列的《全部的你》《神圣的你》，也是这样产生的。

有趣的是，我后来帮助年轻的奥运选手培训，不分西方人或东方人，只要有大的突破，当事人都会跟我提到类似的经验。

我在洋基队的球场（洋基体育场），见过有"十月先生"（Mr. October）之称，名列棒球名人堂的瑞基·杰克生（Reggie Jackson）。他的职棒生涯囊括了五次的世界大赛（World Series）冠军，四度获选美联全垒打王。在争夺冠军最关键的十月，大部分的选手经历了一整年的例行赛，到季后赛已经欲振乏力。他反而能全力发挥，在冠军赛中击出最多全垒打，包括世界大赛和季后赛。

他和我分享的也是一样，总是在最关键的时刻，完全没有念头，完全投入这个瞬间，完全"在"。

后来，我看到马里安诺·利瓦伊拉（Mariano Rivera），洋基队的王牌救援投手。通常，救援投手到了比赛第九局才上场，大部分的选手很难在这个时候保持稳定。但是，利瓦伊拉在这个瞬间反而表现得相当亮眼。前几年，我在德国看到他的专访，他也讲了类似的话——在大家最紧张的时候，他不但不紧张，甚至特别享受这个瞬间。

把这个瞬间拉长，对方是痛苦，他是享受。

这种例子，其实多得讲不完。我相信每个人都有过这样的瞬间。

就连风险投资也可以进入心流状态。投资界非常出名的人，包括乔治·索罗斯（George Soros）都会强调，在外在混乱的时候，内心宁静的重要性。所以，在金融市场波动极大时，一般人忙着"动"，反而他们不动，最多让身体的直觉（gut feeling）带领，进入不确定的空间，

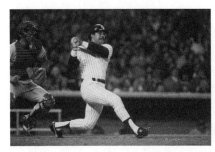 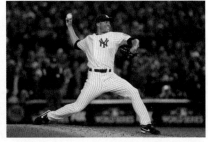

（左）瑞基·杰克生（Reggie Jackson）1977 年世界大赛第六站击出三支全垒打。（右）马里安诺·利瓦伊拉（Mariano Rivera）2009 年世界大赛第六站出战费城费城人队，最终守住战果，洋基队以 7：3 获胜。

达到最好的结果。

不光是在运动、投资的领域，我们仔细观察，从古至今，人间最大的突破，经得起时间的考验而能留下来的，包括艺术品、音乐、诗、哲学、宗教理念、科学理论，甚至人和人的交流、社会和社会的对话、国家和国家互动的大突破，其实都是通过宁静所带出来的心流而产生的。前面也提过，只有跳出一个既有的系统，进入更深的层面，才可能有大的突破。

我会强调这些，是担心很多读者会误以为"在"和"动"是对立冲突的，误以为站到"在"就不用"动"，不需要在生活中带来转变，甚至拒绝面对生活的考验。

其实，是刚好相反。

我所强调的是，只要随时把"在"带回"动"。这样的"动"，本身自然带来最好的结果，而且与生命完全接轨。

6. 醒觉，还可能再退转吗

醒觉，是意识的彻底转变，是从"做"转成"在"，不断地"在"，只有"在"。通过每一个"动"，站在每一个角落，都"在"。

提到醒觉，我们很自然会有一个疑惑：日常生活中，人醒了还会再入睡。那么，一个人醒觉后，还会被这个人间带走吗？我想再做进一步的说明，来回应你可能会有的疑惑。

醒觉，其实也只是把意识突然挪开，从有限、有条件、相对、分别的意识，转到绝对的一体意识。通过这个一体意识，自然进入"空"，回到"在"，落回整体。通过"空""在"或生命的空当，可以观察到一切的"有"，包括人间。

醒觉，也只是观察到自己，清楚地看到念头或每一个念相的起伏生死。

反过来，也可以说——醒觉、宇宙或整体的生命，通过我们，突然观察到自己。

因为不再有"主"和"客"的隔离，任何分别的观念都不存在——没有一个"人"在看，也没有一个东西被看到。一个人醒觉过来，会突然发现只剩下"觉"。而这个"觉"，本身还只是从"空"延伸出来的。

再进一步仔细观察这个"觉"，会发现——什么都没有。

这种意识的转变，可能是彻底的，也可能是阶段性的。我们也可以用以下这张图来表达。一个人彻底转变，进入无色无形的意识，本身是佛的境界。分阶段的转变，还停留在佛教所称的菩萨阶段。站在佛的境界，只剩下存在、存有或是"在"。甚至，连"在"都是多余。更正确的表达方式是——什么都没有剩下来，一点都不剩。这才是佛教所称的寂灭（complete cessation）或涅槃（nirvana）。

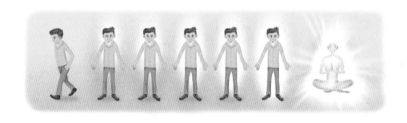

这种状态不光是理解的范围（法身，dharmakāya），还可以在每一个角落、每一个细胞、任何的能量体活出这种领悟。这是佛教所称的"报身"（sambhogakāya）的成就。此外，因为"空"和"有"已经完全合并，变成两面一体。佛，自然可以从"空"转成"有"，"有"转成"空"。一切都成为他的工具，也可以称为方便法门。他想走就走，想来就来，又称"如来"（Tathagata）。他在宇宙的任何角落，都可以讲课。通过他的生命场或佛陀场，把存在随时带回来。这就是"化身"（nirmānakāya）。

至于佛教所称的菩萨，还有一个"动""做""成为"的观念。本书用同一张图来表示"存在—作为"的谱，也就是人类意识转变的不同层次。愈接近完全"在"，可以说是比较成熟、比较完全的转变。佛教用菩萨的十地（*Bhumi*）来表达，代表存在的层次。

可以说，一般人和佛的差别在于，一般人注意力主要都放在"做"，而且是不停地"做"、不停地"动"。包括念头的"想"，其实也是"做"，也是"动"。

要进入佛的境界，也就是从"做""动"彻底转向"在"。这个"在"，我们每一个人都有。它本来就是我们一切的本质。但是，通过"动"，不断地"动"，我们把它盖住了，反而让自己看不到这个本质。

这张图也指出了中间的过渡层次，在这里借用"菩萨"的次第来指称。一个人醒觉过来，即使可以彻底看到自己的本质（"在"），还是可能投入"动"，而有时又被这个"动"带走了。

我会提到这些是想表达：活在人间，一个人就是见道、醒觉了，还可能离不开"动"、离不开"时空"的范畴。任何有形的东西，它的吸引力就像地心引力一样，是不可思议的大而且广泛。

人间所有的念相，不断把我们吸引回这个形相的世界，让我们离不开"我"。你我每一个人，不管醒觉与否，都受到这个吸引力的作用，也可能随时忘记自己可以不被影响。

根据佛教的说法，要到八地菩萨以上，才能达到不退转的状态。这意思是，只有八地以上的菩萨，才会随时看穿任何形相，而不被任何人间所带来的制约所限制，不会再被困住。

意识成就越高，一个人也自然彻底活"在"，而随时把"在"带入"动"，带入"做"。这么一来，"在"和"动"、"在"和"做"也不分了。在任何"动"，都可以看到"在"，都可以活出"在"。

最后，我还是需要再交代清楚。前面的表达可能会带来一点误会，好像一般的众生与菩萨、大圣人、佛陀是有差距的。假如不小心造出这个误会，还是要澄清——佛陀、大圣人、菩萨和每一个众生都一样，都是意识组合的。基督，也是一样的，跟我们从来没有分手过。

大圣人的意识，我们每一个人都有，不可能没有。每一个人都可能成佛，可能成圣；不可能不成佛，不可能不成圣。这是当年佛陀在世的时候，就说过的话。

这么说——我，和菩萨、佛陀、大圣人的差异只是"心"或意识的状态。懂了这些，完全的懂，渗透到每一个细胞、每一个层次的体，包括肉体、情绪体……都可以完全听懂和做到这里所说的这些话，一个人也就解脱了。

一在、醒觉与生命场

延续这个比喻，我们也可以说——完全醒觉，也就是让内外一致，消除所有的矛盾和质疑。

在这个一体之下，内和外已经不分了。就像这张图所表达的，生命本身变成一个能量场。通过外，我们可以活出内。从"动"，活出"心"，找出"心"。从"做"，随时可以活"在"。

同时，从这张图，我们可以看出醒觉也只是"在"的成就。完全"在"，生命场就大。一个醒觉的人，即使不动，也都可以影响到周边。我在这张图用各种大小的能量场，来描述这种成就。

因此，我才会在很多场合提到，一个人醒觉过来，本身就产生一个生命场。这个生命场的大小，是跟他"在"的成就相关的。"在"越彻底，这个场越大。一个人，完全不需要通过任何"动"，都可以影响到周边，就是这个道理。

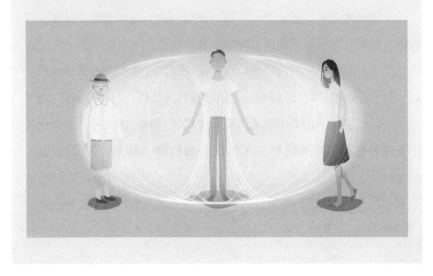

谈这些，也只是想试着用语言来描述意识转变的过程。每一位成道的大圣人都提过类似的观念。比如说，耶稣在《圣经》里也不断强调——天父的国，不是用眼可以观察到的[1]，而天堂在人间就可以找到，随时可以找到，而且是从心内找到，不是从心外找到[2]。他多次展现治病的奇迹，也总说这些奇迹不是他个人行的，而是天上的父，上帝，也就是内在的恩典，通过他这个管道所化现。

这一切，其实都是反映"在"的成就。《圣经》也不断地提醒我们，活在"心"，活出"在"，最高的意识状态，要点点滴滴在每一个瞬间保持警醒。只要一不注意，我们就会落回这个人间，受到种种诱惑而被带走[3]。但是，就算落入人间，只要又记起这个"在"，把"在"随时找回来，一个人又随时回到神圣的生命。一切的矛盾，也自然消失。

其他的大圣人，谈的也只是如此。

"在"的体验，我们都有过，也随时忘记，自然又落回"做"

从意识转变的角度来谈，不只一个醒觉的人可能退转，其实，这个意识的退转，在一般人也可以观察到。

很多人在他擅长的领域或场合，都可以随时体会到一体、合一、宁静、无色无形的"在"，只是自己不知道。

比如：攀岩、跳伞、跳水、赛车或其他刺激的活动，都可以让我们进入一种无思无想的状态。球员和运动员在场上，也会进入 zone（一

---

[1]《路加福音》17:20 "神的国来到不是眼所能见的。"

[2]《路加福音》17:21 "因为神的国就在你们心里。"

[3]《箴言》4:23 "你要保守你心，胜过保守一切，因为一生的果效是由心发出。"《申命记》4:9 "你只要谨慎，殷勤保守你的心灵，免得忘记你亲眼所看见的事，又免得你一生这事离开你的心；总要传给你的子子孙孙。"

种专注的状态），而自然进入一个 flow，一个心流，好像拥有一个超乎想象的功能，而有特别好的成绩和表现。医师和护士在开刀房，完全投入这场手术，也一样可以进入无思、专注而宁静的状态。

任何人，在任何领域——包括学生、打工的服务生、画家、科学家、老师、企业家、政治家，都可以在某些状况下，通过专注，达到这个无思，甚至无色无形的状态。

在这些片刻，他完全和生命接轨——已经不是"我"在比赛、服务、画画、演讲、开刀、爬山、运动、玩球，而好像是生命更大的智慧来带领他"做"。不经过思考，反而发挥了更大的潜能。在这个时候跳出了时空，感觉到最舒畅、最清醒、最有活力、没有阻碍、没有什么事是做不到的。这种经验，会令人一辈子难忘。

反而，"我"限制在一个念头的世界，很少能达到登峰造极的境界。我们人间所称的任何伟大的突破，一般都是超越思考的范围才可以做到。

我相信，每一个人都体会过这个滋味，曾经很自然地进入了无私、无我、忘我的状态。不幸的是，只要回到日常生活，自然又落回"我"狭窄的轨道。接着，又被念头给主宰了。

也可以说，他就这么"退转"了。虽然他曾经在这种状态下，尝过无思无想的"在"的甜头，也想随时回到这种境界，回到"在"，但因为还没有看穿这个形相的世界，也没有办法清清醒醒的选择。就算再怎么努力，也努力不到、找不回来。

一个人醒觉过来，和一般人的差别在于，醒觉的人可以看穿"我"，看穿这个念头、念相的世界。他也理解，只有"这里！现在！"是永恒的，也只有通过这个瞬间，可以随时找回"空"，和"空"所带来的宁静。也只有通过这个瞬间，可以随时站在两个世界——有形有色与无色无形的世界。

醒觉的人，也同时知道，人间所带来的任何现象或变化，都只是全部生命的一小部分，根本不成比例。所以，醒觉的人，绝对不会把外在世界或任何追求，当作他人生的主要目的。他随时都知道，人生有一个更深、更大的层面在等着他，也等着我们每一个人。投入这个层面，才是人生真正的目的。也只有通过这个瞬间，才可以真正活出来这个层面。

要活出这个人生最大的目的，醒觉的人也充分知道这个人间所带来的任何知识，跟生命的整体不相关，没有任何全面的代表性。

活在这个瞬间，"这里！现在！"一个人也自然可以承受未知，甚至拥抱不可知所带来的不确定。只有进入不确定，生命无限大的可能性、最大的潜能才会爆发出来。生命的选择，也自然变得多得数不完了。

有趣的是，活在未知，甚至不可知，一个人于是可以走出人间所带来的种种限制。这是一个醒觉的人会亲身体验到的。

最后，对醒觉的人来说，已经不是他活什么生命，或是生命的哪一部分，反而是生命来活他。

通过他，生命的内在、生命的神圣的一体意识才可以降临外在的世界，照见人间。这就是人生最大的目的。

很多人醒觉过来，往往没办法完全地整合生命的内在和外在。不光有时候会忘记，还会被形相吸引回去，认为内在和外在两个世界是有冲突的。过去的价值观念，通过醒觉，好像就完全不相关了。过去所做、所追求的，都不重要了。在这个外在的世界继续存在的目的，似乎也失掉了，很容易落入绝望或空洞的心境。

这些现象，只是还没有跟内在生命的背景完全接轨，还没有完全整合，还产生了一点摩擦，一点矛盾。直到明白"空"跟"有"完全可以共存，而且没有带来任何矛盾，生命的内在和外在是真正的两面一体。这时候，一个人才全面的醒过来，才完全得到平静，再也没有任何问题可以困得住他。

通过《神圣的你》一书，我希望做一个内在和外在的整合，至少消除一部分的矛盾，让我们每一个人都全面活出最有意义、最神圣的生命。

7. 念头来想你

没有醒觉之前，念头是我们每一个人的主人。

读到这里，也许会产生一个疑问：为什么念头有那么大的力量，可以随时把我们带走，甚至带回一个烦恼的人间？我们明明尝过一体意识所带来的种种舒畅、喜乐、宁静，为什么还会被带回去？

用个比喻来说，也就好像——念头随时来附身我们。

我们身不由己地跟着念头，随时被带进念相的世界。明明是生命的主人，却总是听命于念头的指挥来运作。我们对任何事物的反应，都是受到过去制约的自动反应。仿佛——念头，来想我们。

没错，人间所带来的念头，所造出的念相的世界，就是有那么大的本事。

再往下推究，自然会撞上一个用逻辑跳不过去的矛盾，或悖论。

这个世界，本身是通过念相所组合的。

矛盾从这里起步，也从这里消失。

我们不可能通过念头跳出念头，甚至不可能通过念头看到念头。

能看到念头，本身已经是一个醒觉的状态。要通过"空"或是"宁静"，才可以看穿任何念相，而看到念头。

我们不知不觉地落在一个念头的世界。假如看清了，不光没有念头，也没有这个世界。

一个人醒觉，会发现——生命来活我、意识来发现我、智慧来照明我、恩典来恩典我、空来空我。

一样的，其实是念头来想我。

在人间，没有透彻的反省，不可能达到这样的理解。念头本身既是我们的架构，同时也是维系这个架构的动力。念头的架构和动力，在同一个系统下平行运作。

我用"附身"这个比喻，也只是要表达它就是"我"的主要架构。没有念头，就没有"我"，也没有"世界"。念头本来就是我们建立这个世界的基石。我们不可能通过它，而可以跳出来。

古人谈轮回，也只是这个意思。轮回什么？轮回一连串的念头——从来没有停过，也不可能停住的念头。因为我们的世界本身是念头组合的。

只有通过意识的不同层面，也就是本书所谈的——更深的层面、生命的背景、空当、宁静、"在"、"觉"、"心"——才可能突然把念头的世界包起来，而从里面跳出来。

8. 没有任何东西是客观的

客体的观念，是人局限的脑所创出来的大妄想。我们其实从来没有跟生命的整体分手过，也没有主体或客体好谈的。

我前面带来的观点，跟你过去所听到、所接触的，很可能完全不同。

我们认为自己所看到、体验到的，都相当客观。也认为自己看到的，跟其他人看到的，跟大家所看到的，都可以用一个客观的量尺来衡量。这无形之中，建立了一个有限的现实，产生一个人类的共同语言，来表达这些共同的理念——认为通过比较，可以在样样事物中做一个区隔。

前面已经谈过，没有任何东西是客观的，也没有任何东西可以称为真实。一切，只是真实的一小部分，通过脑海限缩到一个可以理解、可以体验的范围。这就是我们感官所带来的限制。

我也提过，动物所看到的世界，跟我们绝对不同。因为它所看到的范围，和人类不一样。人类有趣的是，非但通过感官接收信息，还进一步通过念头整合，甚至投射出去。有这些本事，我们自然会认为自己所看到、所想到的世界，就足以代表一切。而认为只有自己所见的世界和人间存在，此外的一切都不存在。

在这种限制下，人自然会把自己和其他人当作客体。通过这些客体，我们才可以体验这个世界。就连上帝或神的观念也是一样，虽然是肉眼看不到的抽象客体，但是，它让我们可以在人间表达绝对的力量。

上帝或神，本身就含着人类的期待，也就是认为——除了眼见的一切之外，一定有一个比较永久、不受限制的生命，而这个力量是友善的，通过祷告和祈求，随时可以协助我们度过人生种种的痛苦。

然而，站在全部的生命来看，其实我们本来就有这个生命的源头，这个生命的潜能，这个生命的一切。

我们只是忘了，自己并不是生命的故事，并不是种种有趣或悲伤的内容，也不是这个主体、这个"我"，更不只是想象得到的任何客体。

我们就是意识！就是一体意识。也就是全面的意识。

我们所认知的世界，是通过这个整体意识的一小部分，也就是脑海所组合、延伸、体验的。说它不存在，它也存在，只是不具有全面的代表性。

即使这个肉体，通过死亡，走掉了。意识，也没有停止。唯一的差别，也只是不能再通过我们这个肉体来观察到这个宇宙、这个生命。

用计算机来比喻，一个人死亡，也只是不能再通过这个载体，下载这一体意识。

人类局限的意识，是通过这个脑的生理架构而呈现。于是，我们一生都倒因为果，以为要先有肉体、先有脑，才有意识。然而，本书要说的刚好相反。

一体意识，从来没有生过，也没有死过。它延伸出来，表现出各式各样的意识体。然而，只要谈"体"，已经局限在一定的范围里。通过这个"体"的感官或种种的接收器，所体会到的生命各异其趣，各自代表宇宙的一部分。

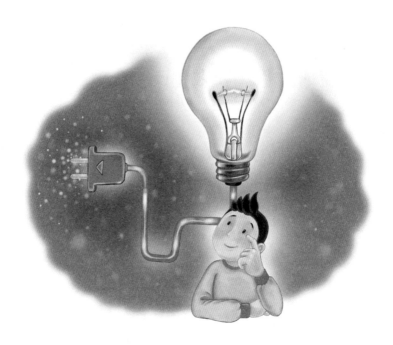

　　人类的脑和任何生命的不同之处在于，人脑的分析辨别能力，比任何生命都更强。但是，分析的脑还只是整体意识的一小部分。更大的一体意识，是我们随时可以接轨、可以汲取的。没有这个一体意识，也没有生命。所以，我们不可能不跟一体意识相联系。图里的插头，用来表达我们随时跟一体意识联机，而一体意识所带来的光，随时都有，让我们随时可以存在。

比如说，一朵花、一颗石头，当然和人所体验到的世界不同。都是同一个一体意识所延伸，只是体验和表达的方式不同。

人有人的局限，也就是对立、分别的脑所带来的逻辑，所体会的世界一定和动物、植物或其他外星的生命不一样。人体走掉了，局限的客体意识也跟着消失。但是，一体意识还是存在。

一切，就是那么简单。可惜的是，我们一生通过制约，把自己给彻底地洗脑，而忽略了这些常识，反而颠倒了事实，以为从物质（肉体）可以延伸出意识，更以为这个意识足以代表一切的意识。

重新理解这一切，自然会领悟到我们伟大的层面。我们本身就是不动、不生、不死、无限大的、不受条件拘束的一体。

人来了，人走了，都不会影响到它。早晚，都会回到它。只有它是永恒的，而它本身带来最大的吸引的力量。任何形相，包括我们每一位，不可能不受到它的吸引，不可能不回到它。

从人间的角度来看，形相、局限、相对所带来的意识，确实有很大的吸引力。但是，从生命的整体来看，一体意识的吸引力其实远远大于形相的吸引力。一切，是从一体意识所衍生出来的，包括分子、包括星球、包括"我"、包括世界、包括一切。它就是有那么大的本事。回到整体，是早晚的事，不可能回不去。

所以，我才会讲——我，就是宇宙。我，就是生命。而生命，就是我。

任何形相，包括这个肉体，这个"我"，不可能是完整的我。只是把真正的我局限到一个人间可见、可体会的小部分。真正的我，是不可能分成阶段或部分去理解的。任何客体，比如，一个念头，都只能对真正的我做一个表面的归纳，表面的理解。

真正的我，其实是整体的生命，超过任何客体所可以描述的。

一无色无形的吸引力，比什么都大

从天文物理的角度来看，宇宙95％以上的物质不是我们熟悉的恒星、星云、星系，而是看不到、不知道形式、性质不明的未知组成。这些未知组成包括了黑洞（black hole）、暗物质（dark matter）、暗能量（dark energy），没有辐射、没有光，而无法被观察到，却对宇宙有极大的作用（重力效应）。

现代的物理学家也承认，这些未知组成对一般物质的吸引力比什么都大。进一步说，所有物质有朝一日都会回到这些未知组成。就像以下的图用黑色表达黑洞，迟早会把所有的物质吸回去，完成宇宙的生与死。

本书所谈的无色无形的吸引力，与这个观念相通——所有的形相总有一天会崩解、崩坏，早晚都会回到无色无形。

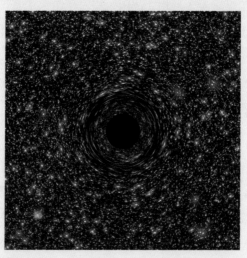

图片来源：NASA, ESA, and D. Coe, J. Anderson, and R. van der Marel (STScI)

9. 把神圣的你，找回来

生命，本来就是神圣的。找回神圣的你，只是回到全部的生命。

甚至，是深深体会这个生命是永恒的。站在永恒的层面来看生命，生命也自然变得神圣。

读到这里，我相信你已经体会到这本书想表达的。首先，神圣，也就是体会到生命永恒的部分。另外，生命还有更高一层的规律，人间比较难以体会到。

表面上，人生的样样好像都是偶然，其实是跟着更高的规律或规则在走。而这个规律，是通过我们彻底体会到生命的神圣，才可以容纳。甚至，把它变成生命很重要的一部分。

我不断地强调"这里！现在！"或这个瞬间的重要性。也一直提到，这就是解开生命最大的一把钥匙。通过它，自然可以进入全部的生命，真正体会永恒和最高的规则。

我想，你接下来会想问——既然那么简单，为什么要用那么多字句来表达同一个理念？而且，我们每个人还认为自己做不到？

我们仔细观察自己对每一个状况的反应，其实都不只是一个念头。每一个念头很自然带来一串情绪，也就是萎缩。而且，这个萎缩已经进入潜意

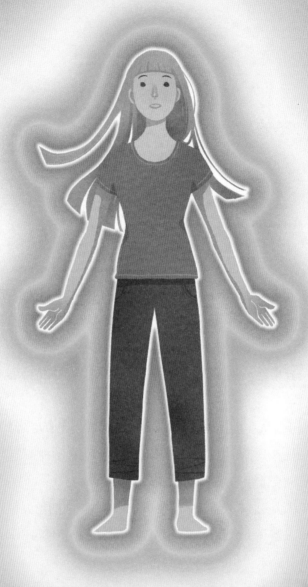

　　找回神圣的生命，也就是把生命更深、更高的层面全部找回来。这些层面，超越身心所带来的制约，也远远超过人脑可以理解的范围。通过这些更深、更高的层面，我们才可以体会到生命更高层的规律，而我们随时都在跟它共振当中，只是自己不知道。

　　把全部生命的层面变成一体，而可以把这整个一体全部活出来，这本身，是我们这一生来，最大的目的。

　　这幅图用一个人的形相，再加上一层一层的"体"，来表达生命不同的层面。只有通过全面的臣服，臣服到每一个瞬间，一个人才能同时活在每一个体，不受到任何体的限制，而能与生命全面地结合。

识，化为我们的习气，成为面对环境或别人的自动反应。而这些反应，更进一步凝聚为我们的个性。

这些反应，强烈一点可以称为反弹，也就是我们带来的制约。不一定只是个人这一生的制约，甚至是反映家族或全人类的制约，也建立了每个人的自我形相。仔细观察，每一个人也只是如此。心理学家也早就把人区分成不同模式，也就是人格类型。你我遇到事情的反应，也跟着这个人格类型走。

我们通常观察不到这个瞬间，没有办法把自己带到"这里！现在！"，正是因为我们面对这个瞬间，同时带着一串的念头加上萎缩的遮蔽，根本观察不到当下。前一卷特别提到——我们面对世界，是通过萎缩体，以及通过与其他人萎缩体的互动。萎缩本身是身体的全部对念头的反应，已经固化到每一个细胞。我们不光看不到萎缩，也很难将它消灭掉。

每一个人的萎缩程度不同，有些人比较紧缩，有些人比较没那么紧缩，但是没有一个人没有萎缩。我们很少能够实实在在地在环境中保持放松，而是随时针对周遭所带来的信号和刺激做反应。你我对任何事物所产生的第一个反应，本身就是萎缩。

不相信的话，可以试试看。光是听到有人喊自己的名字，我们可以观察自己的第一个反应是欢喜，还是绷紧、不安、萎缩。相信每一个人都很清楚答案。

任何萎缩，自然把我们从"在"带到一个"不在"的境界。

也就已经离开我们本来有的一体意识。

最可惜的是，每一个人都有的生存反应——打或逃，原本是帮助个人面对身边的危机。但人类造出一个虚的"我"，而这个虚的"我"随时都带来萎缩。我们也自然把这样的反应，成为无处不在的反应，让身体更萎缩。我们每个人都绷得那么紧，在巨大的压力下生活。

我们面对世界，以为自己的反应再理性不过。其实，我们每天被世界激发的想法和反弹根本不是理性的产物。

很多人面对人生的压力，自然会通过关系或物质想要缓解，但这些都不是长期的解决之道。即使短期可以满足我们，带来种种的缓和，这些缓解还是属于人间的一种形相——要不早晚消失，要不就引来更强烈更极端的反弹，并不会让我们从痛苦中解脱出来。

因为有这种种状况，我才需要用那么多篇幅，把那么简单的观念——回到瞬间、回到"这里！现在！"——带回来。

人格类型——认识你自己

前面提到个性，而我们一般对任何人事物的反应，都离不开集体所带来的制约。

我们以为思想是完全独立而自由的，也以为自己面对每一个状况，都能自由的反应。然而，我们的一般反应，其实离不开习气，也跟我们的个性分不开。这些习气和反弹的模式，在人类中是普遍而重复的。

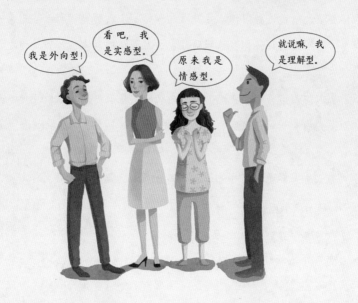

在这幅图中，四个人都在强调自己不同的特色。用这种原则，可以分出十六种主要的性格类型。而我们每一个人，仔细观察自己，都可以套进去这十六种类型的某一种。

最有趣的是，心理学家很早发现人与人之间有一些共通的模式。比如：荣格（Carl Jung）在近百年前，提出内倾和外倾的心理类型。[①]并与思维、情感、感觉、直觉四种功能类型进行匹配，提出了八种人格类型，来说明并分类人基本的个性。日后，美国心理学家凯瑟琳·布里格斯及其女儿伊莎贝尔·迈尔斯（Katharine C. Briggs and Isabel Briggs Myers）依据荣格的理论，经过长期观察和研究而完成迈尔斯 - 布里格斯性格分类指标（MBTI）。扩大荣格的定义，由外向—内向（E/I）、实感—直觉（S/N）、理性—情感（T/F）、判断—理解（J/P）[②]组合出十六种个性，也就是人格类型。通过这种归纳，会发现几乎每一个人都可以套进其中某一个类型。可以这么说，你我认识现实、面对周遭的人事物，都是通过这些倾向的过滤。

基本的人格特质，决定了我们所认识的现实、所认识的生命。另一方面，我们所认识的现实、所认识的生命也会回过头来，再进一步强化我们的人格特质。

类似的人格理论相当普遍，尤其许多大企业颇为依赖这种测验，来找他们所需要的人才。

我会在这里提出这一点，是认为——任何这种归纳，只要能帮助我们观察自己的行为，都可以带来反省，从"想"回到"觉"，从种种"动"和"做"回到"在"。

一个人，清楚地知道自己内心的认知倾向，不管是通过人格测验或

---

① 荣格在 1921 年的《心理类型》（*Psychologische Typen*）一书提出的观念。
② 这四个分类，分别基于心理倾向：外向 (Extrovert) (E) ／内向 (Introvert) (I)；认识外在世界的方法：实感 (Sensing) (S) ／直觉 (Intuition) (N)；做决定的方式：理性 (Thinking) (T) ／情感 (Feeling) (F)；待人处事：判断 (Judging) (J) ／理解 (Perceiving) (P)。

其他方法，也自然会体会到——样样都不是绝对的。连我们截取信息都是相对的，都是通过一个过滤器而扭曲偏颇的。

这个过滤器或过滤网，就是人类的情绪脑，也就是我过去在《静坐》一书中提到的边缘系统。这个情绪脑会跟左脑的理性或右脑的能量整体产生互动，而这些互动会自然回到情绪脑，再扩大念头所带来的情绪和萎缩。

通常，这种互动相当快，快得我们觉察不到，成了一种自动反应。可以说是在潜意识运作，而自然成立我们所体会到的个性。各种人格的测验，所探测的不外乎情绪脑和大脑的互动。

清楚的"觉"，本身是消除习气最好的方法。倒不是去跟它对抗。正因如此，我才再三地强调——对每一个瞬间，只要我们轻松地去"觉"，也就可以把萎缩燃烧掉，倒不需要跟任何萎缩做抵抗。

10. 神圣，当作一种练习

神圣，融合了专注和观照，是人类最古老的修行方法。

一般人都讲究练习。读到这里，你一定会好奇，想知道有没有什么比较好、甚至比较快的方法，可以达到神圣的境界。

我前面已经强调过，进入神圣的状态，不需要时间，比什么都简单。说穿了，时间本身就离不开"我"。强调时间，最多也只是在强化"我"。

然而，我相信，你们听了这些话还不是那么确信，希望至少有一个路标。

我们所说的神圣，都带有永恒、无条件、无限、绝对的特质。这本身带来解脱，等于是一把解开人间的钥匙。神圣本身含着最科学的科学，自然让我们跳出这个时空、跳出人间所带来的种种变化和限制。

怎样随时把永恒、无限、一体的意识找回来，才是需要追求、需要理解，甚至练习的（如果还有一个练习好谈的话）。

会称神圣为最科学的科学，是在强调——我们不过是承认、面对真实所组成的本质。

前面也提到，这个本质主要还是"空"或是"没有"。在样样"有"

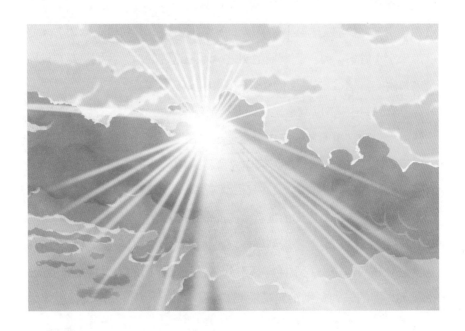

　　神圣的生命，也就好像不生不死的光，本来就存在。但是，因为我们念头太多，反而被"念云"(thought cloud) 给遮住了。然而，只要把念云拨开，它自然通过我们照进这个人间，倒不需要去寻、去找、去取。虽然说拨开，也不需要去拨，而是把任何阻碍和对抗（对这个瞬间的抵抗）放下，念头自然会消失，而每一个瞬间也自然变成一个生命内在和外在的通道，随时把"在"、宁静、空当带到这个人间。

看到"空"，才可以称得上是真实的科学。找到、看到这个本质，本身就带来一个答案，是一把解脱的钥匙。不是这样的话，我们只是再造一个虚拟现实。这么做，是永远跳不出来的。

要看到"空"，也就是无色无形，也就是人生的空当，生命的宁静，比任何人想的都更简单。它本身是通过"在"所可以体会的，并不是通过任何追求、任何"动"、任何作为所得来的。从每一个角落，不管是有形无形，都可以看到整体、一体。

也就把人生这个最大的难题（conundrum）给解答了。

看到这一体，也就是看到样样都是神圣的。要在样样看到神圣，最多也是充分知道——我跟样样都不分离，我跟样样的本质都是共通的。在别人、别的东西、别的角落看到自己，看到一体，才是爱，也才是神圣。

有太多方法可以达到这个理解，都离不开这个观念。彻底懂了，也就不需要采用任何方法。任何方法，还只是停留在一个"做"的范围。而这里所谈的，是在任何"做"的前面，任何念头的前面，任何一口呼吸的前面。是本来就有的。

比较正确的表达方式，应该是怎么让我们落回到本来就有的、本来就是我们主要组成的部分。只要我们把念相，或说"念云"（thought cloud）挪开，什么都没有做，它像阳光，直接透进来。

一体验：观察这个瞬间

回到方法，回到练习。我们可以谈的是知觉，也只是注意 (attention)。我们通过瞬间，所注意的对象随时不同。而我们对每一个不同的对象，都可以接受，都让它存在，都把它放过，不需要带来任何抵抗。

通过瞬间带来的形相，因为我们不抵抗，念头的云自然散开，自然进入形相所带来的无色无相。

只要轻轻松松带来臣服的观念，自然带来一圈空当，把这个瞬间环抱起来。好像我们站在这个空当，觉察这个瞬间。同时知道，这个瞬间的变化，其实跟我不相关。而这些种种的变化，是通过生命在觉察。

觉察这个生命，其实就是我们最源头的意识，它从来没有变过。从来没有生，也没有死过。它本身就是"在"，在"在"觉察"动"，觉察"做"。

这么一来，这个瞬间所带来的念头，还没有起步，就自然消失。我们自然也不会被这个瞬间带走，不管它有多大的吸引。最后，只剩下觉察。

觉察，觉察，再加上觉察。这样子，一路走下去。生命突然觉察到自己，或是"觉"觉察到自己。

再讲透一点，也就好像我们退回生命的背景或内在，轻轻松松看到前面所带来的一切，包括瞬间所带来的种种变化。

这种观察、这种注意每个人都有，甚至连动物、植物都有，古人才会称它是最根本的意识状态，学也学不到，最多我们只能轻松落在它上面。

其实，用这种没有方法的方法，自然就把专注和观照合并了。我才会称它为二合一、最有效的修行方法。严格讲，它也不是一个修行方法。它本身就是我们随时有的"心"，是我们随时都有的意识状态，是全部神圣生命的根本。把它找回来，也自然走上神圣的路。让我们深深体会生命的永恒，从来没有生过，也没有死过。

这种最根本的意识，其实也不受到感官的限制——通过眼睛，可以看到它。通过耳朵，也可以听到它。但并不是通过眼睛的视觉或耳朵的听觉去捕捉的。我们最多只能说，通过感官和知觉而能共振到它。所以，什么也没有做，就在眼前，就在心中。

让我换另一个角度，再试着说明。

我们身体的每一个细胞、每一个角落，其实都有它本来的聪明，是这个宇宙共同的聪明。一朵花，一只动物，就连一颗石头，甚至连整个地球都有。这种聪明，是通过一种螺旋场而成立的。只要有生命，任何生命，它都存在。

这种聪明，不受到我们脑带来的局限所限制，也可以称它为智慧。它通过共振，可以跟生命的源头接轨，可以跟任何周边的生命接轨或同步。一般人会称这种感受为所谓的"第六感"。眼睛、耳朵或任何的感官所捕捉，并通过神经系统所传递的有限信息，也有感官信息以外的另一个层面，是最根本而每一个生命都有的。是通过这个最根本、最源头的意识，我们也可以称它为"在"，才可以体会到全部的生命。

神圣的这条路，也只是把局限的脑踩个刹车，而安歇在这最根本的意识状态上。我们也就把神圣的生命找回来了。

再讲透彻一点，就好像生命的一体意识通过脑、通过每个细胞、通过每个角落，去对生命做一个觉察。而这个觉察本身，也就是醒觉。

我们的神经系统，最多只能算是一种干扰。它带来一个滤网，通过这个滤网，虽然能有效过滤出有利于神经传递的信息，但在千万年的演化中就这么把我们的注意力带走了。它本身造出一个虚的世界，无形当中遮蔽了生命最根本的意识。

谈这些，不是小看我们脑的结构，刚刚好相反，其实这是人类最了不起的一部分。我接下来会解释得更清楚。

正是通过人类脑海的发达，走到最后，它才可以观察到自己。把知觉反过来，突然观察到自己，进一步——觉，才可以觉到觉。人类才可以有别于动物、植物，也才有个顿悟或醒觉好谈的。若不是通过我们的脑，人类反而没有机会体悟到——自己老早就是醒来的。

说穿了，只有人，才有机会醒觉。

我这么一讲，可能走的太快，跨了太大一步。接下来，要一步一步地继续说明。

《神圣的你》也只是承认——全部的答案，都在你的内心。不用再往外去寻找，更不需要通过某一个客体、某一个动作或某一个追求，才能把神圣的生命、神圣的我找回来。

每一个角落，都可以把你带回这神圣的生命。把神圣的你，找回来。

活在神圣的你，全面认同神圣的你，也只是把每一个所遇到的形相、每一个动作、每一个念头、每一个人间所带来的变化，都当作一个祭坛。你都可以表达最高的敬意、最高的尊重。通过它们，活出神圣的生命。

活出神圣的生命，也只是点点滴滴地，通过每一个瞬间、每一个动作、每一个念头，活出"心"，也就是意识最高的状态。而这个最高的状态，也只是臣服——臣服的行动、臣服的态度、臣服的一切。唯有如此，一个人才可以随时活在当下。

一个人，即使醒觉过来，还是点点滴滴地，通过每一个瞬间的包容和臣服，才可以把神圣落实到这个世界。而落实到这个世界，最有效的方法，本身也是最简单的——随时活在当下，意识最高的状态。

再说清楚一点，我们人生最大的目的，其实也只是随时活出"心"，活"在"，也就是——"这里！现在！"。其他的目的，任何人间所想得到的目标或追求，相对来说，重要性小得不成比例。只要守住每一个瞬间，把自己交给瞬间的每一个角落，我们自然完成这一生最高的目的。

另外，神圣的你，也只是带来人生最大的庆祝——庆祝自己的神圣。

站在《全部的你》的角度来看生命，还有一个理解，还有一个领悟，是可以追求的。然而，站在《神圣的你》已经进入一个执行、实践的层面，是活出你本来就有的本性、本来就有的生命。而这生命，就是神圣的。

最后，一个人完全臣服，也没有要活出什么神圣的目标，反而是神圣的生命来活我们，希望通过我们把醒觉和神圣带到这个人间。

11. 神圣的你，和其他练习的异同

"在"，是最有力的生命场——是所有练习的共同点。

神圣，本身不是一个练习方法。它本身是意识状态的成就，无法称为一个方法。谈意识状态，谈成就，最多也只是指身心的合一，只是把握住自己的心。

一切从心出发，一切回到心，就那么简单，念头自然也就消失。这本身也只是最放松、最轻松、最根本的意识状态。

只要把全部的"做"、全部的"动"、全部的制约挪开，我们自然落在这个"心"的状态，而不可能不落到"心"的意识状态。

在这个离不开练习、离不开"得"、离不开"做"的人间，倘若真要谈一个练习方法，或许可以用瑜伽①的传统修法作为一个例子，特别是 *Bhakti Yoga*（也有人称为奉爱瑜伽）。②

---

① 瑜伽 (*Yoga*) 是印度教的正统哲学派别之一，起源于远古时代，瑜伽的思想与实修方法对佛教、耆那教和印度教都有重要的影响。*Yoga* 一词本身就代表合一，也就是人与宇宙合一，或身心合一的意思。大约公元前 3 世纪，帕坦迦利 (*Patanjali*) 集结《瑜伽经》(*Yoga sutra*)，使瑜伽正式成为一套哲学派典。早期的瑜伽强调呼吸 (*Pranayama*) 和姿势 (*Asana*) 的练习，其实也离不开身心合一，或说"定"[三摩地 (*Samādhi*)] 的观念，后来也衍生出奉爱瑜伽等修行。

② 奉爱瑜伽 (*Bhakti yoga*) 的思想起源很早，见于《秘传奥义书》(*Uppanishads*)、《薄伽梵歌》(*Bhagavad Gita*) 和《往世书》(*Puranas*) 对奉爱瑜伽着墨甚深，日后在印度发展成一种修行法门，修持对神的爱与奉献。修持奉爱瑜伽，是和"神"产生最亲密的关系，甚至和祂合一，通过这种合一，进一步跟整个宇宙合一。

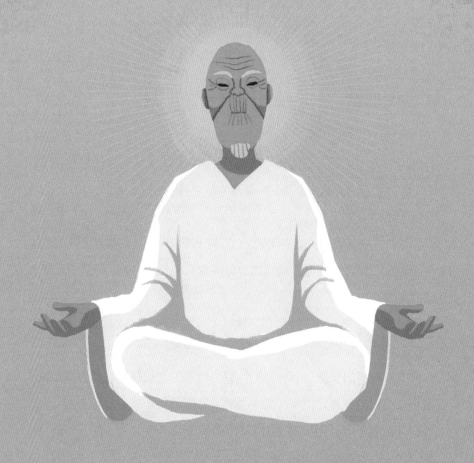

一般认为，只有神或成就者（比如上师）才有神圣的本质。就好像这幅图所要表达的——我们通常会想把自己缩成小小的，拿这个小小的我，去膜拜一个伟大的神或神的形相。这本身还是离不开客体意识的比较和判断，也离不开隔离、分别所带来的观念（有一个我，有一个神）。这是人类从古到今，一直跳不出来的一个"灵性"观念。

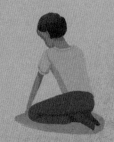

从奉爱瑜伽的角度来谈，神圣的修行就是把自己和一个象征永恒的体融合，而把这样的修行当作一个解脱的大法门。

对一个神圣的体，通过奉献、奉爱（devotion），带出全面接受、全面容纳、全面臣服、全部放下的观念。类似的修行法门，比如，佛教的准提法、持咒和其他的密法，也离不开奉爱的观念。通过菩萨、佛、神的形相或者咒音（mantra），再加上接受与臣服，将"我"带回他所象征的无色无形。

我们可以把这类合一的理念，都归纳为奉爱瑜伽的领域——通过专注，可以把主体和客体之间的距离消失。最后，连合并的体也消失，只留下最纯的专注（pure awareness）。

最原初、最纯的专注，也就是"觉"——不受局限，不受任何条件制约，不生不死。

除了神、菩萨、佛这些神圣的形相，可以作为奉爱的对象。后来的人也以上师作为奉爱的对象。这个演变，其实含着很深的道理。

确实，一个人修道，即使不做任何解说或传道，他本身就会带来最大的恩典，可以影响到周边，可以带动人间。

前面也说过，早期的大圣人都没有留下只字片语，而是通过弟子的整理，才有了经典或哲学宗教的系统。这些圣人已经达到轻松存在所带来的最高状态，也就是过去所称的寂灭甚或涅槃。他不可能再琢磨教什么，或是盘算还有什么真理好转达的。

尽管如此，"在"，本身就是最完整、最有力的生命场。它没有受过任何制约所带来的限制，会比任何局限的"动"（包括"教"）所带来的场远远更大。一位大圣人坐在眼前，确实可以影响到周边，自然会带来宁静，让我们种种念头消失。这种"在"所绽放出来的存在场，不需要通过任何语言，可以达到最大的作用。

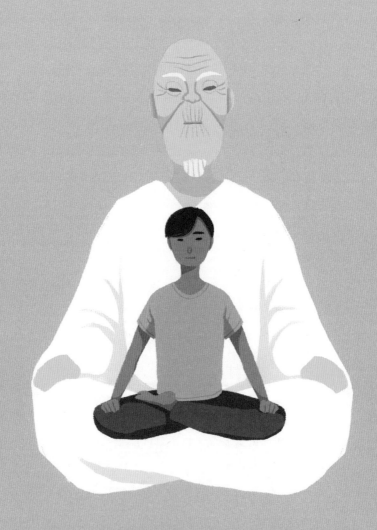

　　通过奉爱瑜伽，弟子把自己交托或奉献给上师，或某一个神圣的形相。通过这种方法，把抽象的无色无形，落入一个具体的有形有相。让修行的人有一个更具体的修持对象，比较容易观想，容易练习。

一位大圣人，只要修道，自然会让周边一些大弟子也成道。不可能不如此的。他的法也只有通过这个方式才能够传承，倒不是像我们一般以为的，是通过理论或文字而可以延续。

我相信，这个解释跟你或一般修行人的理解完全不同。但是，它也就是最早的奉爱瑜伽的用意。

只是，这种练习虽然也是臣服，还是离不开有主体、有客体的分别（然后再融合），也离不开时间的观念。

《神圣的你》所要谈的，和奉爱瑜伽这类练习的不同之处在于——通过《神圣的你》，我们知道自己本来就有神圣的本质，只是因为随时投入了形相的梦，太认真投入，而把它忘记、忽略，甚至盖住了。通过臣服，也只是把我，把原来的自己，随时找回来。

找回来，不通过任何"动"、任何"做"，反而只是——轻轻松松地"在"。

回到《神圣的你》——只要懂了这本书所带来的基础，彻底懂了什么是神圣，我们自然在每一个角落，通过任何客体——人、东西、大自然的元素，当作我们练习的工具或最好的老师，随时可以找回合一的状态。

只要轻轻松松把每个瞬间当作我们的老师，这就是最好的练习对象，倒不需要认真地跟客体合一。而是看清每一个客体，从中带来一圈空当，把每一个客体包容起来，让它也轻轻松松存在，我们也同时轻轻松松放过每一个瞬间。

只是轻轻松松放过每一个瞬间，我们什么都没有做，什么都没有练习，却始终与全部的生命共振，体会到它的神圣。

神圣的你，没有什么技巧，没有什么策略好谈。通过奉爱瑜伽，人们还在期待通过未来，把真正的自己找回来。然而，通过《神圣的

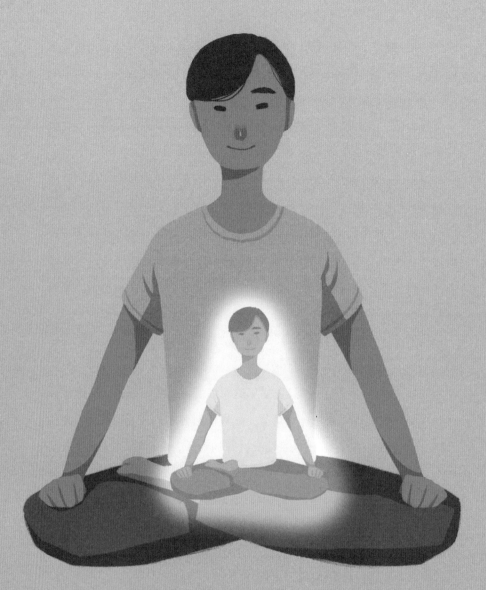

　　这本书所要强调的是——"神圣"是我们本来就有、老早就有，甚至还没有来这一生就有的。它是我们的永恒的部分。

　　一个东西永恒，不可能受到任何限制，也没有任何条件或制约好谈的。它本身就是解脱的，是绝对的。它从来没有离开过我们，所以也不可能找到或得到。我们把一些限制的条件（念头、"我"、制约）挪开，反而它也轻轻松松冒出来了，也自然从生命的内在浮到外在了。

　　这一张图用人里头的小小的我，当作一个比喻，表示神圣随时在我们身边。只要投入"这里！现在！"不跟它做任何抵抗，神圣的生命自然来活我们，而接着带我们轻松地度过这一生。

你》，连一个找的念头都没有，都不需要。它就是在"这里！现在！"随时在你我身边。

神圣的你，是最直接，而随时可以切入全部生命的。再也不需要老师或是神来带着我们走，就靠我们自己走下去这一生。轻轻松松的，路标就在眼前。

12. 神圣，离不开"这里！现在！"

神圣，是通过瞬间，才可以体验到的。

读到这里，相信你对这个主题已经不陌生，甚至已经有个人种种的心得，也一起踏上这神圣的旅程。

我在这里再做一些补充，希望不光是带来一个简单的方法，也能成为你人生的一个习惯——通过瞬间"这里！现在！"可以随时把神圣找回来。

切入瞬间，最好的方法也就是前面所提到的——接受、容纳、臣服。通过这种态度，来看每个瞬间。接受每一个瞬间，其实已经为念头的流动自然地踩了刹车，让我们退回到轻松的"觉"。

每一个瞬间都可以接受，这种心态已经带来宁静，而通过宁静，我们自然落入"觉"。这样的话，每个瞬间自然会拉长，让我们通过它，达到永恒。

除了这个观念，我还想表达几点，而你只要可以轻松地理解我接下来想表达的，最多只当作一个路标。我相信，你会对神圣有进一步的体会。

我敢这么说，是因为随时活在"这里！现在！"，也就把修炼和结果同步了。修炼，跟最后的结果，已经是同一回事了。

一个人醒觉，也只是活在当下。反过来，一个人随时活在当下，也自然体会到醒觉的状态。走到最后，两边是相辅相成的，会让我们自然找到全部的生命。

用另一个方法来表达，也就是我前一本书所提过的——一个人要醒觉是靠恩典，或说福德。是宇宙、一体意识、全部的生命来祝福或灌顶我们，而不是通过任何努力去追求醒觉。

即使醒觉以后，一个人在人间要随时跟一体意识接轨，还是要通过"这里！现在！"只要不注意，还是会被这个人间把一体意识盖住。

就像骑脚踏车或跑步，虽然只要做过一次就会记得怎么做，永远不会失去，倘若没有常常骑，还是可能骑得不顺甚或跌倒。同样地，一个人醒过来后，他也要随时选择——清醒地投入这个瞬间——才可以跟一体意识随时结合。

瞬间，任何的瞬间，也就是活在"这里！"活在"现在！"它是一般意识和一体意识的交会点。

它也是唯一一个点，让任何念头有机会化为真实，和我们的生命直接发生关系。任何念头，不管是过去还是未来，都要通过这个瞬间，才可以形成现实。宇宙要跟你我互动，不管什么互动，也是要通过这个瞬间才可以呈现。相对地，我们要从这个人间回到一体，也只能通过这个瞬间，才可以找到门户。

我们找不到神圣，是因为每个人都陷入了一个念头的世界，不光被念头带走，甚至随时都被念头附身。我们把人生全部交给念头，生命变得只剩下念头。念头和我们生命的关系已经变得模糊不清，也就更看不清念头和我们生命的交会点了。

念头所带来的种种形相，也就是念相。念相不断地巩固"我"，强化"我"。前面也讲过，无形当中，让我们创出两个"体"，除了身体之外，还有一个思考体，而这个思考体随时都会让我们以为比身体更重要。通过自我形象，我们不断地强化"我"，供养"我"。

然而，瞬间，其实是"我"最大的敌人。

活在瞬间，"我"自然消失。活在瞬间，当下，把生命简化到"这里！现在！"。不需要再加另外一个念头。不用再分析、不用再加标签、不用再解释、不用再抵抗。没有念头，也没有"我"。

所以，你在"这里！现在！"的练习中，要不断地注意——"我"会坚持地抵抗、反弹，会用各式各样的方法，说服你相信这个瞬间的"不重要性"，甚至生出种种质疑。

即使面对这些质疑和反弹，如果我们都可以容纳它，可以放过，这些反弹也就自然会消失，只留下一种喜乐跟平安。

有时候，假如反弹太激烈，没办法包容，也不用担心。最多也只是回到原来的情况，回到对立、有限、局限的意识。最多再落回人间，再次体会种种烦恼和痛苦，其实也没有损失。从宇宙和整体生命的角度来看，根本没有什么损伤，没有什么后果。只要回到瞬间，也就把全部的生命找回来了。

另外，我们也必须了解。人还是要通过种种的危机，才会想要从人间找到一条出路。危机越大，转变的动能越大，带来的力道也越大。

假如没办法回到瞬间，我们也暂时接受这个现象。总有一天，遇到大的危机时，还是能有转变的机会。

到了那个时候，宇宙还是在等着你。

这些话，主要还是站在一个鼓励的角度，希望你可以投入。然而，针对这一点，你也不用担心。毕竟，你能读到这里，也意味着，你这一生已经遭遇过各种的委屈，经历了困难，也面对了许多危机，也自然准备好接受这本书的论点。机缘已经成熟了。

假如你读到这里，不但没有惊讶、错愕，还得到一种安慰、喜乐。我相信，你过去已经接触过一体意识，甚至体验过瞬间所带来的宁静，在你的内心已经多次穿过这个门户，接触到生命更深的层面。通过这本书的梳理，让你对照与整合，也只是加强你的信心。

不管怎么说，都是好事，也都值得我们来一起庆祝。

一连修行，都放不过时空

我们都难免想知道，有没有方法可以进入神圣？

仔细观察，一般所称的修行，一样离不开时空的观念。离不开形相，也离不开念相。甚至连成道、解脱、修道、悟道、领悟、开悟、成就、成功，都离不开一个功夫，也就是"功"的观念。而"功"，更离不开时间跟努力（"动"），还是没有离开过形相。

这么说，我们连修行都放不过时间，还把瞬间当作一个工具，通过它和种种的努力以得到未来的成就。

此外，修行往往也带有空间的观念，而且是一个和人间不同的空间。比如说，我们提到天堂，通常很自然会往天空看，好像天堂不在人间，而是在别的哪里。或许在天上，甚至，还要超过天上。这几句话，可说是道尽了大部分人的想法。

正因为时空和形相可以化出诸多问题，制造出种种难以察觉的矛盾，我才会特别强调"这里！现在！"的重要性。它本身是最好的一堂功课，含着一切的练习，任何可以做的练习。

严格讲，假如没有人类带来的制约和局限意识的限制，也根本不需要强调"这里！现在！"它是自然的状态，是自古以来每一位圣人都懂的，从来没有听说古人对"这里！现在！"特别追求或做文章。

"这里！现在！"本身是一个成就的结果，而不是一个追求的工具。古人也早就知道，只要是太强调或是停留在一个观念，设立逻辑所可以解开或采用的系统，就带来另一个层面的制约，把我们困住。就算是只把它当作一个路标，早晚也会成为另一个阻碍。

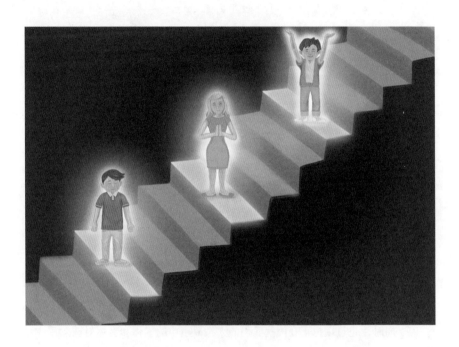

　　这幅图，要表达人生最深的学问，也是最高的意识状态。如果人生可以每一步走下去，就像这幅图的人在爬楼梯一样，把每一步当作人生的最后一步，可以全部投入到这一步，享受这一步，臣服这一步。这本身已经活出神圣的你。

　　面对任何人间所带来的喜事、危机、好事、坏事，我们接纳一切、臣服于瞬间所带来的一切，可以把生命简化到每一个瞬间，而让这个瞬间本身成为人生最大的目的。这，就是醒觉。

　　我们也就自然会放过每一个瞬间，跟它再也没有任何抵抗。顺着它走。走到哪里，其实也就不重要了。最重要的，只剩下"这里！现在！"

一回到"这里!现在!"的练习

我在《全部的你》一书中介绍过几种练习方法,都是希望我们在思考上踩一个刹车,回到"心",带回这个瞬间。这些方法,采用了一些短短的问句,比如说——

喔~

是吗?

是真的吗?

是这样吗?

可能吗?

就这样吗?

又怎样呢?

还有事吗?

同时,也可以把正在困扰我们的人生故事中的主体和客体对调。

这些方法都可以让我们看到,样样都没有绝对的重要性,都离不开念头的投射,也都没有我们想象的那么严重、那么危险、那么悲观。

我想再次把这几个方法同时提出来,做一个复习。希望可以把"这里!现在!"的瞬间,随时找回来。这些,都是随时可用,而且只要用,就对我们有帮助的方法。帮助我们消除烦恼,找回均衡,同时带回生命的空当和宁静。

选用哪一句，其实跟我们生活的习惯或状况有关系。你可以替换着用，试试看，都会找到对自己比较有力道的那句话。

他犯了天大的错。

是吗？

我认为他不老实。

是真的吗？

他对我从来没有尊重过。

喔，真的吗？

我讨厌他。

也许他也讨厌我。

我对他一点都不相信。

他对我一点也不相信。

他带给我恐惧。

我带给他恐惧。

他这么欺骗我，

可能吗？是吗？

我们的日子就完了。

就这样吗？又怎样呢？

我相信他一定有其他的目的，

是这样吗？真有这事吗？

而且肯定不是好事。

也许他也认为我有其他的目的，而且肯定不怀好意。

这方法一点用都没有，

真的吗?

我的烦恼还多的是。

烦恼再多又怎么样呢?

这样子,一路问下去,自然从念头的"动"与"动"之间找出一些空当。而会将念头做一个急转弯,降低它的冲劲,找到一个新的出口。

其实,"我"最不喜欢遭受质疑,也许马上会有更大的反弹。然而,反弹无论再大,我们还是可以看着它,让它发作。看到它,甚至可以接受它。自然也就可以用空当把它包容起来。

包容起来,我们也自然回到"这里!现在!"的瞬间。

你可以试试看,看这种方式在生活的忙碌当中,有没有帮助。

还有事吗?

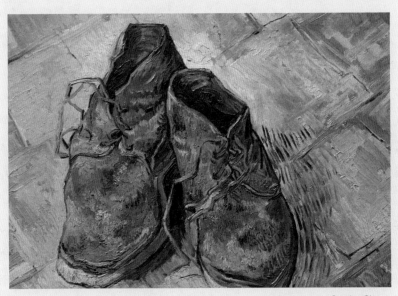

Vincent van Gogh. *Shoes.*

　　在这张梵高的画中，两只鞋子的鞋带都松脱了。人的第一个反应就是想把它绑起来，就好像每一个瞬间所带来的变化或刺激，我们一般都看不顺眼，而想调整、改变。这就是对瞬间的抵抗。有人是不断地抱怨或后悔，认为"早知道就应该如何""假如……我的命就不会这样了"或"赶快……未来就会好过"。这几乎可以说是我们每个人对瞬间的看法——不是把它当作圆满未来的工具，而是把它当作一个需要对抗的敌人。

　　这一张图是提醒我们——有时候，可以放过这个瞬间——放过别人、放过自己、放过好事、放过坏事、放过一切，而不需要立即做个反弹。

　　放过一切，一个人也就看开了，不会对这个人间再有什么计较和牵挂。

13. 打破时间，跟生命完全配合

对神圣的生命完全信仰，也就自然活在当下。

找回神圣的我，也就是对这个神圣的宇宙和神圣的生命充满着信仰，没有留下一点质疑。宇宙和生命还有什么角落不神圣，不完美？充分知道宇宙和生命的每个角落是完美、是神圣的，也只是承认一切是完美的。

完美，也只是永恒、无限、不受任何条件制约。完美，就是自由。不可能让我们减少半分，或局限成什么。

我，只是宇宙的一部分。通过我，宇宙才可以观察到自己。我的神圣，和宇宙的神圣，是完全一样的。也是完美，永恒，无限，不受条件限制。其实，不可能不是。

有了这些理解，一个人自然对"这里！现在！"当下、这个瞬间，不可能再做任何抗议。而只能轻轻松松关注到它，把我们所有的注意力交给这个瞬间所带来的任何东西、人、状况。

轻轻松松看着这个瞬间，倒不是对这个瞬间做出任何期待、任何分析、任何投射。而是没有抵抗，没有抗议，没有期许，只是关注着它。轻轻松松地关注，我们自然和念头脱离，也和念头不相关了。

我们不带来任何抵抗，念头自然消失。念头消失，"觉"也自然浮出来。这个"觉"，本身就带来宁静，本身就含着"在"，本身就含着不动、不做。仅仅如此，就带来不可思议的转变。

突然，我们会发现，生命不只是简化，念头消失，连生命的每一个角落都活跃了起来。好像，只要把自己交出来，交给这个瞬间，宇宙通过它自己的安排，也自然会带来种种的方便，让我们不断地跟生命接轨。我们自然会见证不可思议的奇迹，会突然发现每个角落都有奇迹，而且从来不曾没有过，只是我们忙碌当中看不到。

更有趣的是，宇宙会通过各式各样的方法，带来信息，让我们更顺地走过这个人生。

有时候，是通过一位老人。有时候，是通过一个我们认为不懂事的小孩子。也可能是通过一个陌生人，甚至可能是通过动物、植物、没有生命的东西。大自然都来帮我们加油，带来眼前需要的答案。而我也只需要宁静地关注，就可以得到这些信息，点出一个新的人生方向。

就是这么奇妙。

就算不是奇迹，我们也会自然注意到——只要跟生命合作、跟每一个瞬间完全接轨，各式各样的巧合也就自然出现了，来加持我们。而这些巧合出现的频繁程度，是难以想象的。

我们自然体会到，生命的每一个角落都在同步。每一个角落，都在通过我们活出这个生命，并通过瞬间来表现。自然而然，我们也就好像把无色无形的绝对带回人间。

投入这个瞬间，也只是自然投入"在"。

"在"，也只是这个瞬间的宁静。

通过宁静，环抱这个瞬间。也通过宁静，可以容纳一切瞬间所带来的变化。

再怎么顺、再怎么不顺、再怎么激烈的变化，宁静都可以把它含进去，同时也可以放过它。任何变化，都可以不去干涉它。

其实，也没有什么好抗议的。就好像前面所表达的，这个瞬间反映出来的生命只是整体的很小部分。我们不可能对它有充分的理解，更不用说对它的目的做任何判断。

我们看到的瞬间，也只是生命的表面，而这个表面是跟生命的整体连结的。通过这个表面的瞬间，我们也只是在反映整体的变化。而整体的变化，我们通过人脑永远不可能全面理解。

这种体会，本身就带来一个不可思议的状态——我们从随时都在抗议、对瞬间带来的什么都不满意，突然发现生命变得很美好。每一个瞬间，不只是突然对我们友善，而生命整体也跟我们友善，完全跟我们合作，完全跟我们接轨。

没有另外一个状态比这个更神圣的。

回到练习，其实最多也只是把注意力关注到每个瞬间，也就这么简单。关注它，不提出任何抗议、改进，也就是完全接受它、容纳它、臣服于它。在这种状态下，"我"自然消失，起不来。

在这个瞬间，甚至连念头，再加上萎缩，也就自然消失。没有念头，没有"我"，我们就像一个人突然从泥巴里走出来，顿时发现自己丢掉了很多沉重。

我们都被人生过去带来的种种内容和变化误导，认为这些就是生命的全部。其实，生命还有一个不动的神圣的架构站在背景，是最原初、最完整的意识，也就是我们不生不死的"心"。

假如把人生种种的变化比喻为话剧，这个背景就是话剧不动的舞台。严格说，连舞台的比喻都不太正确。更应该说是一个"没有"的因

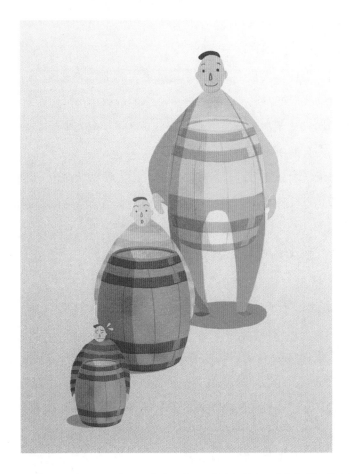

　　面对瞬间带来的一切，这一张图要表达三种不同的意识状态。我们把瞬间带来的一切，用图中的酒桶来表达。

　　最左边的人，他对瞬间的态度是抵抗、不友善的，这也是我们一般的情况：对瞬间，要不抱怨，要不有所期待或甚至后悔。

　　中间的人，他对瞬间的态度是接纳的。如果对任何瞬间都可以妥当的接受，自然会发现自己的生命丰厚了起来。我们同时会发现，只要容纳瞬间，自然吸引生命带来的转机，而增加我们成长、学习的机会。所以，中间的人，和他手上的桶子都变大了，可以容纳更多。

　　最右边的人，他已经更进一步地解脱，就连"接受""容纳""臣服"的观念都已经消散。他清楚看到一切都是一个大妄想，也不可能跟任何虚的妄想对抗。随时让它们来，让它们走。这么一来，瞬间就完全活起来。神圣的生命自然通过这个人，延伸到这个世界。是神圣的生命在活他，通过他，流入人间。

地，从这个因地，舞台和人生的话剧才可以衍生出来。

我们完全注意不到这一背景，只因一生的注意力，完全被生命的前景（人间）绑住，没有体会到这个远远更大的生命的背景。

就仿佛我们把自己推到生命一个小小前景的小角落边盯着，于是认为人生一切只是无常，只是痛苦。不知不觉间，把人生活成一个又一个的问题，而且解决不了。

换一个新的眼光看世界，就能体会，过去种种的痛苦，还是自己制造出来的，是我们每一个人都困在人类整体制约所带来的昏迷，而把真实扭曲了。这个宇宙和生命，在每一个角落都送来一把钥匙。只是我们通过"我"把真实扭曲了，反而看不到这一把钥匙。

再一次回来谈练习，我要再次强调——把握这个瞬间，随时回到这个瞬间，并不需要靠任何"做"。我前面用"观察"或"觉察"这两个词，是希望你体会到毫不费劲的观念。"觉"和"在"，与所衍生出来的观察或觉察，是我们本来就有的。还没有念头，就有"觉"。它是不生不死的。不需要做任何动作来"觉"。最多，只是观察，只是觉察。

轻轻松松地观察每一个瞬间，一个人让意识不断体会"觉"，不断地"在"，而注意力自然也就不会流向念头跟接下来的情绪。这么一来，根本就没有空当让念头和情绪起伏。

这，才是活在当下"这里！现在！"最大的作用。这么一来，就那么简单，毫不费力，我们自然打破时间的限制，打破念头带来的扭曲，打破情绪所扩大的萎缩。每一个瞬间，自然单纯化，也就好过了。

"觉"，离不开"在"的观念。轻轻松松地存在这个瞬间，"这里！现在！"这个当下就在眼前。

这比什么都简单，简单到不能再简单，小到不能再小，却比什么都重要。

一瞬间和生命，离不开对称

只要对瞬间友好，不再提出抗议，可以全部接受，它自然帮助我们让人生比较好过，样样都顺起来。就算没有顺起来，还是接受，它也就自然好转。

换一个角度来说，我们对生命的理解其实相当有限。生命自有它的安排。并不是我们认为的"顺"，就是真正的顺。

相对地，假如亏待这个瞬间，这个瞬间也会回头亏待、甚至虐待我们，带来更多的烦恼。任何对抗或反弹，离不开脑海生出来的判断跟扭曲。它本身也就是强化"我"的境界，把我们自己局限在一个小角落。

你可以自己试试看，做个实验，把对瞬间的任何抗议暂时放到一边，看看人生是不是更好过。假如在短期内没有效果，或是只有反效果，要记得，我们对人生有限的理解，并不等于全面。

生命所带来的考验或危机，站在永恒或更长远的角度来看，常常是来帮助我们的。只是，我们当时不知道。有时回头看，当时人生的变化或危机所带来的安排，长远来说，对我们其实是最有利的。

比如说，两个人分手。站到个人的角度来看不是好事，甚至带来很大的伤痛。但是，也许从长远的角度来看，它本身就带来生命更大的机会，让我们把注意力摆到更深的层面。

一体验:"在"——轻轻松松存在——的静坐

接下来,可以用以下几句话当作最有效的练习,让我们体会到什么是"存在"或"在"。

也就是什么都不用做,本来就有,最简单、最根本的意识状态。

"在"同时也是——"什么都不是"。

"什么都不是",也只是无色无形、"空"或空当。

我希望你跟着我一步步慢慢地读,同时体会这几句话,作为一个练习。接下来,你也可以采用这种方式,当作一个随时随地的练习方法。

轻轻松松,不管是坐着或是躺着,什么都不用做。

轻轻松松地知道——"存在"或"在",比任何"做""看""听""触""观""想"还前面,也跟每个"做""看""听""触""观""想"一点都不相关。

我本来就"在",而"在"倒不需要"做",不需要"看",不需要"听",不需要"触",不需要"观",也不需要"想"。

我不费力就可以"在"。

在哪里? 就在"这里! 现在!"

或许,我可以轻松地观察呼吸,一吸,一呼。观察到呼吸进,呼吸出。胸腔上,胸腔下,我都知道。甚至,我还继续"在"。这个"在",跟呼吸也不相关。我"在","在"到底。根本不用管呼吸,连观察呼吸都是多余的。就放过呼吸吧。懒得管它吧。

接下来，我也可能听到一个声音，也许在外头，也可能是身体发出来的。也知道——任何声音，跟我的整体的意识不相关。我也就把声音放过。

我的整体意识，其实早就包括它，包括任何声音，也不会受到任何声音的干扰。

也许，我身体有哪一个部位稍微动了一下，这里动一下，那里动一下。我都知道，而我都不去管它。

动。

停。

生。

死。

我都不用理它。

连轻轻松松看着它，都是多余。

放过它，放过一切。

任何念头飘进来，飘进我的脑海，我都可以容纳，可以包容。我连"看"都懒得"看"。我也轻松地放过它，随着它，不去干涉它。

也许，我疲倦了，也就放过它。疲倦就疲倦吧。疲劳就疲劳吧。

身体的任何感触——舒服、不舒服、冷、热、凉、酸、痒、痛，我都可以接受，都可以让它自由存在。它怎么来，怎么去，随它。

　　还有什么东西，我可以注意到，需要去理它的。算了吧，样样我也只好放过。任何东西可以注意到的，都懒得理它。让它生，让它死。我都不用去做任何抵抗。甚至连理它，都不用。连观察，都懒得去观。

　　我，只是。

　　我，是。

　　我，在。

　　我。

14. 活出生命全部的潜能

也只是把"在"带到生命的每一个角落。

我想再换一个角度，进一步说明神圣、瞬间和意识之间的关联。

一般人会认为——人来到这个世界，就应该好好地学习、工作、争取好的生活条件，找一个好的事业，挑一个好的对象，有一个好的家庭，最后有种种好的成就。我们要留心的是——这一切的期待和追求，都离不开生命的外在，也就是人间。

站在这个外在世界，这些追求离不开"动"，也离不开加强"我"和"世界"的隔离。强化"我"，才可以达到人生种种的规划，才可以加强"我"和周边和这个世界的区隔，也才可以取得胜利。

不幸的是，我们的种种"动"、种种"做"，一方面是通过物质的转变或增加，来达到这些理想。另一方面则是希望在无常中找到永恒。

到最后，一定会发现，没有任何形相或物质所带来的东西，包括成就、包括胜利，可能是永久的。早晚，我们对人生一定会失望。就算得到，迟早也要失落，而这失落会带来更大的失望。或早或晚，我们会让生命带来种种的危机，强化对生命悲哀的观感。

站在外在世界，这些追求和规划有它的角色，不能否定它的重要性。但这些角色和重要性都是相对的，绝对不是最关键。

最关键的，是我们的意识状态，也就是"心"。只有通过醒觉，一个人才可以真正活出生命全部的潜能，让我们这一生得到全部的解答。

醒觉了，我们其实不是活出某一种生命。反过来，是生命来活我们。生命带我们点点滴滴走下去。而我们不用多问，也不用多知道，甚至可以接受不可知的一切。

我们也明白，任何"知道"离不开对立的意识，有一个主体在知道，也还有一个客体要被知道。整体是不可能以"知道"或"客体化"（设定主客的分别）而可以局限得下来的。

我们只是轻松地把生命交出来。再也不让念头和"我"，甚至念头和"我"所带来的分别、带来的种种的"知道"领着我们走下去。

醒觉过来，一个人并不是再也不思考了。有趣的是，刚好相反，一个人醒觉，反而自然会把念头当作一个工具，需要的时候就用，不需要，就放下。我们会发现，在醒觉的状态，念头含着最原初的意愿。它本身的力量是不可思议的。这要每一个人亲自体验，才能够体会、理解。

醒觉过来，一个人也不是不动。他每一个"动"，简单流畅，却能产生最大的效应，最大的力量。他这个动，本身是从宁静所产生的，本身就含着"在"，是"在"所延伸的，自然会跟生命接轨，也只是转达生命最原初、最大源头的力量。

有趣的是，一个人醒觉，活在当下，他是完全臣服的"在"，通过臣服，也就是"空"，面对每一个瞬间。

人生的任何目标，再也没有绝对的重要性。反而，通过瞬间所带来点点滴滴的生命，在"动"或"不动"中，他都可以传递出内在的平静。

通过瞬间，他把一切的无常，变成了永恒。每一个动作都是友善的，完全和生命合作，都带给周遭喜乐、圆满和希望。他在圆满的意识状态，自然通过"动"，转出来最高、最圆满的境界，身边的人都能体会到。

一个人，把一切臣服给这个瞬间，不断地把注意力交给"这里！现在！"又不断地放过当下所带来的一切挑战。这个意识的状态，就有那么大的力量。

体会到这些，一个人自然只会担心没有把"这里！现在！"找回来，而自然会把这种最自然的存在，当作人生最高的目的。

在醒觉的状态，一个人也没有什么人生目标好追求的。也没有什么"动"或"不动"可做的。他不光是自然放过任何瞬间，也轻松放过这个世界，放过一切。

再有什么灾难、危机，他也可以承受。他充分知道，这些外界所带来的打击，只代表生命很小的一部分，甚至可说是不成比例小的一部分。把全部的注意力集中到外在的世界，才是真正的不健康、真正的不合理、真正的不正常。

醒觉，连"神圣"这两个字也失去了意义。本来一切都神圣，怎么可能还有任何东西比较神圣，或还把一个神圣的境界找回来？当下，也是神圣。宁静，也是神圣。生命，也只是神圣。我，也不可能不神圣。

"在"，神圣的一切，也就是轻轻松松接受每一个瞬间，就那么简单，也就进入了神圣的生命。也只有轻松地"在"，才可以让我们深深地体会到这个生命神圣的根源。

只有"在"，再"在"，再再"在"。通过每一个瞬间，"在"。我们才可以完成这一生来所要达到的任务，活出生命最大的潜能。

不消耗任何时间，我们突然跳出这人生的轨道，落入不生不死的一体。

接下来，也没有任何人生的问题好谈，好追求的。更没有任何生命的目的或方向需要谈的。一个念头都还没有动，生命已经圆满。

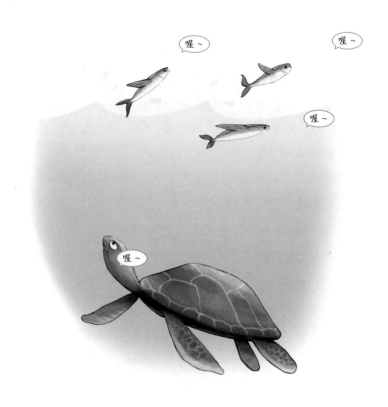

　　醒觉过来，生命也不再成为问题了。这张图中的鱼和乌龟，分别表达生命的外在和内在。外和内自然接轨，自然同步。任何问题，还没产生，早就消失。最多用"喔——"来表达一切。

　　一切，也只是喜乐、爱和平安，也只是"在"的特质。

一 你，在吗？

读到这里，我相信你已经发现——《全部的你》和《神圣的你》一书所带出来的，全部都是路标。希望通过这些路标，让你从一个局限的轨道，自然转向不分别的一体意识。让你体会——全部的你，也就是你，神圣的你。

任何可以用语言表达的观念，本身是局限，是相对，套不进我们不生不死的一体。语言，最多只能当一个路标。

相对的意识和语言，跟整体绝对的生命——一体意识，存在于两个不同的逻辑轨道。一个是通过"动"所组成，另一个是"在"。两个其实不是矛盾，既非对等，也没有对立。

"在"是在每一个"动"中都存在的。只是我们通过忙碌的"动"体会不到，甚至忘记了"在"。

通过语言，我最多只能通过"动"（语言）指向"不动"（"在"）。

假如"动"中没有"在"，我们不可能挪过去、不可能换轨道的。

"动"本身含着"在"（"不动"）。通过宁静，才可以体会到"在"，也就是体会到自己。

我讲到这里，也就是想把《全部的你》一书的重点，当作《神圣的你》的基础。但无论如何，总担心不够清楚，不够完整。所以，我想再做一点补充，可以和你的理解相互对照，看看还有什么疑问。

接下来所分享的内容是比较浓缩的，在逻辑上可能很难理解。

但我相信，只要把局限的意识放开，它自然会流进你的心里。

就像我这本书完全是用口述写出来的，口语会带来不同的能量场，也符合古往今来的学问智能的转达方式。我也通过一系列有声专辑，录下在宁静中所流出来的话。接下来，我所分享的段落，是《你·在吗？》专辑序的一部分，没有再经过任何编辑和改动。

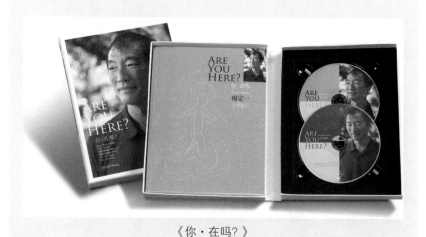

《你·在吗？》
风潮唱片 2016.06

一真实的路标

没有一句话是不证自明的真理。再浅显易懂，也一样。语言和文字起源于念头，而念头只是萎缩了的整体，将原本浩瀚无垠、不可分割的真实，四分五裂成细细碎碎的片段。所有的念头，都给人一种幻觉——好像它本身就可以自足，也好像它自己就可以存在，而且是一体之外的独立存在。其实，根本没有这回事。

同样地，这套专辑里所有的内容，不可能代表整体的真实。最多只是路标。通向真实的路标。是出于内心的直觉，而不是经头脑盘算的路标。

这套专辑提出的路标如下：

1. 可见的、化现出来的宇宙，只是全部真实、也就是全部意识的一小部分。

2. 全部的真实、全部的意识，包含了已化现的一切，也包括了未曾化现的一切。

3. 已化现的一切，也就是我们的感官和念头所能知觉的意识客体或对象。

4. 已化现的一切，是从未曾化现的一切，通过螺旋的动力，带动意识而凝聚出的意识场。

5. 意识的螺旋场是宇宙最原初、最无所不在的场，联结了"已创生的一切"和"未曾创生的一切"。

6. 已化现的一切，只能代表全部意识的一小部分。经由分别的错觉、"我"的错觉，化出一个个不同的意识体。

7. "我"就是分别的信念，是意识体以化现出来的形式存续下去，所不可或缺的必然状态。

8. 一个独立的身份，本身就是一个萎缩而局限的意识，而这本身也是从"没有"化现出来的。

9. 有"我"的概念，才有念头，而所有的念头都是相对，本身还局限在已化现出来的范围内。

10. 所有的念头都在时—空的范围里运作，时空就这么制造出了念相。

11. 念相衍生出人类的现实。回过头来，念相又强化了区隔、固化了"我"。

12. 念相生出更多念相，永远不会超越念相的范围，也无法触及未曾化现的意识。

13. 念相，产生了时空的错觉，也是我们人类种种苦难的根源。

14. 只有站在未曾化现的意识或全部意识的层面，看清这些念相，才可能从苦难里，解脱开来。

15. 只有通过念头还没发生之前，就已经存在的觉察，才能体会未曾化现的意识、理解全部的意识。

16. 念头之前的知觉，落在这一个瞬间的奇点，将时空展开为一个又一个接续不断的"这里！现在！"

17. "这里！现在！"是通过"空间—瞬间"的架构来表示——"这里！现在！"没有空间，也没有时间。也可以说超越了空间，超越了时间。

18."这里！现在！"是唯一的"空间—瞬间"，可以结合已化现的一切与未曾化现的一切，让我们体会到完整而没有分裂的全部意识。

19."这里！现在！"是唯一让我们超越人类现况的真实，也是唯一永恒的现实。

20."这里！现在！"是唯一的"空间—瞬间"所带来的门户，让我们穿越局限的意识，跃入不受限制的意识，也就是全部的你。

21.要进入"这里！现在！"是通过恩典，通过"在"，这也就是最自然的意识状态。

22.你，其实就是意识的全部，化现成一个有限的自我，义无反顾地融入未曾化现出来的一切。

23.全部的一切，也就是你——是无可回避的体悟，也是我们每一个人演化再自然不过的结果。

这些路标，如果哪一个还不够清楚，也没有关系。但愿通过这套专辑所流动的语言，让这些路标能够"活"起来，走进你的心。我也希望，这些路标所带来的领悟，能改变你的人生。

第三卷 活在神圣的空间

『在』是意识最轻松、最根本的状态，是宇宙或人类意识演变最后的结果。活『在』，我们也只能顺着宇宙最大的动量，和它合作。

这张图，用一个球来代表『在』，也是最稳定、最轻松的状态。

轻轻松松，明明白白，活出人间所带来的每一个瞬间。这本身就是活出神圣的生命。包括清醒地呼吸、清醒地走路、清醒地做事、清醒地痛苦、清醒地失落、清醒地死亡。每一个角落，都可以找到恩典。

　　活在神圣的我，一个人也自然落在"在"的状态。活"在"，一个人再也没有什么结果想追求。也是最轻松、最根本的状态。而这状态本身就是喜乐、爱与平安。

　　这么一来，生命带来的痛苦和危机，或地球整体的大变化，都是"心"带来的一个转变的大机会。我们最多也只能跟着地球，一起达到彻底的转变。

1. 神圣，是一个"在"的成就

只有通过我们的内心，才可以找到神圣的空间。

任何我们可以表达的人生目标，还都离不开外在的世界。语言离不开念头，念头离不开形相，形相离不开外在的世界。

没有任何人生的目标，无论达成与否，可以带来圆满。人间，也没有任何东西是可以永恒的。遗憾的是，我们每一个人正是想追求一个比较永久、比较完美的人生状况，才给自己设定出种种人生的目标。

通过这些目标，本来是希望可以找到人间的幸福和成就。但仔细观察，任何目标，在人间就是无常，也不可能带来不无常的结果。感情、家庭幸福、身体健康、财富名誉，以及任何想象得到的成就，总是有一天会淡去，甚至消失。这，是人间最不可能违反的"法"。每一个人，只要活在人间都逃不掉。

相对地，只有跃入无色无形的内在世界，才可以找到永恒、无限。**也只有通过内在，才会真正找到生命的"常"，也就是永恒，是生命的神圣，是生命最深的意义。**

最有意思的是，这个生命无色无形的不动，我们每个人本来就有，而不能当作人生的目标来谈。用"目标"这两个字，仿佛还有一个动，一个寻，要用力去追求。然而生命的永恒，却是不费力，轻轻松松通过"这里！现在！"自然浮出来。

它是语言无法表达的。没有语言可以表达这个神圣的状态，没办法和任何东西比较，没办法归纳，找不出它的任何特色，甚至连问题都问不出来。也许，就这样，我们已经把它找回来了。就是那么微妙。

如果真要用文字，为我们提供一个通往神圣空间的路标，那也只是"在"，或"存在"比较接近。找到、甚至活在神圣的状态，又是一个"在"的成就。

只有通过"在"，人生一切的对抗、一切的阻碍才可以消失。

我讲的对抗，包括任何知识、任何念头、任何形相——任何"我"可以抓取的。任何形相，都是通过对抗才可以成形。

没有对抗，自然也没有"我"，没有黑暗，没有邪恶。

我们在无明当中，把自己的身份落在形相——任何形相，这种关联本身就是人类所造出的痛苦、残酷不仁的根源。

在一个充满对立而对抗的世界，有了光，才有暗。有了好，才有坏。有了完美，才有缺憾。有了美，才有丑。有了快乐，才有痛苦。

对抗，或是形相，不是用对抗可以消除的。反而，越对抗，越加强二元的对立。

拿"我"做一个实例，你越对抗自己的"我"或别人的"我"，愈容易激起防卫，甚至造出反弹。我们仔细观察自己和身边的人，自然会看到很多活生生的例子。

通过对抗，不光只会强化"我"的防卫和反弹。甚至，我们可以留意一下——对什么看不顺眼，甚至激烈反弹、对抗的，可能是自己也有的问题。讲白一点，我们越看不顺眼别人的哪一点，往往就是自己也有的特质，说不定比对方还严重。

这么说，要彻底消解对抗，倒不是再加上一个对抗的观念。其实，轻轻松松观察到"这里！现在！"通过"在"或宁静来观察一切（包括对抗），就把对抗的念头消失掉了。

这也是把神圣找回来，最有效的方法。

观察到任何念相，已经打开了解答的门。不仅观察，还能接受、容纳、放过任何所观察到的念相，就已经泄掉了对抗的燃料。这一点，是我们每一个人都可以亲身体验，亲自验证的。

虽然谈的是心灵的层面，然而从科学，比如：从数学的角度来看，这里谈到的方法其实完全合理——人要彻底解答一个系统（念头的世界）所带来的问题，一定要从更完整、更深层的层面来解答。

要跳出来这个系统——跳出这个念头的世界，才可以解决念头所带来的危机和考验。

消解对抗，甚至，只要轻轻移开对抗。"在"，自然爆发出来。

"在"本身就是神圣的根源。样样都奇妙地活起来了。样样都变成不可思议的奇迹。最不可思议的是，"在"所带来的状态——本性、心、意识的状态——就是喜乐、爱、平安。

这里所谈的喜乐、爱、平安，不是从人间有形有色的故事可以找到的，也不是通过努力可以带来的。任何努力，还是在一个形式的世界打转。"在"的状态，我们本来就有，是我们最根本的状态。有了喜乐，有了爱，有了平安，我们自然把神圣的空间带回心中。通过我，这个生命自然让每一个角落神圣起来。

就是那么奇妙。

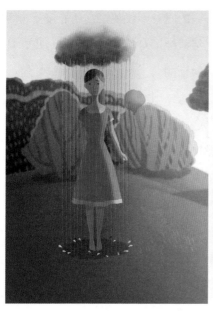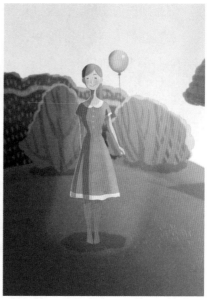

　　神圣，是内心的状态。神圣带来彻底的意识转变，从我们内心的负面阴暗挪开，转到不分别、平安的状态。我用这两张图表达这个转变：一个人假如样样都是负面，看人生自然是悲观，连大自然都不跟他合作。而瞬间所带来的每一个变化，包括天气，都可以成为抱怨、反弹的借口。然而，通过内心的转变，样样会好起来，就像第二张图，一个人突然看到的都是阳光、都是完美、都是平静。样样都活起来，样样都神圣起来。最有趣的是，唯一的变化在内心。更不可思议的是，内心一改，外在也自然调整，自然顺起来。

一 *Sat-Chit-Anāndā* 在·觉·乐

Sat-Chit-Anāndā，也拼作 *satcitanāndā* 或 *satchitanāndā*，是一个表达心，也就是内在意识状态的词。这一观念，早在两千八百到两千六百年前已经出现在印度的《秘传奥义书》(*Uppanishads*)。[①] 对我而言，这个词可以翻译成"在·觉·乐"。

不光这三个概念，有很深的意义，就连这三个字的顺序，也反映了最深的领悟。

只有通过"在"(*sat*)——空当、宁静，一个人才可以自然觉(*cit*)，而自然发出"在"所延伸出来的喜乐(*anāndā*)。

这种喜乐，跟人间任何事、任何变化都无关，是内心通过"在"所转出来的一种特质。我在这本书除了喜乐，还提到爱和平安，也是同类的特质。这些都是我们本来就有的，也是我们本性的一部分。它本身就存"在"，是我们最轻松、最根本的状态。

活"在"，我们自然活在喜乐、爱与平安。

---

① 《秘传奥义书》(*Uppanishads*)，是印度教哲学观经过口传以及后来的文字记录而成的众多经典的集合名称。推测最早的版本可能是 *Brhadaranyaka* 和 *Chandogya* (800—600 B.C.E.)。到了公元 3 世纪，一元不二的思想已经开始出现在秘传奥义书，后来于"不二论学派"中集大成(*Advaita Vedanta*)。这个学派，可以说就是印度的智慧法门的起源。

2. 宁静——现代人最需要的祝福

沉默，在外在。宁静，在内在。是神圣的起步。

一般人，可能都接触过神圣的音乐。

我们通常会称神圣的音乐，是想表达这音乐美极了，美到几乎不可能是在人间所创出来的。甚至，它本身就带来一种永恒的感觉。经历了百千年，还会一直存在，让我们跟神更深刻地接触，带来一种清灵的体验。

过去，许多古典音乐都可以称为神圣音乐。现代人的生活步调虽然变快了，仍然可以从所听到的音乐中，鉴别出一种神圣的特质。

有趣的是，这些音乐作品，会带给我们那么大的启发，其实都是在最宁静的无思状态下创作出来的。

它本身可以结合两个世界——外在和内在，也离不开宁静。音乐还是在流动，但自然会带给我们一种不动、永恒、无限的境界。

一般人想不到的是，音符和音符之间、话和话的中间、声音和声音的中间，也就是沉默，本身就是最神圣的音乐。外在的沉默、空当，自然也跟内在的宁静结合。

一个人活在宁静，话自然也变少，没有念头，而通过"在"，观察

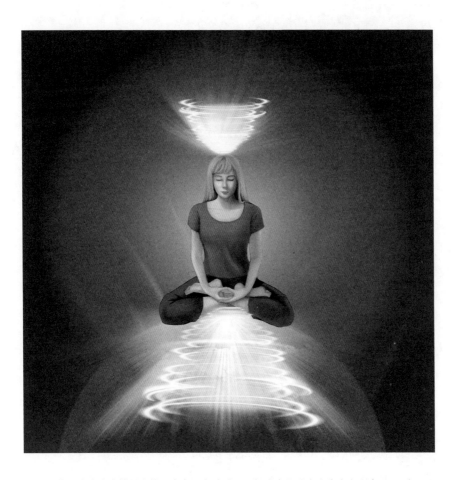

　　生命的内在本来就是宁静，本身没有动过。要把生命的外在和内在完全合一，一个人只有通过宁静，也就是"在"，才可以把两个世界接轨。合一了，一个人自然活在宁静。从每一个"动"，每一个角落，他也自然可以把宁静活出来。通过宁静，天堂和人间自然也就接轨了。

到这世界所有的"动"。自然对样样不会再有什么反弹，也就自然不会再给对抗生存的空间。任何对抗，包括全部的念头，也自然减弱了力道，甚至消失。连这个人间局限意识所带来的世界，也跟着消失。世界消失，剩下的只是——神圣的生命。

外在的世界消失了，生命并没有消失，我们跟着生命，重新诞生在这个世界。而这个新生的世界，已经截然不同。它本身，已经神圣。

神圣的生命，也只是把生命的外在和内在完全接轨、完全合一、完全整合。内在的生命远远超过外在的生命。一个是绝对，一个是相对，根本不能比较——更不用谈比例。喜乐、爱、平安本身也是"在"的状态所带来的特质，一样也是绝对，不受人间的限制。

我们自然会把内在的生命当作人生主要的目的。从内在延伸出外在。外在的任何目标，自然变得不重要，是为了配合内在生命的目的才有的。

这样，人生突然颠倒过来。内在与外在的世界再也不分手，天人合一也只是如此。

沉默，不是声音的对等。宁静，也不是"动"的对等。"空"也不是"有"的对等。"在"，也不是"做"的对等。

然而，没有沉默，也就没有声音。没有宁静，也不可能有动。没有空，也不可能有有。没有在，也不可能有做。

沉默、宁静、空、在，都是绝对的观念。而声音、动、有、做，是相对的观念。

宁静，也就是"在"，在任何形相，包括音乐、声音、念头、动作都可以找回来。

最不可思议的是——要把宁静找回来，反而不是跟这个形相对抗。我前面也提过，形相所带来的任何对抗，是通过容纳、臣服、包容才可以化解。

臣服，是臣服于每一个瞬间，让每一个瞬间都单纯化。让这个瞬间所包含的事实自己说话，不要再加另外一个解释、另外一个念头、另外一个追求、另外一个问题。

假如，我们不断地回到这个瞬间的事实，而不是停留在事实所勾勒出来的念相或种种的分析解释说明。那么，这个瞬间会更容易面对，我们也更可以容纳。

还没有加任何念头前，就把这个瞬间的事实容纳。

带着轻松的观察和容纳，每一个瞬间所带来的事实，自然不会延伸到念相。这才是《全部的你》一书和这本书所谈的臣服。

我们每个人只要懂得这个道理，自然可以把它当作一个随时可用的练习。

比如说，某一个人来到办公桌前，他音量很大，要我给他回应。

套用这一章的架构，也就容纳"这个人讲话音量大"这个事实。

容纳了，答复了，事情也处理了。

而不是再加上一连串的想法和解释——"他这么大声，肯定是对我不满。""是不是哪一次得罪他了？""他为什么只对我这么大吼大叫？""唉，以后别人怎么看我，是不是也会瞧不起我，说我不好。"……

只要不再把这些想法往自己身上联系，这一来，会发现臣服变得特别简单，也是最合理的解决方案。

因为臣服的只是事实，而不是屈服于一个虚的念头所衍生的世界，不是屈服于没有发生的事——不是屈服于"我活该""没有人喜欢我"这些念相所带来的标签。对这些想法带来的标签和判断投降，并不是真正的臣服。

或者——

很可能，事实发生了，我们也确实生出了很多负面的想法，和前面所举的例子一样荒唐，甚至更离谱。

是的，这些幻想确实在念头的境界发生了。在念头境界，这是事实。

那么，也就容纳、臣服于"原来我还有……的念头"。

所臣服的还是事实，是在这个瞬间所发生的。

臣服于事，自然找回生命的空当，通过宁静，在看着每个瞬间。

熟练了这个过程，每个瞬间，都可以用宁静把它包起来。比较不可能对瞬间产生激烈、躁动的反应，甚至反弹。

只要内心保持宁静，我们自然不会让瞬间带走，也不会拿瞬间带来的任何变化，去刻画个人的自我形象，甚至变成身份，变成自己。

　　不被任何形相困住，"我"自然跟着消失。

　　神圣，也就自然在身边。

3. 通过仪式，回到神圣的传承

让每一个瞬间，作为最神圣的仪式。

通过思考的逻辑，人类早就创出一个"主""神"的观念，以及"神圣"的想法。通过各式各样的仪式和圣物，来表达内心最高的尊敬。通过这些形式和形相，希望可以与神连接。

圣物，带着人心对神的印象。人类再通过仪式，希望活化这些圣物，将灵气带到人间。每一个宗教，都离不开这两者。而且，所有宗教都非常讲究祭坛的呈现方式，包括上面摆放的圣物，以及执行的仪式。两者结合，构成非常严谨的传承，代代相传给后人，希望保留最原初、最神圣的用意。

这些仪式，除了敬神，本身也有净化的作用——自然淡化外在世界的作用力，让我们转回到内心。

世界各地的文化对此都相当讲究，也希望文化里的每一个成员都参与其中。

早期的人类，白天忙着采集狩猎，夜里做火供，大家一起唱歌、跳舞、饮宴，自然把舞蹈、音乐、节奏、饮食纳入了神圣的一部分。人类最早所崇拜的对象，包括太阳、月亮，也都是大自然里的元素。随着文明的发展，人类崇拜的对象逐渐变得抽象。

此外，社会发达，开始有各种阶层的工作，于是崇拜的时间，便定在固定的日子，比如，星期天。仪式也变得愈来愈正式，开始有特定的模式和运作方式。

无论如何，总是离不开古人的精神——希望跟"神"沟通，把祝福、保佑、加持带到身边。

这些仪式，通常离不开一个系统和资格来延续传承，也会指定一位延续传承的人，一方面代表"神"的加持，同时也代表"人"去祈求。这种传统一直持续至今，例如：天主教的神父、基督教的牧师在星期天带领礼拜，佛教的方丈主持法会。

我们华人也有一个特殊的传统——在家里设置牌位，对祖先的灵魂表达最高的尊重。并通过定期的仪式，表达追念、祈求保佑，也反映儒家文化对慎终追远的强调。

反而是到了现代，我们面对种种的仪式和圣物，不免带着一种质疑的眼光，认为这些是迷信。尤其站在科学技术的角度，会觉得都不符合理性。于是，仪式更深层面的意义，也就这么在人间渐渐散落了，相当可惜。

其实，通过仪式，无论是念诵或是礼拜，在重复而规律的身体动作中，我们自然达到无思无想的状态。尤其在诚恳的状态下，通过这些圣物和仪轨带来的信心，我们的注意力可以比较集中，更让我们投入，放开任何念头。

这种体验，本身就让我们转向内心，让我们得到宁静，而契入生命的空当。

这种状态，一般都自然带来快乐和平安。正因如此，经过了千万年，这些仪式还能保留下来。

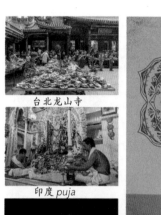

台北龙山寺

印度 *puja*

印度排灯节

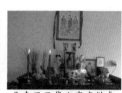

马来西亚华人家庭供桌

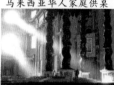

梵蒂冈圣伯多禄大教堂正祭台

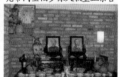

越南华人家庭供桌

　　神圣的仪式有不同的层面，包括象征和符号，就像图中央圆形的曼陀罗表达宇宙的圆满和完整。神圣的仪式，也包括庆典。以印度的 *puja* 来说，除了种种的符号和象征、神的形相、供养的水果之外，它本身就是一个神圣的庆典。华人文化也有独特的符号象征和仪式，民间的参拜和供桌的摆设即为其中一例。

　　无论是象征或庆典，神圣仪式主要的目的就是希望集中人的意识，同时打断杂乱的念头，将意识带到更高的状态，跟神圣的对象融合。它本身是一个很好的静坐方法，包含了动态和静态。

我常常跟朋友说，其实，每一个人都应该建立自己的仪式，把生命简化。

通过一个规律的步调，可以让念头消失，同时也让宁静自然浮出来。

不一定通过宗教，单纯的静坐也可以作为一个仪式，把真正的自己找回来。这是现代每一个人都需要的一堂课。一口醒觉的呼吸，完全清醒，也是一个好的仪式，甚至是个最不费力的仪式。

只怕我们一天忙碌下来，完全落在念头的世界，没有给自己任何空当，而被种种的念相带着团团转——不知不觉，从早到晚，甚至一生，都活在对抗中，不断通过各种形相来加强"我"。到最后，把自己全部交给了在这个人间所扮演的角色和形相，而忘了给自己一个空当，失落了生命更深层的意义。

这么说，我们随时可以通过自己创造的一套仪式，把生命找回来。倒不是非要通过公认的仪式，才能完成这个任务。

对神圣有所体会的人，自然会随时把握住任何瞬间所带来的仪式的机会，自然会把自己的生命交给每一个瞬间。也就让每一个瞬间成为最神圣的仪式，带着自己走完这一生。

投入这个瞬间，也自然消失了任何外在的追求。自然会淡化对人间的期待，以及所设定的目标。

他清楚，任何外在所带来的目标，不管表面上多高明、多吸引人、多么被大家认可，都一样是无常的，会随着环境和状况随时改变。这样的人生目标不光靠不住，站在生命的整体，最多也只有相对的重要性。

内在所带来的目的，也只有一个——就是心或意识状态的彻底转变，让我们醒觉。这个内在的目的，其实就是人心整体的目的，也是整个宇宙唯一的目的。

通过每一个醒觉的瞬间，自然可以完成这么大的转变。

多年来，很多人都体会到大环境的变化。我过去也用 ascension 或提升这个字眼，来表达反映整个宇宙的灵性觉醒程度。打个比方来说，好像宇宙从一体变成多体，再变得多元而五彩缤纷，通过频率和能量的转变，想做个翻身，重新回到一体。

进一步说，宇宙想对自己做个观察、得到醒觉。我们既是这个宇宙的一小部分，也只好跟着这个频率的转变，一起回家。

从个人的角度来看，也是如此——大的危机，反而带来大的机会。人类的历史从来没有过这么不可思议的快步调，造成那么大的压力、那么大的不安、那么大的痛心、那么大的恐惧，累积那么大的不快乐。然而，正因为在整体和个人的层面，同时有那么大的危机，我才敢讲，这是人类醒觉的最佳机会。

想不到的是，醒觉，就在眼前。是那么不费力，是每一个人都可以得到的。甚至，连"得到"这两个字都不正确。我们本来都有，老早都"在"，只是自己不知道。

仪式所带来的宁静，本身就有意识转变的力量。通过宁静，我们可以包容任何瞬间。包括它所带来的一切形相。通过宁静，我们每个"动"自然变得从容，也自然都是神圣的。

一从一体，到多体，再回到一体

谈到生命现在由多体想回到一体，我们在很多地方可以看到实例。

我还记得年轻在纽约读书时，认为自己处在一个黄金时代，只要投入某个特定的主题，比如，在免疫领域探索细胞死亡的机制，一定会有种种的成就。才几十年，我们已经以很快的步调在各个层面进行整合，想进入更高、更完整的全面，希望从个体看到整体。就像是想集合很多平面，看到一个共同的立体。

人类社会的各个领域，无论是经济、物质或信息的发展，也都自然移向共同的平台。在同一个平台上，可以达到种种方便——使用同一种语言，在同一个接口上有更好的互动。为了与整体会合，信息与科技也在发展跨平台的平台。政治也是如此，全球都在寻求联结，许多国家已经使用同一种货币。这世界，好像成为一个大型的地球村。生命，好像一个大的信息螺旋场，正在同步与统一所有的领域。

我在很多场合，包括通过《全部的你》《神圣的你》这两本书和有声作品《你·在吗？》，谈地球频率在提高或加快，也只是在表达这个整体或合一的力量。现在地球的共振，已经带来不可思议大的生命场或螺旋场，催促人类非做一个大的整合不可。

所以，外在世界和内在生命的整合，倒不是不切实际的空谈，而是人类必然的方向，也是宇宙演变的方向。内外整合，就是宇宙存在最大的目的。

最后，宇宙，只想观察到自己。

宇宙在等着我们醒觉，而通过我们可以观察到自己。

再讲透一点，宇宙就在等着我们醒觉，等着我们把醒觉带到人间每一个角落，让每一个角落的生命都看到自己，无论是一朵花、一只鸟、一颗石头，都可以看到自己。

顺着生命所带来的转变或提升力量，怎么挡都挡不住，早晚都会完成，只是步调快慢的问题。我们最多也只能搭上这趟旅程，顺着它，完成人生最大的目的——醒觉。

这本书，在这个时候出来，也只是希望能让这个步调快一点，让这个整合早日完成。

一 圣物

每一个文化、每一个宗教，都留下一些信物，人类自然会称它为神圣的。

有些是大圣人留下来的遗物，通过宗教的传承，让后人特别重视。比如说，天主教很讲究十字架。通过十字架，一个可以带来最严重身心虐待的刑具，把耶稣的形相放在上面，也是来表达臣服的观念——连最深的痛苦，最大的痛苦，耶稣可以完全度过，甚至可以完全接受。

在钉死之前的最后一口气，耶稣还说："父啊，赦免他们！因为他们所做的他们不晓得。"[1] 也是传达人最高的一个境界——在最大的痛苦中，还能完全清醒，完全做到清清醒醒的受苦，以及慈悲。

十字架上的耶稣，不离人间的形相，却能带我们回到更深的无色无形的层面。

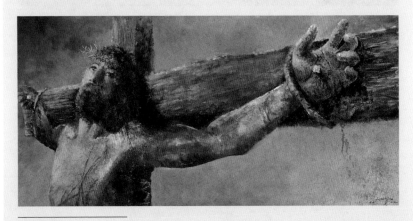

---

① 《路加福音》23:34。

Andrew King, Into Your Hands

佛教也一样有遗物，最神圣的遗物是佛陀的舍利子。佛陀涅槃之后，肉身火化留下一粒粒芝麻大小的固体物质，梵文称为 *sharira*，也就是中文所称的舍利子，存放在各地的宝塔，通过各地寺院传承下去。密宗尤为重视，有一套传承的制度，通过上师或仁波切代代传给弟子，用生命去守护。

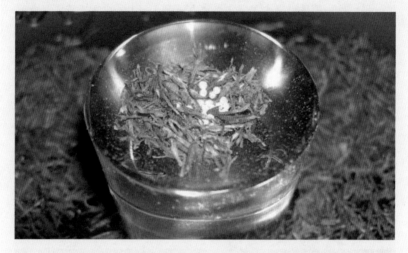

在这个圆形的容器里，含着白色、芝麻一般大小的佛陀的舍利子。

这些舍利子，千百年来，带来数不清的疗愈和能量转变的奇迹案例，也帮助我建立"真原医"的理念。将来有机会，我会分享真原医和舍利子的渊源。

我这里想表达的是，任何物质、任何形相，还是离不开无色无形。反过来，最高的领悟，也自然会包括物质。一个人证到法身，是通过"在"，看穿这个世界，而自然跟生命的内在接轨。

然而，还要通过彻底的转变，才可以让生命的每一个体，包括肉体、情绪体、思考体……跟"在"完全接轨。如此，才能完全化掉过去的制约。

换句话说，一个人要从每一个细胞、每一个体去领悟全部的生命，才可以大彻大悟。有这种成就，连身体都会跟着转化。

佛陀的舍利子，也就是这种大彻大悟的成就。不光是在领悟上的成就，而是肉体的每一个角落都已经成道，才会留下后人所称的舍利子。

4. 在苦难中，找到生命的永恒

每一个清醒的受苦，都是神圣的，是把受苦变成我们的选择，把它变成人生转变最大的机会。

前面提过，危机带来转机。话虽如此，人在面临困境时，不见得能很快接受这一道理。

尤其遇到人生的危机时，会认为自己为什么那么坎坷。看到别人有钱、有名，样样都顺，为什么自己事事都不顺。内心的委屈和伤痛，无以形容。这些际遇，同样会让我们认为生命不公平。这是每个人在家庭、工作、交友都可能遭遇的情况。

遇到这些朋友，我除了安慰，通常也会提醒——上帝是公平的，而宇宙不可能犯错。

一个人名气越大、越是有钱、越是一帆风顺，往往越是耽误了人生转变的契机。既没有任何改变的动机，也没有任何做改变的机会，甚至根本不觉得需要去探讨这些人生的大问题。我们也很容易忘记，任何人间所带来的方便或成就，早晚都会消失。累积越多，失落了，就带来越大的危机。这个现实，很少有人可以过关。总有一天，一样会失落，一样要伤痛。

我们对物质的追求与重视，也是基于我们从小被灌输了物质的重要性。媒体上的明星和名人，看来风光，又多彩多姿，又酷，让我们也想把这样的影像，贴附到自己身上。出名的运动员、才华洋溢的发明家、百万富翁或能呼风唤雨的社会领袖，都有类似的吸引作用，让我们不断地向某一种社会角色看齐。顺着这种心理，商业广告也要采用名人的形相，来吸引大众的注意力，带动消费的欲望。我们采用某一个产品，好像也连带买了这个产品代言人（名模、明星……）的形相。

我们很少想到，富人、名人或呼风唤雨的人失去了所有的财富、名气和权力，他们的生活状况会有多么大的动荡。相对地，一个生活简单的人，失去了所有的财产，生活状态的转变也很有限。他本来就很朴实，物质对他并没有很大的作用。

此外，在这些名人的背后，无论我们认为他有多少成就，其实，就我的观察，这些人非但都不愉快，烦恼还特别多，自视甚高，对别人特别有看法。

这些烦恼，很多还是根据自我形相的要求所造出来的。一个人活在相当快的环境中，随时都承担着不可思议、数不清、很难舒解的压力，也好像永远追不上自己或别人所期待、所设定的目标。球星不可能每战必胜，做生意也不可能永远获利，政治家也不可能次次胜选。一路要承担的全是压力和忧郁，而这些压力转化为不安和焦虑。很多名人，自然会以酒或药物来释放压力。这是一般人所看不到的。

再从另外一个角度来观察，外在成就——人间所认定的财富名望，不光是无常，在我们全部的生命里，更是不成比例的小。可惜的是，却误导了我们每一个人。

清醒的受苦，开启神圣的内在空间

活在这个世界，我们的注意力不断地被带向外在的形相。只有通过失落，尤其重大的失落，不管是感情、家庭、事业，才会突然体会到生命的无常，而回到内在。

重大的失落，让我们没有第二条路可退，反而能让我们向内看，回到内心，希望找出来一条路。我才会称任何失落都是神圣的，带给我们一个祝福，本身就是一个大的恩典。

尤其，当我们遇到灾难、重大的损失或死亡的时候，突然体会到无法以理性解释、没有道理的痛苦。这时候，一个人才有机会跳出来。从局限的意识，转向无限大的一体意识。从相对，转到绝对；从"我"，跳到"无我"；从"脑"，落到"心"。

这时候，面对外在，虽然痛心，只要回到内心、回到"在"，自然可以体验到平静。这是很多人一生早晚都会遇到的经验。然而，只有少数人才可以通过这种刺激，彻底转变意识，而从人间的漩涡跳出来。

重点是，我们遇到任何危机，甚至灾难，是否可以接受、容纳，甚至全部臣服。

面对灾难，看着它。通过每一个瞬间面对，甚至迎接每一个危机和灾难，都可以接受，这才是清醒的受苦。

清醒的受苦，本身就是神圣的受苦。

有时候，这个瞬间所带来的痛苦太大，就算我们没办法接受这个瞬间，是否可以试着去接受自己这个"没办法接受"的反弹。

如果还是没办法接受，我们还是试着去接受自己"没办法接受'没办法接受'"。

同时，我们也可以在内心试着把一切的痛苦交出来，奉献给其他的众生，奉献给这个世界。比如，说分手，在最信赖的关系中受到说不清的委屈，我们也许可以在心中把种种委屈带来的痛苦，很诚心地交出来，奉献给每一个人、每一个和我们有同样痛苦的人。我们忍受这种委屈，也就好像在为每一个同样处境的人，承受同样的心痛和委屈。

　　这样，才不再有任何对抗，我们会突然有一个宁静。而这个宁静也自然淡化，甚至消除这个痛心。

一清醒的受苦，作为一个练习

人生大大小小的失落，我们每一个人都经历过，而且通常很难走出来。我想再跟大家分享一次，把前面所谈的"接受反弹"与"奉献痛苦"两个观念，作为一个练习来分享。

这个方法相当有效。如果你或身边的人正为失落所苦，或许可以试试看。

只要失落浮出来，我们首先觉察它——看着它，观察它。比如说：

_____（某某事），让我心痛，我知道。

_____（某某人），让我难过，我知道。

这个人所讲的话，对我造成刺激，我知道。

这件事，给我造成的打击，我知道。

这件事，或这个人，给我带来的伤害，我知道。

他太狠，别人想不到他多绝情。

我知道，我也只能接受。

这件事对我太不公平，太冤枉。

我接受"太不公平，我被冤枉"。

这件事，对我人生带来的冲击和危机，让我几乎绝望。

我也知道。

我没有别的选择，他逼得我无路可走。

我也知道，我看着这个念头，我也只好接受。

我不想活下去。

我都知道，而我可以接受我有这种想法。

难道人生就这么悲观，这么残酷。

我知道自己很悲观，承认自己就是这么悲观。

我很挣扎，夜里总是惊醒，没有人知道我多难过。

我知道，我可以接受——这个难过。

我不可能接受这些话，也不可能原谅。

我接受"不可能接受"，也接受"不可能原谅"。

这种练习让我更难过——好吧，就知道自己更难过，知道自己没办法忍受。

这些话让我反弹更大。——我接受"我就是反弹"。接受，接受，只是接受。

再不好的念头，都接受。再难堪的场面，再可怕的记忆……都接受。

用这种方法，不断地接受每一个瞬间所带来的念头。无论多么负面，想个办法，接受这些念头。这个练习，也只是这样子。

看看，有没有各式各样的方法，来放过自己。

一个人放过自己，也可以放过别人。

接受反弹，是清醒受苦很重要的一部分。

除了前面的"接受反弹"的练习，有些人生的失落实在太大，我们很难接受、面对。苦本身会带来一连串的负面念头，让我们跳不出

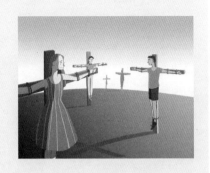

来，看不清周遭。在苦、在痛心的时候，很难踩刹车。所以，需要给自己一点缓冲。

最好的缓冲，就是知道——个人的痛，不是个人的，而是反映人类集体的无意识。

我多年来也跟周边的人分享这第二种方法。

面对失落、创伤，以及自己正在发痛的心，同时看看可不可以有一个念头——此刻的痛心，其实是为了全人类在承担。

心里不舒服，同时知道，自己是为了全人类所带来的集体无意识而不舒服。

心痛的落泪，知道自己是为了全人类在痛心、在落泪。

就让这个痛心、落泪，完成它自己本身带来的最大的目的。

将个人的痛苦与牺牲，献给每一个生命、每一个过去、现在、未来同样面对失落的人。也就好像我们为人间承担这个无可奈何的痛苦，作为一个最高的供养（offering）。

不要小看这个供养、奉献的念头，它会带给我们一个安慰，让我们的痛苦有一个安顿的空间，可以走出一条路。

遭受严重创伤的朋友，我也常建议——可以在淋浴或泡澡时，让情绪出来。一个很好的方法是——连续四短一长的醒觉呼吸[1]。通过它，打

---

[1] 我把这个非常实用的醒觉呼吸练习录下来，在《重生：蜕变于呼吸间》专辑称为净化呼吸法（kriya yoga），它本身具有很大的净化作用。

开我们的制约和约束，而让情绪最深的层面浮出来。

这时，可能有眼泪、有痛心。同样地，将这些眼泪、痛心、甚至种种痛苦的记忆作为最高的供养，带着这样的念头——

就让我，为人间承受这个痛苦。

通过我的痛苦，希望能释放其他人的痛苦。

你可以用自己的话，只要诚恳，带着交托、供养全人类的心意。这就是一个练习。

每个人都可以试试看，只要这么做，就可以给自己带来安慰，也让苦、甚至对苦的反弹得到一个神圣的空间。

5. 清醒的受苦，自然带来宁静、信任，是唯一清醒的选择

不只是清醒的选择，也消除了人类百千万年的集体制约。

清醒地面对每一个瞬间所带来的状况，不在上面再加一个念头。

完全接受它，于是也没有什么念头好加的。

完全接受任何瞬间，自然会发现，这个瞬间已经被内心的宁静吞掉，而把瞬间包容起来了。

包容了，每一个瞬间也只是如此。再怎么坏，也只是如此。

甚至连好坏，我们也懒得去区分。可以让它来，也可以让它走。我们也就轻松放过它。这，同样是神圣的受苦。

神圣的受苦，还有另一层含意：表达对生命、对生命延伸出来的宇宙完全信赖。充分知道——宇宙或一体生命不可能犯错的。甚至，没有什么错或对好谈的。我们受限于局限的意识，也只能接受全部生命的安排，不需要再有任何质疑或对抗。

通过瞬间，让我们完全容纳生命。它本身，是解脱，是平安。这是我们清醒的选择。

这么说，也没有什么好后悔的。后悔这两个字，是通过时间才可能

发生。把自己交给瞬间，也就知道没有任何东西值得后悔。一切本来是生命的安排，而后悔还只是一个大妄想，是通过人间的角度在看生命，而生出对错分别的对立。

没有什么可以后悔的。我们生活的每一个部分，都变得神圣，都值得庆祝。我们也自然完全承担生命所带来的每一个变化、每一个挑战、每一个考验。

最后，它也是清醒的选择。

通过我们的选择，即使遭遇巨大的痛苦，我们也只会选它，而不可能选择别的。因为我们充分知道，生命外在带来的痛苦，刚刚好是自己所需要的这一堂课。如此，才可以得到学习或解答。这种态度，本身就表达对生命最高的信赖，而可以消除任何对抗。

清醒的受苦，也只是通过我们的选择才有的。

这一来，我们把"我"的因果颠倒。甚至，也就让它消失。

面对痛苦，最好的方法，就是关注它、观察它，也就是觉察。只要通过宁静或空当，觉察到外在世界带来的痛苦，痛苦反弹的力道也就自然减弱。抵抗痛苦，反而会产生反效果。就好像这张图，我们可以把这道光明当作"觉"。觉，也就是意识的光明。而苦，就像这张图的黑暗，也就是无明。我们只要用光或觉，去觉察任何瞬间，黑暗自然就消失，倒不需要去对抗它。

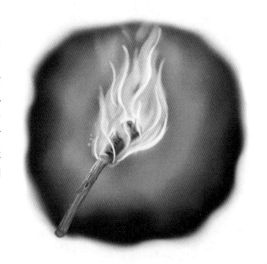

一清醒的受苦，是消逝"我"最好的方法

前面提过，每一个人都离不开萎缩。只要跟人间有任何互动，免不了得到萎缩。

念头本身，是通过对抗（萎缩的根源）才成立的。脑，完全在"在"的状态，不可能有念头。任何念头就是萎缩。而萎缩所放大的情绪觉受和反弹，带来的就是苦。

其实，任何危机，都可以变成解脱的工具。没有痛苦，没有人会想解脱。痛苦越大，它本身越让我们体会到无常。同时，让我们没有第二条路可退。

可以觉察到痛苦，而不是去对抗，是消逝"我"最有效的方法。

把觉察带到我们生命的每一个角落，包括痛苦，就是清清楚楚地看到自己在受苦——看着它、接受它、包容它。这本身，也只是消除"我"唯一的方法。它像一束光，带到黑暗中，过去的黑暗自然消失。我们并不需要对抗黑暗，比如说，责备自己或别人，也不需要对苦的种种细节、剧情去做分析。

清清楚楚地看到自己在受苦，也就是清醒的受苦，本身是最好的疗愈方法。倒不是针对苦去延伸出详细的理解、归纳、解释，强调它的细节与内容。

6. 集体的痛苦和危机，带来整体意识转变的大机会

这一切，也只是对称法则相对相成的必然结果。

清醒的受苦，这个观念也可以拿来描述全人类，甚至地球整体。

前面多次提到，无论是对自身、周遭的生命、地球、人类带来的危机，目前，可说是史无前例，已经到了接近毁灭边缘的地步。不光如此，只要观察人类历史，就会发现，人类文明的发达其实是通过对立不断地分别、细化、衍生，而不断地加快脚步，自然带给大家不均衡的状态，连人类自己也觉得跟不上这么快的步调。

隔离所造成的两极对立，已经到了一个极端的地步。只要看看周遭，都会发现，愈来愈快的步调，所带来的脑的过度的"动"，造成的压力和隔离，已经让现代人的身心得不到安宁，甚至生病。

我们不断追求知识，而种种的知识，跟"动"或"做"，也自然强化对立，让我们跟生命的内在愈来愈隔离。强化对立，自然也强化"我"。然而，被强化的这个"我"，从整体生命的角度来看，不过是生病、负面的状态，自然带给周边与地球最大的危机，造成人类发展的瓶颈。

现在这个时点，"我"已经发展到了极致，而苦难也大到了极致。

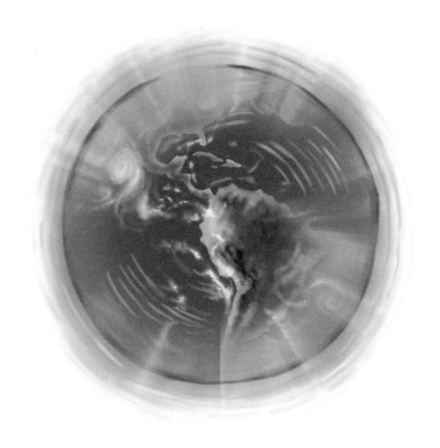

　　《全部的你》《神圣的你》这两本书所强调的醒觉，是生命整体的醒觉。不只是个人的，而是整个地球、全人类大规模的醒觉。之所以这么说，也只是要点出地球和宇宙频率的大变化和提升。这种频率的变化，自然也带来极端的对立。在这种极端的分别和失衡之下，人类也受到不可思议大的危机、不安和冲击。

　　大危机，本身就带来大的机会。通过醒觉，重新平衡生命外在和内在，才足以化解那么极端的对立。

　　懂得这些，我们自然可以清醒地做一个选择——搭上这一趟醒觉的顺风车，或是继续昏迷。

"我"和生命的隔离，可以在每一个角落看到。无论是自己的内心、家庭、工作环境、社会、民族、地球，都可以看到这个现象。

最后的结果，就是不快乐。

人类有那么多痛苦，而且现在是相当极端的痛苦，可以说只是在为我们下一个阶段做准备。①

这样的危机，本身也是一个机会。没有这些痛苦、这些危机，我们就没有机会醒觉。所以，它也可以说是生命的安排。

正是通过集体的危机，在没有第二条路可退时，才可能使人类整体醒觉过来，并迈进演化的下一个阶段。

前面谈过对称法则，外在有那么大的失衡，生命的力量必然要做一个调整，不可能让这种大规模的不均衡持续下去。这种状态，从能量的角度来说，相当不稳定。但是，我们也不用为生活中的大规模疯狂和疾病而烦忧，因为我们自然会走出来，而且是非走出来不可。

生命的内和外，早晚一定要做个大的调整。一定要有彻底的转变，内外才可以接轨，才可以回到均衡，才符合对称法则。你我也才能把握这个机会，搭上这一列醒觉的顺风车。

再进一步说，人类现在所面对的极端对立，可以看作是演化必需的一个阶段。

人类的演化走到目前的地步，其实也可以说是在准备意识的转变，从"做"进入"在"。进一步说，从"做"找回"在"。

地球目前大幅度的转变，带着个人同时转变。全人类的转变（也有

---

① 这种危机、这种压力所带来的神经上的失衡和健康上的考验，让我们现代人没有一个是真正健康的，正是我在《真原医》所要表达的一个重点。

人称为宇宙和地球的频率或振动正在加快）是整体性的，我们更需要全面了解这方面的科学，不要再阻碍、甚至对抗这些变化，而无谓增加我们的痛苦。我想强调的是——顺着它，把转变的力道，变成转化的一个机会，跟着地球一起醒觉。

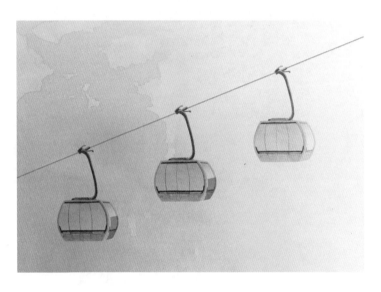

　　搭上演化这一波醒觉的列车，通往人类全新的命运。醒觉，活出神圣的生命，最多也只是活"在""这里！现在！"每一个瞬间，也就自然搭上这一列缆车，跟着地球的演变一起走下去。这比什么都简单。

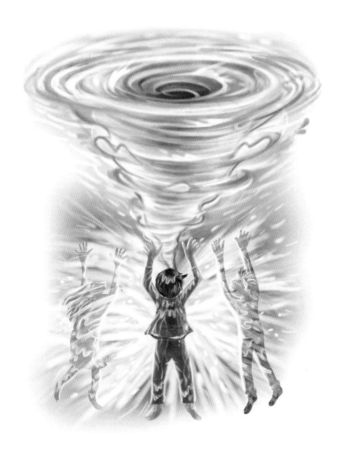

　　醒觉，就好像一个水瀑，通过瞬间爆发出来。现在人类的不均衡已经达到了一个地步，非大量爆出来不可，否则不可能永续生存。我们就像站在这个水瀑前，通过瞬间，只能让它带着走。

　　我们能做的，最多是体会、观察集体的受苦。通过每一个瞬间，只是不对抗，把全部的神圣生命找回来。

7. 不后悔，活在不批判的神圣空间

在这样的神圣空间，就连批判，就连后悔，也不留一丝痕迹。

我们仔细观察，每一个人都活在后悔当中。遇到任何一个状况，假如是好的，会后悔没有停留久一点。有好的风景，也后悔没有带照相机把它凝固下来。即使这个片刻过了，也希望通过照片，把它找回来。

遇到不顺，我们后悔的反弹会更大。塞车耽误了时间，会后悔怎么没有选另一条路。事情不顺，自然会后悔，当初没有做更好的规划，没有做好风险回避。

我们不是想扣留、延长这个瞬间，就是想避开这个瞬间。两方面，都会让我们不断地产生后悔。

再进一步观察，后悔百分之百是时间的产物。没有时间的观念，没有什么后悔可谈的。后悔是通过过去的记忆，或未来的投射，才可以发生。

人生带来的两难，甚至忧郁、不安……种种烦恼，也是通过后悔所产生的。

这里，我想带出来一个后悔的功课。

这个功课很简单，每一个人都可以做到。

会后悔，本身就是行为、言语、念头带给自己的萎缩，让我们不满意、不快乐，所以想做一个修正。

萎缩主要的来源，是我们对样样、包括自己的批判。所以，不后悔，首先我们要守住"不批判"。对样样事情，不对立、不抵抗，批判的动力也就自然消退。

然而，即使还做不到，也不至于需要不断地后悔。连对自己"还在后悔"的这个批判，也可以采用"接受"的态度来对待。看清每个批判的起心动念，批判自然消退，后悔的念头也起不来。

针对内心的批判，我们可以做一个功课：

觉察自己使用这些形容词时（坏、讨厌、恶心、倒霉、浮夸、委屈、不顺、没道理、不守规矩、不礼貌、看不上眼、不够完整……），心里浮出来的负面念头。试试看，可不可以看着这些用词和念头，注意自己在各方面的分别与判断。

轻轻松松地，通过注意，或许已经可以踩个刹车，让这些负面的用词不至于脱口而出。即使来不及踩刹车，也就继续轻轻松松看着它，看着自己说出这些负面的用词，以及接着产生的分别和批判（也就是后来的反弹）。

同样地，面对这些反弹，也继续轻轻松松看着它。

进一步，连正向的形容词，像是多美、多好、多想要……也一样看着它。

一样地，让它们自然地来，自然地走。

这么一做，会发现——我们对任何瞬间做一个好坏的评价的劲，都会减少，甚至消失。自然地，我们就让瞬间存在了，不需要再加上一个念头，而可以轻松放过瞬间。

我们轻轻松松地"在"，活在宁静，活在一个空当，活在这个瞬间。更正确的说法是，让这个瞬间来活我们。只要让瞬间来活我们，瞬间不可能再带来一个念头。它本身是单纯的。它来了，自然就走了。

连一个影子都不留。

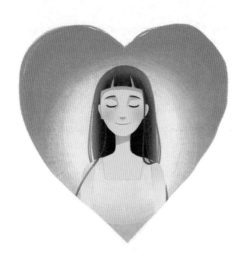

活"在"一个神圣的空间，也就是一个没有批判，也没有后悔的内在空当。生命本来是圆满神圣的，可惜，我们通过念头和情绪，再加上萎缩，把它扭向负面的方向了。只要把注意带到每一个瞬间，把这个瞬间单纯化，不再加上一个标签。我们自然找回喜乐、爱、平安。

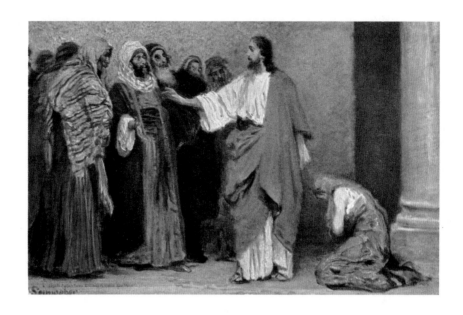

出 处：*Vida de Jesús, Sagradas escrituras (Imágenes del viejo Testamento)*, VIIIª serie, retrato Vº: Jesús y la mujer adúltera[iii]

耶稣在《圣经》中，带来另外一堂重要的功课。

当时有一位女士被众人指责犯了错，在大庭广众下，遭到公开的羞辱和惩罚，甚至有人拿起石头要往她身上砸。耶稣对众人说："你们中间谁是没有罪的，谁就可以先拿石头打她。"[①]没有人能够回答，也不敢丢这个石头。

我会分享这个故事，有两个目的：首先，想表达人类制约所带来的批判或责备，让我们多么容易为别人定罪。活在这个人间，谁都一样，不假思索就把责任交给别人，并通过负面的眼光来看这个世界。到最后，没办法原谅自己，也原谅不了别人。

另外，我还想再次表达——过去的大圣人留下来的智慧，其实正是现今这个时代最需要接触的。就像生命的指南针，帮助我们把握自己的人生方向。我希望，年轻的一辈都有机会接触到这些智慧，而能从人间的痛苦走出一条路。

---

①《约翰福音》8:7。

第四卷 走出自己神圣的路

只有通过享受、不费力的「做」，通过「心」「在」「静」「空」，才可以突破任何领域，将内在和外在世界整合。整合了生命的内外，我们才可以真正找到自由，才可以找到自己想走、需要走的一条路。

从人间看来，这条神圣的路可能孤独，也可能不受人看重。但是，醒觉的人并不在意。或早或晚，他最多只能把神圣的一切，带到每一个瞬间，轻松完成这一生最大的目的。

看懂生命的全部，我们自然也只能走上神圣的一条路，完成这一生的旅程。走上这神圣的路，跟过去全部的大圣人接轨，再也不跟生命的内在分手。

虽然活在外在的世界，我们其实从来没有离开过心。

让心，活出我们。

让每一个"动"、每一个行为，完成它本身最终的目的，也就是"在"，也就是最高的意识状态。

最多也只是通过我们每一个"动"，活出"心"，也就是"在"。把"心""在""静""空"带到人间。

我们也突然从知识的限制挣脱开来，包容甚至欢迎未知、不可知的不确定。这么一来，我们突然自由了。不再受任何人间所带来的限制，也明白我们很早就回到一体意识。

卷名页画作
Julian Andre 作品

1. 从萎缩，回到圆满，是我们每一个人都可以做到的

把萎缩当作一个解脱的工具，看着它，包容它，也就自然看穿这个人间。

我们每一个人生出来，第一口呼吸，就带来了萎缩体。

第一口呼吸就带来痛，带来不舒服，让我们哭。就算不哭，也要把婴儿打哭，才可以确认生命的第一个征兆。

来到这个世界，我们带着人类整体的萎缩。不光来自父母，还包括全部人间的萎缩。萎缩，也就是个人和集体的制约，通过念头，再加上情绪的扩大和加速传递所造出来的。

萎缩，不只是痛、恐惧、愤怒、焦虑、烦燥、恨、绝望、沮丧这些明显的负面情绪，还包括一些相当微细的负面状态，比如，《全部的你》所谈的"两难"。随时把生命当作两难，也永远只能在两个坏的决定中选一个。

我们每一个人都遇过，也许是自己，或者别人，随时都在烦恼中。随时都不自在，到哪里都不自在：额头压得低低的、眉头总是锁的、脸是绷的、眼角下垂。你可以观察到，他对瞬间第一个反应就是皱眉，接下来全身紧缩，好像马上有一个问题要来了，随时要和生命抵抗。好像

活着这个生命，是一个没有办法承受的负担。甚至，连一口呼吸本身都是问题，都带来两难。这其实就是抑郁。

再举一个例子。或许你读这本书，也可能觉得乏味或无聊，这同样是萎缩。人通常需要外在的刺激，好让自己感觉新奇、新鲜、有劲，自然需要咖啡、酒精、派对、重低音的音乐、甚至身体激烈地动起来跳舞，使神经获得一些刺激。这是我们现代人面对压力常见的排解方式。

不知不觉，缺少这些刺激，本身就带来一种乏味无趣的感觉。这是一种轻微的萎缩。我们觉得不过瘾，还想要更多刺激、更多经验来满足。这一种"总是缺少什么""要通过人生来完成什么"的感觉，本身就是萎缩，只是比较微细。

仔细观察，情绪的作用本来很单纯，只是帮助我们扩大念头的效应，让念头带来的指令尽快传达到身体每一个部位。科学家早已发现，情绪是通过类似荷尔蒙的小分子，由神经末端分泌出来，通过血液接触到所要作用的细胞，在很短的时间内，扩大神经传导的信息。这个机制，原本也只是协助保障生存。

没有想到，经过几千万年的演化，人类通过念头产生了另外一个体。所谓的念头体（thought body）虽然是虚的，但身体无法区隔，会以为这个念头体所发的指令是真的。现在一般人的念头都是负面，通过这样的念头，这个机制自然采用负面的情绪来扩大萎缩。如此一来，我们随时带着一个萎缩体，活在一个萎缩态。甚至通过一个萎缩场，好像和全人类共振。不光是与这个世代共振，甚至和过去、未来都连了起来，而且都是负面的。就像基因一样，这个负面的共振可以一代一代地传下去。正因如此，我们才很难地从制约里跳出来。

除了个人的萎缩，还有集体的萎缩。同时，萎缩场和萎缩场之间还可以共振出一个更大的萎缩场。国家、民族、社会在情绪的煽动之下，作为往往都是负面的，而且程度远远超过个人作为的总和。

情绪所扩大的萎缩，自然变成个人和整体的"我"很重要的一部分。

萎缩体本身好像是活的，好像有自己的生命[①]，有自己的循环。通过扩大情绪，带来反弹，产生负面的反应。这反应往往和刺激的强度不成比例，却让我们认为是唯一的一种反应模式。

比如说，开车的时候被后方超车吓一跳，不假思索就开骂了，甚至一路都在气；进了办公室还忍不住找事情出气，根本想不到自己还可以有其他的反应方式。

萎缩本身已经成了一个习惯，在脑海里建立了一个固定的回路。只要一落入这个刺激，就只会按着这个循环走下去。

萎缩的结果，就是不快乐。

[①] 我对生命的探讨特别感兴趣，之前做了一些纳米生物的研究，想了解纳米尺寸的粒子可不可能有生命，而生命又是什么？站在生物的角度，一个"体"可以称之为活的，也就是要满足下列条件：可以生存、复制，还可以跟环境产生种种的区隔和互动。我过去所研究的纳米细菌或有机纳米粒子，虽然不完全符合上述条件，但乍看之下有时好像又有生命，可能与地球的生命起源相关（John D. Young & Jan Martel. The Rise and Fall of Nanobacteria[J]. *Scientific American* 2009 (302): 52–59；杨定一，马奕安. 纳米细菌非细菌 [J]. 环球科学，2010，96 (2)。

用这种逻辑，我最多只能做个"不科学"的比喻，把萎缩比喻成一种能量或螺旋所带来的"体"，看起来就像是活的生命。它可以吸收周边所带来的负面能量，和其他的萎缩体互动，又好像有单独的存在。萎缩和萎缩体之间甚至会产生共振，互相影响。所以，我这里才用"好像有自己的生命"这句话来表达。

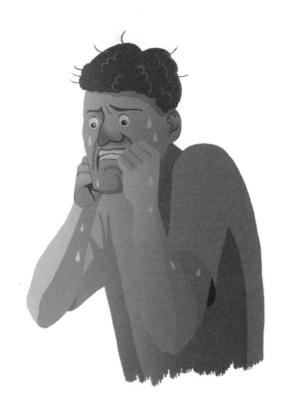

　　恐慌发作，是萎缩状态的一个极端的例子。负面的念头，通过情绪的反弹与扩大，使一个人不断处于萎缩的状态。持续下去，身心就全部冻结，动弹不得，而全面影响生理和社交功能，包括睡眠。

一Panic Attack 恐慌发作

萎缩，最极端的实例，也就是panic attack——恐慌发作。不分男女老幼，现在愈来愈多的人有这种情况。恐慌发作，造成身体的冻结，让人动弹不得。很多人在人多的公共场合，或是要公开讲话，甚至跟人聊天或睡梦中都会发作。一发作，激起身体全面的反应，接下来会不舒服好长一阵子。甚至，连免疫系统的抵抗力也跟着下降。

恐慌症发作时，自律神经的交感神经系统所受到的过度刺激，是只有严重的恐惧才会达到的强度。这些刺激，通过交感神经系统，影响全身每一个部位，包括心脏、呼吸、肠道、肌肉、内分泌，让人紧张过度，进入冻结。

恐慌发作，是因为我们人分出了两个体——身体和念头体。念头体是由虚的念头所组成，但我们的生理照样跟着它反应。

早期人类，身边有野兽或其他的威胁，靠着这个恐惧反应，可以让肉体得到生存。但是，这样的威胁在现代生活已经没有了。我们主要的威胁反而是通过念头成立的，是在一个虚拟的境界所产生的。可惜的是，身体没办法分辨威胁是现实还是虚拟的，甚至可能把虚拟的威胁看得更重、看得更真。

我在《全部的你》一书谈到，只有人会创出两个体，动物反而没有。所以才会强调，大自然和动物是最好的老师。它们随时活在"这里！现在！"不可能停留在念头的世界。跟它们接触，我们自然也可以体会到"这里！现在！"

可惜的是，在现代的社会，连宠物也受到人的感染而进入萎缩状态。

以下的两张照片，是我二儿子的狗。任何人看到它，都会觉得它很可爱。但是，它还很小的时候，我们就发现它和一般的狗不一样。不知道是不是之前被虐待过，或是先天的遗传，它长期处在一种恐慌发作的状态，不光是看到人会怕，而且是很夸张的怕。我过去从来没有在动物，尤其是狗身上，看到这种行为。

我也发现，这只狗特别敏感，会关注人的脸色，很懂事。家人有压力时，它会静静走过来，把头摆到你的膝盖上，静静地陪伴、安慰你。看到它，我总觉得和人没有两样。此外，它非常注意环境的微小变化，连走路都看得出它的两难。好像心里有事，往这里走两步，会突然停下来换个方向走，来来回回地徘徊。很难想象，一只狗会有这么多的顾虑和烦恼。

我们的萎缩状态，真的是文明带来的疾病。不光是影响到人，甚至已经开始蔓延到动物，整个世界都变得不健康。

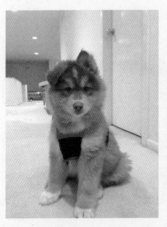 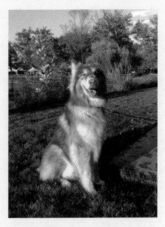

文中所提到的狗，它的名字叫Logan。这两张照片分别是在它两个月（左）和六个月（右）时拍的。

不抵抗萎缩，是从习气解脱的第一步

萎缩体，离不开神经的回路。

萎缩带来的那么大的反弹，其实跟《真原医》所讲的习惯或习气是相同的。它通过一个回路不断地运作，不断地刺激，变成我们最仰赖的神经传导路径，成为自动的反射。

这也可以解释，为什么我们碰到一些情况，会身不由己地一再反弹，而且反应远远超过刺激的强度。

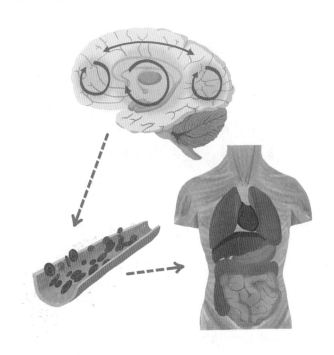

一般所谓的"习气"，也只是循着一个脑的神经回路不停运作，再加上情绪的扩大，这个回路自然造出更大的循环。这个循环涉及身体每一个部位，让人产生萎缩体，进入萎缩态。

任何环境带来或内心产生的刺激，都可以诱发这个回路，让我们不知不觉产生自动的反弹。而且，这个反弹一般都大得不成比例，远超过刺激的强度。

启动神经的回路，再加上情绪的扩大，通过血液携带的情绪分子，可以把这个反应传递到全身每一个部位，尤其肌肉和自律神经系统，让我们接下来可以很快产生很多生理上的反应。负面的刺激，会通过交感神经系统来传递，产生种种的萎缩、紧张、不舒服、不快乐。一个简单的神经信号，通过这样的层层放大，才会使习气的反应，往往和刺激不成比例。

要从萎缩走出来，假如有个方法好谈，也跟面对习气一样的，绝对不能对抗。越对抗，萎缩带来的反弹越大，而反弹造出来的萎缩也会越大。

建立一个新的回路，反而才是最好的方法。而造出新回路最简单的方法，也只是看到自己的萎缩、看到自己的反弹。

一练习

只要可以看到自己的反弹，同时觉察自己的萎缩，自然为这个回路踩了一个刹车，在周边造出了一个空当，让我们有多的选择。其他的，什么都不用做。

假如有反弹，也知道，就接受自己的反弹，就是这么简单。

你可以采用这个方法试试看——

下一次，遇到任何刺激时，看看能不能把注意力带回到这个状况本身。甚至，带回到自己的反应。就算来不及刹车，也没有关系，也就接受自己来不及踩刹车。同样地，不用对自己做任何对抗。

这样子，多重复几次。甚至，每天都试试看。我们自然会把注意力退回瞬间，而通过瞬间，把任何状况简化。

谈到萎缩场的共振，在生活中其实很容易观察得到。我们接触一个人，很负面，也就是说他的萎缩场很强。几秒内，我们会立即感觉到不舒服，而这个不舒服不是理性的判断，而是直觉。

然而，这个直觉也只是萎缩场和萎缩场产生了共鸣。连我们一般所称的爱，也离不开这个共鸣。

英文里有一个常用的词 gut feeling，字面直译就是肠道的感觉，一般人用来表达直觉或灵感。肠道本身最容易受到情绪的影响。我们心情舒坦与否，都可以通过肠道体会到。肠道，确实跟脑、跟免疫系统有很紧密的关联，也随时受到脑造出的情绪分子的影响。而肠道的变化，让我们感觉舒畅或不舒服，而可以意识到事情不对劲。这就是心理神经免疫学（psychoneuroimmunology）的发现。

通过肠道，我们可以直觉到周边的萎缩场。要提醒的是，如果我们对别人的萎缩场有很激烈的反应，通常是我们自己也有这个萎缩体。

这个萎缩体，其实是来保护"我"。"我"只要受到刺激、受伤，萎缩体也跟着受到刺激、受伤，自然产生反弹。反弹越大、越激烈，反而"我"存在的胜率越大。好像只要"我"可以跟周边区隔开来，就把握住了"我"的身份，而得到一个生存的空间。

面对别人的萎缩体，而自己没有反弹，这是一堂很大的功课，也是我们每一个人随时都可以练习的一堂课。

反过来，假如是自己的萎缩体受到刺激，能意识到、甚至觉察自己的防卫与反弹，已经相当不容易。可以看到，而什么都不做，这本身又是一个很好的功课。

我想，我们每一个人都可以试试看。

最直接的一个练习机会就是——被人刮了一顿，受到侮辱、刺激、被冤枉，是否能不反弹，是否能包容下来。这是消除萎缩体最好的方法。

说到底，还是离不开接受、臣服这个瞬间——"这里！现在！"所带来的一切。

其实，我们可以把情绪的反弹，称为一种习气。它已经落在潜意识里，是一个自动的反应，超过意识的控制。习气，也离不开时间的观念。可以说，通过习气的作用，我们无意识地一再想把过去活回来。

这么说，也只有通过"这里！现在！"才能真正地消除习气。

在我们意识转变的过程中，其实情绪也是最好的工具，让我们体会到自己对生命的对抗，通过接受，进一步化解。如果负面的情绪，都可以接受。正面的情绪，都可以接受。自然会发现，无论正面负面，其实都一样的无常，都一样的平等。这样，一个人自然会回到宁静。

进一步说——连"好"的情绪，包括过度的兴奋、自信、舒服、愉悦、爽快，其实还是外在所带来的，跟内在的生命无法接轨，一样靠不住，也都只是无常。这些正向情绪，虽然是大多数人想追求的，其实还是离不开形相。最后，还是在强化"我"。

最不可思议的是，只要找回"在"，"在"自然会带给我们喜乐、爱和平安。而"在"所带来的喜乐、爱和平安，是永恒的，不受人间任何条件的制约。它跟人生的状况，一点都不相关。在任何状况下，只要我们"在"，随时都可以有喜乐、爱和平安。

这是我们每个人都有的，是你我共同的意识状态，我们的脑从来没有忘记过，也是脑最根本的状态，从来没有离开过。不需要学、不需要教、不需要得到，甚至也是得到不了的。它是"在"这个神圣的状态所带来的。

把情绪当作修行的工具，不抵抗自己和别人的萎缩体，是解脱的第一步。

一打开情绪的结，也就是打通生命的能量

萎缩体的一个主要现象，就是情绪所带来的结。这些结，是通过个人和人类集体的制约（也可以称业力）所造出来的，会让生命的气难以流动，造成堵塞。

如果一个人的气脉完全通畅，连念头都不可能有。因为他不在对抗的状态，而是与生命一体达到共振。

情绪体，自然会带来一种不均衡，让我们对瞬间做出种种的抵抗，而强化"我"。"我"本身是靠情绪的结或萎缩体，才可以扩大。

我用这张图来描述制约所带来的结，尤其情绪结。只是图中流动的不是水，而是生命的能量或意识。

没有结的时候，生命的能量或一体意识不断从无色无形，通过我们，通过瞬间冒出来。有了结、有了萎缩，这一股能量的流动就被挡住了，让我们没办法得到满足或舒畅，更不用谈宁静或解脱。

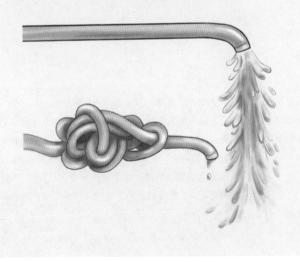

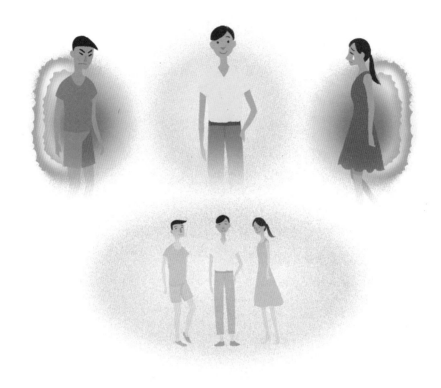

　　萎缩体的反面，可以称"圆满体"。圆满，其实是"在"的成就，和"做"无关。

　　我们本来圆满，只是通过人间带来的萎缩，就像图上方右边的女士和左边的男士，自然觉得自己不圆满了。一个人活"在"，就像上排中的人一样，可以和身边的生命共振，将他自己的圆满带给周边。他左右边的两位，靠近他的那一侧，也就没那么萎缩。

　　把"我"完全消融，也就回到圆满的状态。就像下排三个人，"我"的边界已经晕开来。很自然地，和周边的人的互动，也都是圆满的。圆满再加上圆满，自然把环境变得圆满。希望这是我们地球未来转变的方向。

2. 觉察，是解开萎缩最好的方法

萎缩，也只是从一个虚的念头起步的。去抵抗它，也只是强化它。

在前一章，我提到了萎缩体（或是情绪体）是很好的解脱工具。其实《心经》短短两百六十字，除了讲到"色即是空，空即是色"，又说"受想行识，亦复如是"，意思就是——受也是空，空也是受。

受，感受，还是离不开念相的范围，本身还是虚的，是神经系统通过和细胞的互动所产生的。

感受跟神经系统不同的地方在于，它的作用范围远远超过神经系统。它是脑和细胞的接口（mind-cell interface），所产生的记忆、反应和反弹，在生理上是全面性的。才会对身心带来那么大的作用，甚至很大的障碍。

一般而言，情绪的结之所以难解，也是因为它已经渗透到每一个细胞。《心经》中提到感受是空，是最好的提醒。但是，每一个从事心理疗愈的专家都知道，要解开情绪结有多么难。

然而，只要轻轻松松把注意放到这个瞬间。通过这个瞬间，体会每一项萎缩所带来的情绪反弹。看着它，轻轻盯着它，知道它。这样，就把正在焚烧身心的大火，给慢慢降下来了。

我在《真原医》中提过"Attention begets energy"，也就是气功所谈的"意到气到"。当初提这个观念，主要是在谈身体的观想——我们把注意力放在身体的哪个部位，就能活化哪个部位。

我这里想进一步说"Attention begets release/transformation"（"意到化解"）——我们把注意力放在哪里，哪里就带来释放，带来转化。这是古人带来的一个最大的修行的秘密——只要把注意力放到任何角落，不再加一个分别、念头、投射，自然会消除隔离，而让我们和注意力的对象结合，而自然取得宁静。这种宁静，也只是表达外在和内在的合一或接轨。宁静越深、越广大，接轨越彻底。

觉察到萎缩，也可能还是继续反弹。没有关系，只要知道自己在反弹，也可以接受这个反弹。心里不舒服，就接受不舒服。心里悲伤，也都知道。用这种方法，自然会走到宁静。

或许这些话听起来像是在重复。但这实在是很重要的一堂课，所以通过不同的角度，再一次说明。

这就是解开萎缩体最好的办法。再次强调，不是通过对抗去解开往昔种种的悲哀和约束。这不但是不可能，还会造成更大的反效果。

我们对抗、抵抗瞬间，才造出萎缩。不可能通过造出它的对抗，而反过头来解开它，只可能会越陷越深。

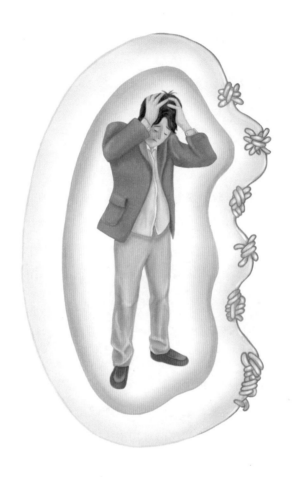

　　过去的制约（业力）带来身心种种的结，这些结主要停留、堵塞在我们的情绪，而造成萎缩。只要有这些情绪的结，生命的能量流不过去，而成了情绪反弹和抵抗的主要来源。我们来到这个人间，已经带着全人类过去制约的结，这一生也还在不断加上更多的制约，把结绑得愈来愈紧，甚至看不到自己怎么造出这些结的。要彻底解开这些结，唯一的方法就是觉察——觉察自己种种的萎缩。

3. 从外在的知识，到内在的智慧

任何知道，都是对抗。没有对抗，也没有知识。

全部知识，都是脑建立出来的。任何知识，要靠归纳、比较、分别才可以成立，离不开对抗，离不开形相，尤其是念头造出来的念相。

把自己落入一个乃至于种种形相，就巩固了"我"。知识，离不开形相。任何知识，只是在加强"我"。

知识其实是"我"很重要的一部分，让我们得到一种区隔。知识多了，我们自然感觉到一种优势，认为懂得越多，越有自信，在别人眼里越显得可靠。所谓的专家，就是通过知识才取得专家的资格。我们一般人，可说是一半以上的时间都在追求知识，追求学习。

"我"的成形和强化过程中，知识的取得占了很主要的部分。即使自己没有，也希望接触有知识的人，仿佛可以把有知识的人的形相挪到自己身上。有些人喜欢接触科学家，也有人喜欢接触史学家，都离不开我们对自我形相与知识之间关系的投射。

可惜的是，任何知识，还是离不开局限的脑所可以想象的范围。就算是穷尽一生都读不完的知识，也一样。比如说：现在通过计算机、网络、报纸、电视、收音机、杂志，甚至社交媒体所得到的知识，可说是集中了人类有史以来到现在的知识体，仍然离不开有局限、有条件、受制约的脑所创出来的范围。

其实这些知识，等于在帮我们稳住人间。我们根本不知道，累积越多知识，反而越解脱不了。我们可以得到的知识已经麻痹了感官，让人没办法消化。我们从一个屏幕跳到另一个屏幕，再接下来跳到下一个屏幕，有时候才跳到第三、第四个屏幕，已经想不起第一个屏幕的内容。

这种快速取得知识的惯性，反而让我们无法集中，让我们不可能处理、消化这些知识，更不用谈记得，更不用谈"在"了。我们每一个人，都不"在"。我们的心，都在别的哪里！

我们看年轻人盯着屏幕或玩游戏时，人好像在这里，但又不在。最有趣的是，现在的人，吃饭时可能一边玩手机或传简讯。明明脸朝着你，却看不到你。他的脑，其实不在这个世界，在别的哪里。

不光不"在"，现在一般人都有严重的注意力缺失或过动的问题，尤其小孩和年轻人很普遍。连坐都坐不住，甚至有时要用药物来控制。大人，也受到知识的过度刺激或过度负载，都在一个不安的状态，随时觉得焦虑，也随时把人生当作两难。这是现代人相当普遍的状况，没有一个人可以幸免。要求效率，要跟上生活的快步调，也只好学会使用种种的电子工具获取知识。

知识不光是不可能带来解脱，还是我们烦恼的一个重要来源。从解脱的角度来说，知识可以说是这个世代最大的一个阻碍。懂得越多，困境越多。

耶稣在《圣经》里提过："真理必叫你们得以自由。"[1]后人把这句话改写成"知识必叫你们得以自由"，很普遍的用法，来强调知识的重要

---

[1]《约翰福音》8:32。

性。可惜的是，这种诠释，完全误解了耶稣的这句话。

耶稣所说的真理，谈的是全部的生命或智慧。而自由，是说可以活在神圣的生命，随时把天堂带回人间，随时把生命的内在透出来，蔓延到生命的外在。后来的人所谈的知识，则完全是念头的产物。越多知识，反而把人绑得越紧。

一知识，是否带来真相？

一般人会说，知识带来真相。我相信，你当然也听过这句话。

然而，我要说——任何知识，永远不可能带来生命的真相。真相，永远不是通过知识可以追求到的。

我有许多朋友，包括自己年轻时，都有一个理想，想追求宇宙的统一场。爱因斯坦也投入这个领域，离世之前很遗憾自己没有完成。接下来的年轻一辈，包括我，也前赴后继地奔向这个理想，希望自己可以做到，可以解释一切。

古往今来的哲学家，也同样认为通过知识，可以了解生命的真相，乃至于提出一套全面的说明和诠释，也是想通过知识，对一切做个说明。

东方人相当幸运，一直以来，我们不完全只发展外在。东方文化对内在有很深厚的探讨，也留下了相当完整的基础。世界史上主要的大圣人，还是现身于东方世界。耶稣是少数的例外。

东方的圣人很早就体会到知识和智慧的区别。知识，是通过"动"取得的；而智慧，是宁静和"在"的成就。

人在宁静中，全部的生命自然会通过瞬间、通过意识、通过能量而满溢出来。所以，智慧不属于任何人，是"我"永远得不到的。它是生命最根本的状态，通过宁静的瞬间而转出来的。

我才会说——一个人证道，与生命合一，是生命来活你。反过来，"你"可以活的生命，绝对是局限、制约的小小部分。

知识无法带来真相。反而是智慧，才永远离不开真相。

我进一步说，不要害怕真相、不要害怕说真话。真话，如果是从智慧出来的，早晚会得到验证。

最令人叹息的是，任何知识离不开外在世界的表面，也离不开种种的变化，全落在"动"的范围，也只是强化或改变人生的内容。不仅仅是无益于生命的探索或深入，反而可能成为最大的阻碍。

生命的内在，不是通过局限脑海的线性逻辑所带出来的。它本身跟"动"、跟任何知识都不相关，而是通过"不动"、无色无形的"在"才可以领悟到。跟任何知识不仅不相关，根本是任何知识都无法进入的。

通过知识，不可能体会到"在"。

最严重的是，通过知识，我们根本答复不了"我到底是谁"这个问题。任何回答，还是把整体局限到一小部分。只要是用知识可以表达的，一定会把整体分割、限制成一个小部分，还把人生的种种变化、种种故事、种种内容，当作了我的全部、你的全部。

同样地，你不可能"知道"你到底是谁。只要可以讲"知道"，所知道的绝对不是你的真实。只是你在这个人间所扮演的角色，所取得的身份和所显现出来的一小部分。

不知道自己是谁，是醒觉的第一步。

很多人听到这句话会很惊讶，立即要点出矛盾，甚至生出抵抗。会认为——假如我失掉身份，不知道自己是谁，我当然不存在。就算还存在，也等于失去功能了，绝对不要走上这条路，千万不要傻到这个地步。

有这个反应是合理的，只是反映了我们在世界所受的制约，而且是站在一个局限的意识上说话。认为活在这个世界，是以头脑带来的意识为主；没有这个局限的意识，就失掉了生存最大的工具。

站在局限的意识，还有一个"我"，有一个"你"。我和你，当然是有别的。而知识，要由"我"（主体）来知道一个客体，延续着同样的区隔，这种架构和运作，完全脱离不了局限的意识。

人只要宁静下来，进入"这里！现在！"自然会看到生命更深的层面，也就是生命整体主要的部分。

契入这个瞬间，知识反而自然消失了。我跟我所看到、所知道的，已经完全分不开了。哪里还有知识好谈。

这是每一个人都可以亲身验证的。

只要完全投入、接受、容纳、臣服这个瞬间"这里！现在！"这些都是再自然不过的状态，本来也是我们最根本的状态。

不知道自己是谁，不知道任何东西、对象、客体，同时一个疑问都没有，人自然回到神圣的生命，也就是全部的你。

不知道，一个人不光可以生存，他从任何作为、任何"动"、任何瞬间，都随时活"在"。清清楚楚地面对生命，一个人，其实什么都不用知道。

4. 面对不确定

不只接受不确定，还可以享受不确定，一个人自然走上神圣的路。

表面上，一个人不知道，什么都不知道，而不可能知道。**下了这种决心，自然进入不确定。**

我所讲的不确定，是人不可能规划出来的生命，也不是外在世界所安排的生命。

活在"这里！现在！"自然会发现，一切的知道、一切可以知道的，本身都对生命带来一个局限。把完整，切成片片段段的小部分。把整体，化为一个角落。把多重的层面，缩减成人间的表面。将远远更大的生命背景，窄化为人间小小的前景。这种局限就是我们个人和集体的制约，而我们从来没有跳出来过。

知识所带来的确定性，其实是一个大妄想。假如有一个确定性好谈，本身也只是一个很窄、很小、很有限的确定性。只是在人间的逻辑和脑区别的范围内，通过对抗，得到的一点相对的理解，而被我们认为是伟大的知识。

我也可以把"不确定"称之为神圣的信仰。信仰，一般都拿来表达一个不科学、不理性的信念，然而，也就像人蒙着眼往前走，没有念头带来的顾虑。可以说，信仰是落在心的层面，让心带着我们走下去，倒不是落在脑的层面，由脑的运作或逻辑来决定方向。

可惜的是，我们活在人间，每个人都需要样样确定。不管是学习的安排，事业的规划或生活的条件，都希望得到一种确定感，才觉得安全。我们活在时间的观念，也离不开对"确定"不断的追求。

把"确定"挪开，而一个人还可以完全自在，这本身就是解脱的一大步。

我接下来想进一步说明。

活在不确定，是充分理解局限意识带来的知识的限制。人间带来的全部知识，还只是在生命的表面打转，不可能对全部的生命有任何代表性。

活在"这里！现在！"不再加另外一个念头，也自然让我们看透念头所带来的扭曲。

让我们轻松地存在，不知道，不可知——一般人所认为的不确定——而一点疑问都没有。让我们内在和外在接轨，完全通透。让生命的每一个角落活起来，都在跟我们说话，带着我们走。

这种领悟，本身就是神圣的信仰，也才是神圣的知道。

活在这种状态，每一个瞬间自然变成不可思议的奇迹。而我们每一个人，只要有这个勇气大步跳出来，接下来，都可以发生数不清的奇迹。不可能再活在一个狭窄的人间，受到对立知识的限制。

我相信，这句话，和你在人间所听到的一切，恰好颠倒。但我还是希望你仔细观察，它是否带来彻底的突破，让你的思维全面改观。

5. 神圣女性的黄金盛世

未来的地球，要通过神圣的女性，才可以得到永续，得到生存。

这可能是这本书带来最重要的一堂课。这本书所讲的许多重点，都可以归纳入"神圣的女性"的概念。

我多年来在许多场合，包括专辑《等着你》，也特别强调——这个世代其实是该让女性大放光芒的时代。我称之为黄金盛世。

女性，为人类承载了数不清的负担。不光是心理，还有生理上的。在人类历史上，女性不断地成为不公平对待、伤害的目标，被男性排除在文明社会之外。好可惜，最早本来不是这样子。

从历史留下的记录来看，原始的社会许多都是母系社会（matriarchy），是追求和平的社会。女性的长者更能带领大众。此外，最容易与大自然结合，最有灵感的，也是以女性居多。女性也是疗愈师，不光是身体的疗愈师，也是心理的疗愈师。女性比较没有"我"，比较不是活在念相的世界，她本身的注意是向内的，比较容易契入"在"、宁静的状态，也比较容易跟生命的内在接轨。

男性，因为生理和内分泌架构的差异，是通过力量的爆发争取生存，取得他在社会上的角色。肌肉发达，比女性强大的肌力，跟雄性动物一样，容易取得主宰的地位，也自然成立了一个由竞争和力量所带来的"我"。

这种身体上的优势，再加上思考、念头所带来的分别，使男性自然成为带头人，而排挤了女性在社会的角色。随着人类社会的文明化，整体的痛苦也可以说是从这里开始蔓延。男性，很自然会用武器和力量来摆平纷争，更倾向往外在世界寻找答案。

通过千万年男性主导的演变和发展，念头所带来的"我"也随之不断加强。不断地强调"动"，内在所带来的"在"自然销声匿迹。我们才有今天的后果——整个社会都在强调"动"，而忽略了"在"，才造出那么大的危机。同时，千万年来，男性不光是忽略了女性内在宁静所带来的"在"和直觉，还用各式各样的方法打压。甚至，打着宗教的旗号，将比较有灵气、有智慧的女性，任意安上女巫惑众的罪名。

到了现代的社会，还是不平等。以学校的教育和升学考试来说，还是由男性的逻辑所建构，都是以培养男性的优势为主，偏重记忆、知识的归纳和分别，以此作为评估的标准。这样的教育体系完全集中在"动"的虚拟范围，彻底忽略我们生命的内在、宁静和不动。还进一步通过竞争，通过时间带来的压力，想对学生区别和排名。

这一来，女性也只好想办法在这种男人主导的世界生存，只求表现不会输给男性，甚至要胜过男性。进入社会，职场的升迁规则也都是为男性的行为和需求所设计，局限在逻辑的区别和归纳。

很多女性是感觉取向的，但是在男人主导的社会中，只好隐藏自己的感受。大家都忽略了，其实很多好的决策，根本没有什么合理性好谈，而是通过 gut feeling、一种直觉、灵感而得到的。这一点，其实是女性比较强。只因为男性欠缺，又意识不到重要性，反而会排斥女性的参与。

我总觉得很可惜，为了在这个世界生存，许多女性不得不牺牲她们的天赋本质，而学得跟男性一样，通过理性、通过客体意识的比较和判断来认识这个世界，局限自己的存在。现代社会的很多女性，已经跟男性没有什么分别，甚至活得比男人更男人。

此外，通过千万年的制约，活在社会的压制下，女性的萎缩体跟男性很不相同。仿佛女性的这一生，带着女性一代代累积下来的集体萎缩，也通过生理内分泌的周期影响，随时让集体的萎缩状态爆发出来。

因此，在醒觉的过程，女性更要去面对这个集体的萎缩。它带来一个能量结，浓缩而凝聚了过去人类带来的种种创伤。正因如此，觉察到情绪，觉察到自己的情绪转变或反弹，对女性反而是更重要的。我相信，每一位女士只要观察自己，都会同意。

尽管如此，女性要将生命内外接轨，其实还是比较容易。女性的注意力本来就是向内，而比较少念相的污染。对女性而言，要进入"在"，可能没有那么多阻碍。

接下来，我个人的看法是——会有更多的女性更早醒觉过来，甚至是大规模的醒觉，而带动全球的醒觉。我认为，这是女性此生最大的优势。

只要有更多女性醒觉，自然会把这世界带向神圣女性的纪元，让我们把内在的宁静和"在"带回来，回到"在"和"做"、"内"和"外"的均衡。

通过神圣的女性，我相信未来的社会和地球会做很多调整，达到比较平等的状况。不光是政治、社会、经济上的平等，连宗教都会有一个全新的平等架构。不再强调分别、竞争和对立，而是鼓励合作甚至共生存。不再强化排除和特殊，而是包容一切。不是完全强调"动"、成就或作为，而会自然投入"在"，转向内在和反思。这是未来地球必须进入的状态，人类才可以永续生存。

一最早的母系社会

本书提到，早期社会都是母系社会。在华人的文化中，目前所知道最早的是红山系文化，位于现在的内蒙古辽河流域东边一带。通过同位素定年，这个文化距今约莫五千至一万年前。

最有趣的是，他们那么早就懂得运用神圣的器物。将这些最坚硬的玉研制成各种器物，用以沟通天地神灵，来表达对神圣的连接。其中，许多遗物都是女性所用的耳玦和管珠项饰用品。反映出当时权威女性为主的身份识别及佩饰的社会阶级形态。

这里选用了一些红山文化文物的照片。从玉文化型态来看，大概是我们华人迁移的起点。

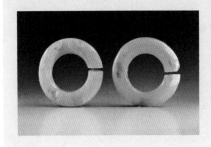 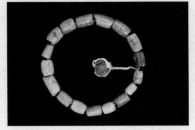

6. 神圣的法

在人间，通过每一个角落，都可以找到神圣的法。

这一章神圣的法（sacred teachings），是想表达对古往今来大圣人的尊重和敬意。

古人验证了真实，并没有留下记录，是弟子把他们所交代的话留下来，变成人类完整的智慧宝库，流传至今。这才是人类最有价值的宝藏，甚至为人类锁定了演化的方向。

他们的成就，远远超过任何人的想象。在演化上的跳跃是不可思议的大，是人间没办法用理性或任何念相去理解的。

我们从逻辑上没办法理解，但从心的层面又知道是正确的，而会感受到共鸣。人类的历史才会一再回顾这些道理，回到这些法，亲身验证这些法，或把这些法当作人类发展的目标。

我在《静坐》一书中也谈到人类的演化是颠倒的，不管经过多长的时间，还是一再回到这些大圣人的手掌心，离不开他们所谈的意识状态，仿佛我们非证到他们所带来的意识状态不可。

我们能体会到这种理解，也只是因为这些大圣人把内在和外在的生命全面贯通，彻底接轨。通过他们，内在的生命流入外在世界。

有意思的是，这种全面生命的接轨——本身就是神圣的，也只是反映生命最根本、最轻松、最自然、最稳定的状态，每一位圣人也才会自然回到这个状态。

不管什么角落，哪一个民族、文化、时代，不约而同都会回到这个生命的共同点。

这个共同点，就是宁静，空当，或说"空"，也就是我们生命的本质。它自然变成一个最终的落点，旅程的终点。只要没有任何干涉（念头），它自然离不开这个最原初的点。

在每一个神圣的法，或是后人的论中，每一位大圣人都自然强调"在"的观念，并自然区隔"做"和"在"所带来的不同状态，还进一步强调——要回到"在"，不是通过"做"，也无法通过"想"。

他们都提到，念头本身是最大的阻碍。只要把念头挪开，"在"就自然浮出来。佛陀这么说，耶稣也是这么讲，老子也是活在其中。

反而后来的弟子失掉了这原初的领悟，在上面再加上各种"动"的观念——修行、努力、追求、成就——而把最轻松、最原初、最直接、最不费力、我们人人都有的本质，扭曲成一个最难、最珍稀、最需要努力的目标。在千百年之间，就把最简单的事变得那么难。把本来都有的，连动植物都有的本质，变成一个不可抵达，不可能得到的境界。

通过这种扭曲，我们意识的状态自然和我们最轻松的本质接不上轨。越是用脑，越是费力；越是追求，反而走了越远的冤枉路。

可能你会问："假如没有这些大圣人，还可不可能有道、有在、有悟？"答案很简单，当然还是有。

这些"道""在""悟"从来没有离开过我们，是我们生命最根本的条件，是我们共同的本质。没有"道"、没有"在"、没有"悟"，也就没有生命。所以，问题不是它们存不存在，而是我们知不知道，有没有观察到，有没有知觉到。

通过我们平常使用的客体意识，不断地分别比较，甚至标记、知道、推敲，绝对不可能觉察到生命的源头。它有一个觉察的"我"，还有一个被觉察的客体。不管怎么放大这个客体的地位，它还只是生命很小的一部分，没办法代表整体。我们也不可能通过任何念相，而能想象出神圣的生命。

全部的生命，或说"道""在"，不是通过"动""做""想"可以得到的。

我们最多是把局限的客体意识挪开，让全部生命的一体意识展现出来。道，就在眼前，从来没有离开过我们。

再说透彻一点，追求道的人，也是道。所追求的，本身也是道。这样一来，道——到底。没有任何东西不是道。

古人才会说："道无所不在，从来没有来到，也没有中断过。"传承，不需要一位大师或老师，也没有什么传承好谈的。它本身不是一套知识，更不需要通过信息体传递下去。甚至可以说，通过语言是不可能真正传达下去的。

虽然如此，我们还是要重视种种神圣的法。它们带来许多路标，为我们省下不止这一生的光阴。通过它们，我们也在这个旅程中得到鼓励、安慰和验证。它们也强化我们的信仰，让我们在无常的世界得到一种永恒的笃定，知道自己走的路是正确的，没有离开过古人千万年的足迹。

神圣的法主要都来自东方，早期在印度、汉地文化最为发达，日后才延伸到世界其他角落，包括西方。想不到，这些法现在要绕好大一圈，从西方回到东方，才会被我们重视。这是我觉得最可惜的。其实，全部的法，早就在我们眼前。

此外，我认为更遗憾的是，虽然大多数华人和亚洲人都有神圣的法的基础，也随时可以信手拈来，却不知道这本身就成了一个阻碍。古人的智慧变成口号，在脑海里形成了一套完整的系统，把自己困在其中，更不容易跳出来。

还有一些朋友，把这些圣人的话只当作一种比喻，认为这些话虽然很美，但跟自己的生命不相关。

在我所接触的华人中，这是很普遍的。不光没有珍惜这些法，甚至代代相传之下，把法变成了最大的制约，内化成为强大的文化和社会限制，比西方人更难挣脱。

考虑到人间的这些限制，我才会想采用不同的切入方式，希望让现代人能和古人重新接轨，将这些法带到生活。希望我们都能充分理解——这些法，不只和生活有密切的关系，更是生活中最关键的一件事。

说简单，它比一口呼吸还简单。说重要，它比吃饭、睡觉都还重要。这种决心，是我希望通过《全部的你》《神圣的你》这两本书带给你的。只怕自己表达得还不够清楚。

神圣的法，不见得只在古人的典籍里。任何自然的元素，动物、植物、一切，都可以是神圣的法。只要我们的意识跟所觉察的对象合一，不再加一个念头，我们已经自然走上神圣的法所带来的道路。

全部神圣的生命，一直在等着你。从每一个角落，都可以回家。要不要走，只有自己可以决定。严格讲，也没办法决定或不决定，最多只能拖延一时。

我有时会说——从局限的客体意识"滑"到绝对的一体意识，才可以突然觉察到自己。

　　我用"滑"这个字，是要特别强调，一体意识是"取"不来，也"跳"不过去的。而是轻轻松松通过瞬间，通过"这里！现在！"把局限意识、局限的"我"挪开，一体意识自然就在眼前。一体意识，本身是最轻松、最简单，其实也最微不足道的状态。

　　这里所谈的"自己"，是生命的源头，而不是"我"所局限出来的"自己"。醒觉，也只是让意识觉察到意识，意识观察到意识自己，生命观察到生命自己。

　　没有谁在觉察，也没有什么被觉察到，也只能说自然就回到不动的"在"。

　　假如还有一个自己的观念存在，接下来只能说"自己把自己给自己"——自己—自己—自己，一直自己到无限，没有东西不是自己。自己，也不用觉察自己。它，就是。

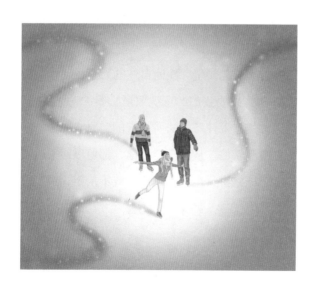

　　回到神圣的生命，也就好像图中的人轻松滑冰那么简单。人轻轻松松地滑向图的右边，代表回到一体意识。沿着这个主要的方向，是生命最不费力的一条路，比什么都简单。只要挪开一切的阻力，自然也跟它接轨了，也自然就到家了。

前面带出来"滑"回到一体意识的观念，因为这个观念太重要，我想再用另一个意象，来描述这个意识演变的过程。

这张图大大小小的支流，代表念相所带来的世界。它们离不开局限和制约，却早晚还是会流回画中的大海。

大海，代表我们不生不死的"心"或一体意识。它从来没有动过，也不可能受到任何条件的制约。我们只要轻松地、不要对抗这些念相带来的河，反而可以通过这些支流，也就是任何形相、念相，进入更深的层面，自然回归一体意识海的本家。

严格讲，我们怎么挡都挡不住，最多只能拖延一下，早晚都会回到大海。它本身就是比较根本的状态。这一回归是回避不了的。

这个过程，其实比什么都简单。它不光不费力，它本身就是 the least of all things，最小、最简单，却是最重要、最根本的一件事。

反过来，我们一般想不到的是，对抗生命带来的每一个瞬间，才困难。对抗每一个瞬间，让我们不自在，身心失去均衡，而把人生活成一个又一个的问题，变成种种的悲伤。

这些话，我相信和一般的想法恰恰颠倒。希望你可以仔细地去参考，探讨这个观点是否正确。

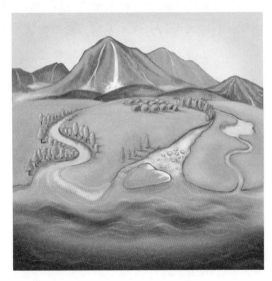

7. 圣人一定要传法吗

醒觉，一定要有什么表现吗？

我们会认为，一个醒觉的人领悟或证道了，需要为人间做种种的表率。这是每一个人都期待的，也会拿人间的标准往他身上套，看看符不符合"圣人"的定义。特别是看他种种的行为，来判定一个人是不是见道了。只要有些行为看不上眼，就判定这个人还差一大步。

我过去常看到，一个人修行越久判断越强。对于修行应该要有怎样的表现，有他更明确的看法。有时会对人说"你还差远了""你还没到那个地步"或者"你还没有资格讲这种话""你自己还有好多问题没有解决"。

这些判断无不反映了过去个人和整体的制约所带来的限制，还离不开时间、努力和作为的范围。也就好像想拿一个有限制的意识，来约束不受限制的全部生命。

这是不可能的。

一个成道的人什么都不需要解释、什么都不需要表现，不需要去符合任何人的期待。他只是平安活在这个人间，或是跳出这个人间。他想做什么，就做什么。无论做什么，他随时都在当下——"这里！现在！"面对生命。

有时候，面对事情，他也可以激动地去处理，或是不处理。有时候，跟别人沟通，他也可以做专业的说明。他可以写一部经，也可以一个字都不留。想做什么，自然和全部的生命合作，离不开全部生命的"在"所延伸出来的真善美，同时再也不受到人间带来的任何制约、期待、评价的拘束。甚至，也不受人间认定的真善美的限定，不会造出任何真善美与否的对立。

一个人成道了，最多只是内心很宁静，外在很平安，可能选择在某一个角落平平淡淡地过一辈子。他做什么工作，扮演什么角色，其实都不重要，只是跟全部的生命接轨。他只要存在，就能影响到身边的人，将另外一个层面带到人间，成为身边人的恩典。

一位大圣人，同样地，一句话也不用留。前面也提过，历史上的大圣人，尤其是各个宗教的始祖，没有亲自留下文字。人间所认为的重要，对他一点都不重要。假如他还在的话，你去跟他问法，他可能还会反问——有什么法好谈？

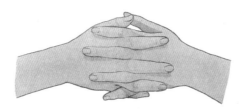

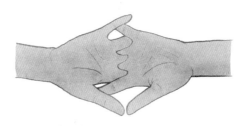

　　醒觉，也就是把意识彻底颠倒过来。意识翻转过来，就像这一张图用手掌由内向外翻所想表达的那么简单，那么不费力。

　　翻过来，一个人对人生的看法自然完全不同，再也不受人间的制约。他可以来，也可以走，可以活出生命的全部潜能。然而，这个潜能倒不是通过任何"做"才可以表达出来的。

　　醒觉，也只是意识层面的成就，不可能通过人间的制约来理解。

8. 永恒的现在

这是巴巴大师留下来的观点。

在写《神圣的法》这一章的时候，突然有一个空当让我读到 Babaji（也有人称 Papaji 或巴巴大师、巴巴吉）的几句话[1]。这个巧合让我愣住了，好像外在世界真的和内在生命同步，自然让我遇到一些相关的观点、相关的信息，来补充这本书的观点。

我这三十年来，觉得和巴巴大师特别亲近，在很多时候得到他要给我的信息。在心中，认为这就是巴巴大师亲自讲给我听的，带给我很大的安慰和鼓励。

巴巴大师是古今传说中的大菩萨，也是一位长生不老的大师。他在很多不同的年代现身，通过种种形相呈现在已经准备好的人的面前。我

---

[1] 我这里把巴巴大师的话带出来，也是想传达：除了佛陀、耶稣、老子等大圣人之外，在人类历史中还有许多成就者所说的话，仔细体会都离不开神圣的法。
印度的系统把巴巴大师称为大菩萨，就像大乘佛教的文殊菩萨、普贤菩萨、地藏王菩萨或观世音菩萨等，或西方的天使、天使长、天主教的圣人。这些圣人在我们醒觉的旅程中，带来祝福和鼓励，有时不见得是通过菩萨或天使的化身，而是通过身边的一个人、一朵花、一条信息。然而，你心里明白，就是这位与你有缘的菩萨或天使所要带给你的。

读到的这本书 ① 并不是一本严谨的学术著作，连出处都没有列。所以，我也没办法告诉你这些话是巴巴大师在什么时候、在哪里讲的，只能把他带给我的信息自行翻译出来，呈现给你。

我相信，你读到以下几句话会有很深的感触。简简单单几句话，道尽了我在《全部的你》和《神圣的你》所表达的一切。对我而言，佛陀、耶稣、老子和后来的圣人，也是一样的，表达的也只是如此。

醒觉，也只是领悟到自己本来是自由的。它本来就在这里，最多只是帮你把这个结解开。它是把"你"这个桶子，丢下"在"的井，而没有用贪嗔痴的井绳。

不要想去哪里，轻松地存在，就好了。唯一的需求，是"在"。连"看"都不需要。它简单到我们会认为是难。它就在"这里！现在！"这个瞬间。没有今天、昨天、明天。就在现在。

假如一切从来没有存在过，你要从什么解脱？

空，首先要空掉空。

自由，先让自由得到自由。

在自由中，没有任何可做的，也没有任何不可做的。自由，是想象不到的，也碰不到的。

人，生来就是为了得到自由。你只能闻到自由，呼吸自由，在自由。

在每一个瞬间，自由，都在这里，来抱着你。

永恒，就是现在。活在瞬间，每一个瞬间。

---

① Karin James. *The Best Enlightenment Quotes & Passages To Awaken The Buddha Within*. CreateSpace Independent Publishing Platform; 1st edition (June 27, 2014).

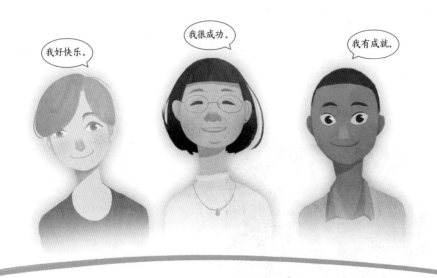

"无论发生什么……"

"在"所带来的无条件的状态——喜乐、爱、平安。

9. 对生命，再也没有一点怀疑

"第三晚。六支香开静时。护七例冲开水。溅予手上。茶杯堕地。一声破碎。顿断疑根。庆快平生。如从梦醒。"（摘录自《虚云和尚年谱》）

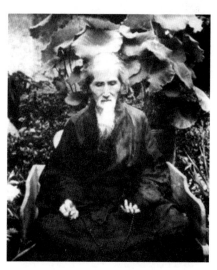

图片取自《虚云老和尚画传集》

过去的圣人留下的自传，可以带给我们另外一个层面的鼓励和参考。它们离不开生活的考验和实际的状况，本身就是神圣的法。

我们东方，尤其印度文化、华人文化和藏密有相当多类似的记录，可说是东亚文化的至宝。只是，非常可惜，现在只有很少数的人会接触。就算接触了，也只把它当作比喻，并不会进一步去探讨圣人留下的启发和心得。

我们华人近百年来也出现了一位大圣人，就是虚云老和尚，活到一百二十岁。他一直到一百一十三岁，才对弟子口述了自己的一生，也就是后人所读到的年谱。他写下的经历，文字直接朴实，本身就反映他的成就。我读的时候，每一句话对我都有棒喝般点醒的作用。

他提到五十六岁时"顿断疑根"，也就是当时才完全醒觉。有趣的是，他用这四个字，也就是没有再剩下任何疑问，来表达醒觉，和本卷第四章强调的进入"未知"和"不可知"是一样的。

更有趣的是，一位大圣人会这么坦诚，说自己直到中晚年才对生命不再有任何疑问，才完全投入全部的生命。当时年轻的我读到这里，感动得一直流泪。

他的表达让人明白——一个人见道了，心里真的没有事，并不担心别人对他有什么看法。同时，也带给后人一点信心和希望——每一个人，不管什么年龄，都可以醒过来。一个人只要诚恳、成熟，就可以醒觉。

此外，我们看虚云老和尚的法相，就发现他和传统修行人不一样，无论长相和穿着都不同。他的头发和胡须很长，穿的袍子跟一般出家人不一样，讲话也很开放。话不多，但什么都可以讲，没有给自己任何限制，这也是我最钦佩的一点。他很早跳出时空，跳出局限制约的一切。他在解脱当中，很早已经跳出人间所带来的限制。他也早就知道神圣是在心内，不是在外在的表现。

除了虚云老和尚，禅宗史上还有一位赵州禅师，十几岁就出家，很年轻就有所悟。六十岁时，答复学生的问题之后，发现自己心中还有疑惑未解，于是到处行脚，参访善知识。直到八十四岁，被一位年轻后辈顶了一句"你这么大岁数了，连自己的住处都不知道吗？"顿时大彻大悟，就此安心在河北赵州的观音院阐述禅理，到一百二十岁过世为止。

虚云老和尚与赵州禅师的生平为我们做了很珍贵的示范——诚恳地面对自己、面对生命，也就从形相的吸引中解脱开来，化去最后一点疑惑，而能与全部的生命接轨。毕竟，我们在人间都受到形相的吸引，而年纪越大，越难挣脱形相的束缚。

然而，正如这本书不断提到的，到了现在，地球频率的变化、人类头脑的分别对立、集体步调的加快都到了一个地步，人类的醒觉已经不是个人的醒觉，而是通过集体转变的力量，一起醒觉。无论是男是女、是年轻人、还是年纪大的朋友，只要愿意，都可以搭着整体转化的顺风车，一起醒觉。

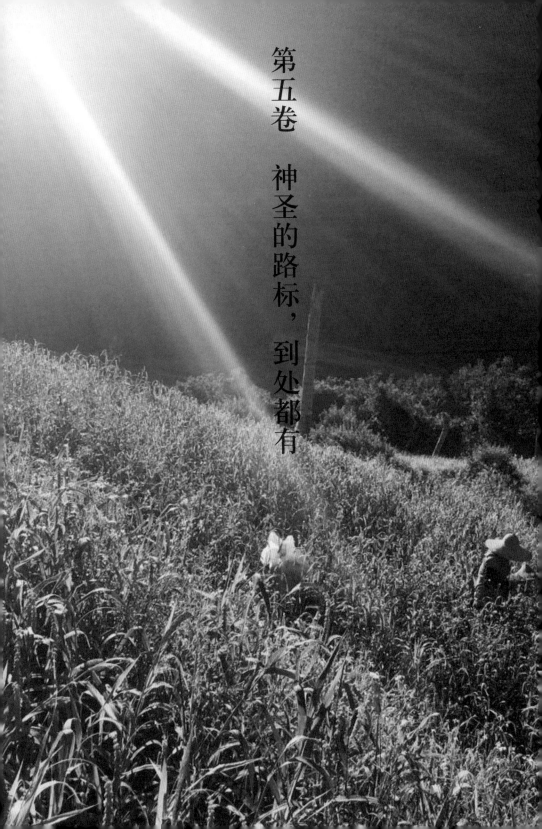

第五卷　神圣的路标，到处都有

路标不只是指引方向，也带给我们信心。让我们在旅途中不断地获得鼓励和确信。神圣的路标，也只是这样子。

神圣的路标，不光是不断地指向神圣的生命，让我们可以彻底地转变意识，还会加强自信，带来各个层面的笃定。

神圣的路标，可能有形，也可能无色无形。它可能是人间可见的一个具体之物、一个符号，也可能是一个念头带来的抽象观念。只要你有完整的基础，通过每一个角落，自然都能落回全部的生命。

每一个人可以运用的路标都不一样。只要接受这一神圣的旅程，自然会找到和你相应的路标。最奇妙的是，好像全部的生命舍不得让你继续迷路，会用各式各样的方式给你路标，就像牵着你的手走过人间。只怕你通过制约和念相的蒙蔽，反而看不到眼前的路标。

要记得，一个人只要有解脱的期待，甚至变成一个愿，而且这个愿比任何人间的兴趣、目标都更大，它本身就决定了结果，会产生不可思议大的力量。这个力量不是从外在的人间发出来，而是从我们的内在，通过瞬间所爆发出来。

愿愈大，这个翻转的力量越大，连挡都挡不住。

卷名页摄影
徐颂龄·台东

1. 神圣的朝圣

神圣的生命，就是把每一天当作我们最后的朝圣。

这个主题，是对许多云游的朋友最高的敬意。

释迦牟尼佛在世的时候，就已有出家的念头："一个人完全不将自己投入物质需求，将自己跟物质与形相完全脱离，用出家的形式来体现——人间没有一项绝对的事，或绝对重要的东西，值得去抓，值得去投入自己。"

耶稣在世的时候，也是从一个城市到另一个城市，从一个村庄到另一个村庄，很年轻就四处云游，到各个地方讲道，也都是通过行脚而完成的。

老子，更不用讲了，他根本避开这个人间，对人间没有任何依恋。

后来的大圣人，也都把人间看得很淡。首先，对物质都有一个解脱的看法。我遇过很多四处云游的朋友，在找寻生命的全部，认为对灵性的追求是他人生最高的目的。通过行脚朝圣，他们对古今的圣人或圣人待过的圣地，表达敬意。这不仅带来一种平静，也是很诚恳地希望把自己交托给过去的圣人。

地球上其实有不少圣地。让我觉得最不可思议、最有趣的是，从

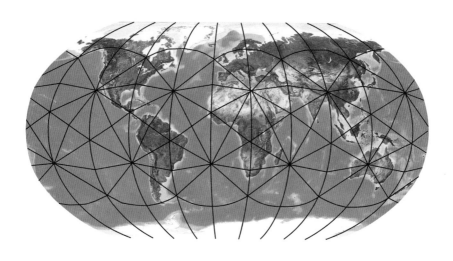

这张示意图带出主要的地球灵线，构成了能量网格。（未包括区域性的灵线）

能量的角度来看，地球本身有些地点构成了能量网格（grid），由地球灵线或所谓的龙线（ley lines）所组合，离不开地球的地磁场（geomagnetic field）和种种螺旋场。

　　巧合的是，一般人所称的"圣地"，有不少也在这些灵线或灵线的交会点上（也有人称之为力量点，带有能量的螺旋）。例如：埃及的吉萨金字塔群、英格兰的巨石阵、中国的长城、印度的 Arunachala Mountain（成道者拉玛那·马哈希的道场）、柬埔寨的吴哥窟、台湾台东的金仑、西藏的拉萨、秘鲁的马丘比丘、秘鲁和玻利维亚交界的普玛彭古、智利的复活节岛、巴基斯坦的摩亨卓达罗、北苏格兰的芬德霍恩、百慕大三角洲、亚利桑纳州的神圣螺旋区、秘鲁的纳斯卡线、沙特

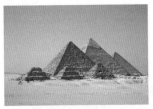

埃及吉萨金字塔群

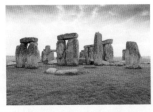

英格兰巨石阵

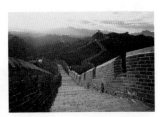

中国长城

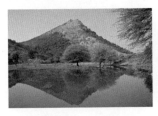

印度 Arunachala Mountain
（成道者拉玛那·马哈希的道场）

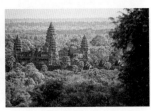

柬埔寨吴哥窟

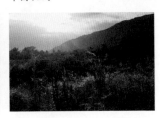

中国台湾台东金仑

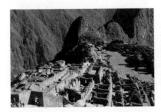

秘鲁马丘比丘

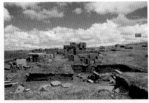

秘鲁和玻利维亚交界的普玛彭古

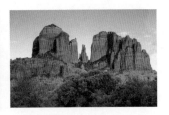

亚利桑纳州神圣螺旋区

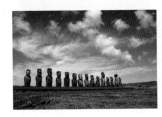

智利复活节岛

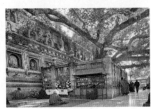

印度菩提迦耶（佛陀成道处）

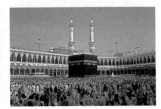

麦加

世界各个圣地，吸引许多有所追求的朋友前来朝圣，希望能体会更深层面的宁静、永恒与神圣。

阿拉伯的麦加，也都离不开这些能量的奇点。许多著名的教堂或寺庙，也都落在这些点上。

古人怎么可能知道这些地点，这本身就是一个最大的奥妙。也让我认为，没有脑的阻隔、没有念头的干扰，反而自然让我们的内心，也就是生命的内在可以带来各式各样的体会。而且这些体会，远远超过人间所带来的知识。

回到朝圣这个主题。确实，这些神圣的地点带来大的能量的补充、种种的净化或能量交换。从能量的角度来谈，是不可思议大的提升和转变。通过朝圣致敬，跟神圣的意识结合，带来更大的加持力量。对于一个求道的人，会带出种种身心的体验。

这里所谈的朝圣，含有很多深层的意义，我们每一个人的灵性旅程都可能接触过，也都值得肯定。但这些体验还是离不开物质的层面，离不开"动""做"的范围，含着期待、修行、能量、提升……种种"灵性"的作为。最多也只能当作路标来看，倒不能太认真。

真正的朝圣，是在心中。是活在人间，但不受这个人间的污染。是面对事情，但不让事情带走。是进入这个世界，但没有在世界迷失。

是不通过任何努力，连朝圣都不需要，就可以找到的。任何费力，任何一个"动"，甚至包括找到，都已经是多余的。

站在这种定义，神圣的朝圣其实是人生的开始，是真实的全部神圣生命的起步。而不是通过神圣的朝圣，以为可以把全部的神圣生命找回来。

神圣的生命不用找。它随时都在眼前，任何朝圣都找不来。它本身就含在这个瞬间"这里！现在！"随时都可以汲取。

要进入全部神圣的生命，一个人才真正开始活起来。

一 神圣的心

神圣的心，也可以称为耶稣最神圣的心（拉丁文称 *Sacratissimi Cordis Iesu*），是天主教采用的一种修行的练习。通过肉体的心，再加上臣服的交托甚至融合，而找到耶稣神圣的爱。

这种练习，本身也可以当作神圣的朝圣。任何奉爱的练习，也只是把主体和一个神圣的客体结合。通过任何一个物质的神圣形相，抵达无色无形——正是一种神圣的朝圣。

神圣的心和一般的朝圣不同，是往内心走，而不是在外在世界行脚云游。然而，两者的效果其实是一样的。通过神圣的心的练习，几百年来，也帮助很多人得到平安与内在的平静。

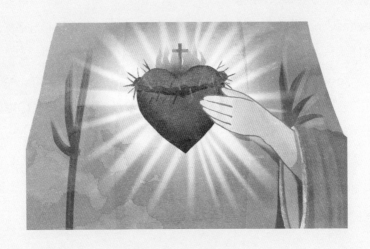

2. 人间的关系，是最好的一堂课

任何关系，都可以变成一个神圣的路标。只有跟生命完全接轨，才是永恒的，才是神圣的关系。

我想，没有人不期待人间的爱情。一个人不管多孤独，都抱着一份希望——有一天能找到一个伴侣，并通过这个伴侣来完善自己，同时还期盼这个完整会是永恒的。

然而，没有任何人间的关系能符合这份期望——既不可能完整，也不可能永恒。

只是，爱情的吸引力还是远远大于其他形相所带来的引力。种种的对立与分别，包括性别、个性和兴趣的互补与搭配，都会带来像磁铁两极之间对偶的吸引力。

接下来，有了家庭，这个吸引力只会加大，在脑海中建立一个表面上看来最稳定、最能发挥功能的单位，陪我们一起面对人生，面对社会。

人间的关系——"我"的最后一道防线

人间的爱——爱一个伴侣，爱一个家庭——也就是我们要醒觉、要跳出人间最难过的一关。前面也提过，要解开这个"我"是太不容易了。念相的世界一定会用各式各样的花招反弹，不让我们停留在这个瞬间，而是回到一个充满烦恼、念头的"我"的世界。

人间所带来的关系，也可以称为"我"的最后一道防线，以免我们完全臣服给瞬间，把"我"就这么消失掉了。而且，这道防线通常都会胜利。它所带来的满足感，至少还会略略耽搁我们醒觉的旅程。甚至，就这么让人陷进去了，一辈子走不出来。

你听到这些话，也许会很惊讶。毕竟我们过去所得到的印象是——人生最大的目的，不外乎成家立业，至少要找到一个好的伴侣、建立一个家庭、留下好的后代，延续下去。这就是人间认定的永恒。

然而，只要我们仔细观察，人间所称的爱根本离不开"我"的范围。无论我们再怎么把它说得像无条件的爱（unconditional love），一落到外在的世界，这句话本身就是矛盾，根本不可能成立。这个外在世界，是种种条件所组合。人间的爱，自然也就落入条件的制约和限制。

比如说，所谓"无条件的爱"，至少也要先符合个人的期待，我们才肯给出。如果不符合期待，也就收回来了。我们仔细观察，亲子之间往往就是如此。

站在父母的角度，自然认为孩子是他带来人间的，理所当然会当作自己的拥有物，甚至当成自己的一部分。也通常认为"我"比较有人生的经验，比较有智慧。即使是"你"的人生道路，"我"当然比"你"当孩子的更清楚该怎么走，于是造出一连串的对立和对抗。孩子也觉得没有受到尊重，而对人生产生种种的反弹，甚至无力感。

孩子一样会期待理想的父母，也自然会认为——如果父母没有造成伤害，我的人生应该会和现在不一样。于是，亲子之间的冲突，会被孩子放大，而成为情绪或性格上的伤疤。然而，这个世界，也不可能找到足以为神圣标杆的父母。父母无论怎么尽力善待孩子，孩子的萎缩体也早晚一定会建立出来。他来到这个世界，本身就带来一连串制约和情绪的萎缩。更别说活在这个人间，即使在家庭里不受创伤，在学校、在工作早晚也要受伤的，这是避不开的。

此外，通过物质或形相所创造、所延伸的任何动力，包括人间的爱，都离不开个人的期待、需要和互补，终究要走向失望。而且，物质和形相本身就是无常，随时都在变化，随时可能消失。要维持关系，在人间不光需要费力，即使费尽心力也不可能永恒。包括我们认为的天作之合，早晚也会幻灭。

再举一个例子来说，有些父母（其实是每一个人，包括我）自然会想保护孩子，不希望孩子跌倒受伤。尽管自己的成长也受过挫折，也从受伤得到学习，但绝对不希望身边的人有类似的经验。这一来，反而完全忘记了——受伤、受苦其实是生命学习最好的机会。

这种保护心态，本身其实含着一种误解——没有看清楚外在世界的无常，还认为外在世界就是永恒。

谈到神圣的关系，我也还在学习当中，和每个人都一样。我只是知道——任何关系都是不能依赖的，都不是永久。从人间的关系要找到幸福、真实、永恒的解答，是不可能的。它本身是由局限的意识所组合而成。虽然如此，人间的关系还是可以让我们得到学习，可以作为生命最好的一堂课。

3. 爱，也只是生命的本质，和生命的内容不相关

通过瞬间，自然活在"在"所带来的爱。

唯一永久而不受任何制约的关系，也就是我们跟每一个瞬间、跟接下来的瞬间、跟再一个瞬间的关系。

我们投入这个瞬间，轻轻松松关注它，不再带来一个念头，不再造出一个牵绊，也自然达到宁静，自然活在"在"所带来的爱。

只有这个爱，才不会受到任何人间因素的制约或限制。人间的任何变化，不可能把它带走。

有趣的是，这个爱是长久的，并不需要任何燃料来维系。它本身和人生的任何状况不相关。只有这种爱，才是通往全部生命的门户。只有这种爱，才是真正神圣的爱。它已经从人间跳出来，和形相无关。

更有趣的是，"在"所带来的爱，本身就可以带来一个空当。通过这个空当，我们回到人间的关系时，也自然顺起来了。不再对别人有什么期待，样样都可以接受，不再分别、不再评判，自然会发现人间的关系也就通畅了。即使不顺，我们也知道要怎么处理。没办法处理，我们也懂得接纳、包容，不断地回到"这里！现在！"

把任何关系简化到一个刹那、一个瞬间。通过关注、觉察，把每个

瞬间当作最后一个瞬间。在人间相遇的任何关系，也就变得单纯。

最有趣的是，这种理解，我们可以带到人生的每一个角落。不管是亲人或陌生的人，我们都可以重新建立一个新的关系。任何关系，都可以用生命的空当去包容起来，而把自己的看法、期待和反弹降到最低。

这么一来，不光是关系可以看清，连任何东西、任何客体，我们也一样可以看清。在形式上，关系是最难看清的。因为有互动，而且通常会勾起很深的感受。一个人，只要能用宁静、空或空当包围人间的关系，不让自己被它带走。接下来，也不会让任何形相带走。任何形相，包括关系的重要性，也自然消失。

一个人醒过来，他身边的关系可能更好，可能更亲密，也可能更淡。有人会选择跳出家庭亲情的牵绊，也有人选择不改动，根本不是问题。真正的关键是——**我们对每一个瞬间是不是专注**，对每一个瞬间出现的关系和人，是不是把全部的注意力奉献出来，而同时把内心的"在"或宁静，带给周边的人、周边的关系。

也只有通过这种和瞬间真实的关系，才可以化解任何反弹和过去不满的牵绊。

用这种态度面对生命，无论发生什么变化，都可以轻轻松松地处理，再也不用通过我们的念头或萎缩，做不必要的扩大。无论如何，人间的关系再也不会像过去那样，造出一连串的制约，一连串的反弹。

神圣的爱，也就是瞬间所带来的宁静。没有任何要求。它对任何人和事情都自然达到平等心。是温暖的，不是热烈的。是包容的，不是排他的。

神圣的爱，也不需要时间来取得。它是给，而不是索取。

每一个人，都可以立即投入。

一 神圣的爱

你可能认为，为什么不把神圣的爱作为独立的章或卷，毕竟"爱"是人生这么重要的部分。

原因其实很简单。

我们人间的爱不可能称之为神圣，只因它不可能永久。

它是通过客体意识的区隔和分别所组合的架构——有一个人爱人，有一个人被爱，在两个客体之间，通过一个爱的动力牵系起来。这样的架构，每个元素都是由一个念相再加上一个"动"所联系，离不开幻相。如果我们真要谈爱，反而是——完全失落人间的爱，才可能把真正的爱找回来。

要谈神圣的爱，或许更正确的表达是——神圣的失落，甚至是神圣的牺牲（sacred sacrifice）。是通过失落，甚至牺牲人间的吸引，我们才可以看到全部的生命，才可以真正让爱爆发出来。这个真正的爱，本身是不分别，只是随时庆祝我们共同的本质。

这种领悟，就好像前面谈过的，要让自己全部迷失在未知、不可知，才可能把真正的生命找回来，是一样的道理。

在这个失落的过程，"我"绝对不会轻易松手，而会用各式各样的方法，通过种种念头和情绪的反弹来抵抗、对立，扩大到甚至生死攸关的地步。让人失落一段亲密关系，好像失去生命一样可怕。

这一关，是所有大圣人都面对过的。穿越它，才可能完全解脱。

因此，神圣的爱，也只是穿透"我"和念头的幻相，看到每一个人生命的本质，是你跟我、跟任何人、任何东西都有的。神圣的爱，是通过任何周边的人，体会到这个共同的本质，欣赏这个本质，臣服于这个本质。

这种和生命全面的接轨，才可以称为神圣的爱。

它才是永恒，从来没有生过，也没有死过。

能在对方身上，看到与自己共同的神圣本质，这么说，神圣的爱，也只是爱自己。但这个自己，完全不同于"我"，而是整体或是一体。

我们倘若在这上面想做任何局限，落到某一个人、某一个东西，加一个"想要""想得"的念头，自然变成了人间的爱。

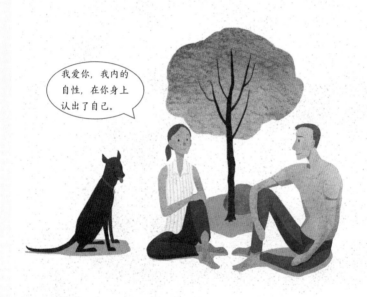

神圣的爱，也只是体会到我们跟任何人、任何形相，都有同一个本质，都离不开一体，也就是生命的整体。这张图用背景的一点一点代表一体，是每一个人、每一棵树、每一个生命都有的。我的一体不可能不认得、更不可能不爱一切的一体——自己。

4. 感受和感情，作为意识转变的门户

感受和感情，还只是形相。最后，还是要清醒地看穿，才可以进入"心"，体会到宁静的"在"。

我在这里着墨这么多，也就是想表达——感受、感情，在意识转变过程的重要性。

假如可以清楚地看透人间的感受、感情，甚至爱，我们已经走出人间一半了。

通过千万年的演化，人类知觉的重要性已经在演变。五官的知觉（色声香味触）和感受对我们的作用也已经不同了。释迦牟尼佛还在的时候，他说"听"是最重要的，而特别肯定一位十地菩萨——观世音菩萨所带来的种种听的法门，并称之为在人间最利的法门。[①] 要运用到声音，听或持咒，都离不开耳根的法门。在佛经中，《心经》可以说是最精华的法（我个人认为，没有第二部经比它更精练），集中在观世音菩萨修行

---

① 有趣的是，在《楞严经》中二十五位菩萨各自对照修行方法，结论是观世音菩萨的耳根圆通法门对我们是最有效的。有兴趣的读者不妨自行参看佛陀留下来的经典，它本身就是最好的修行手册，就像《楞严经》点点滴滴地标示出修行过程可能的意识转变经过，是最好的参照。

的成就，是当时观世音菩萨和舍利弗互动所留下来的记录。

站在能量的角度，声音的能量跟我们的肉身最接近。正因如此，每一个最古老的文明，都用鼓声和类似的乐器，让我们和地球达到共振。

此外，几百年来，知识的获得变得非常快速，而自然让我们的眼受到大量的刺激。不管是电视、计算机、手机或任何显示器，都在要求眼根来接受、体会快速度的转变。

所以，眼睛的看和耳朵的听，是我们这个时代接触世界最重要的窗口。

值得一提的是，观想（visualization）也离不开眼根，只是把眼根的作用转向内。我多年来在许多场合以观想和朗诵作为主要的体验方法，也在《静坐》中介绍过观息（观呼吸），还介绍过白骨观，也离不开观想。

一样地，感受（feelings）也是愈来愈重要。我们把第六识称为念头，严格讲，感受的重要性不会输给念头。感受，是结合神经与细胞的接口。比起念头，它跟身体的距离更近。感受会凝聚到每一个细胞上。我们不用谈到解脱的层次，就连心理创伤的疗愈都要从感受下手，这是心理疗愈专家都知道的。

感受和感情也可以作为意识转变最有威力、最直接的一个门户。清楚地看到感情，而可以放过它，不去跟任何感情做对抗，也就是最好的路径，让我们进入"这里！现在！"

我这里谈"清楚地看到"，也就是"觉"，指的是轻轻松松的知觉。通过每一个瞬间，都可以觉察。"觉"就像一束光照明这个人间，自然烧透人间的感情或无明，而带来神圣的爱与醒觉。

不这么做，感情也会变成最大的阻碍。

我们没办法进入瞬间，正是感情在那里阻挡，通过反弹和每个细胞内累积的记忆，所产生的力量排山倒海，自然把我们带走。

一清醒地听，当作练习

我们可以闭起眼睛，轻松地听周边的声音。

听，不带出另一个层面的标签，不带出一个解释。

听，只是听。

不管听什么，只要轻轻松松地听。

有些声音，是人说话、走路的声音。

有些声音，是机器运转的声音。

有些声音，是从我身内发出来的。

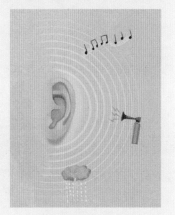

我们只要听，放过"听什么"，不要去
追究。

只要听，就好了。

睁开眼睛，看还可不可以继续听。

听，只是听。

不要再带一个念头。

一天，不管在做事、吃饭、休息、散步、坐捷运，

都可以随时——几分钟，几秒，

用这种清醒的听，来觉察这个世界，接受这个世界。

只要练习，

会发现念头自然产生一个刹车。

接下来，我们自然有一种休息舒畅的感觉。

这就是当下。

5. 面对感情的失落

感情所带来的失落，是我们"心"转变最大的机会。

我们这一生，也许和父母、孩子、伴侣或是好朋友，在关系中早晚都会经历严重的失落。也通常都会觉得自己受到的委屈，是对方的错，是他莫名其妙，说都说不清，根本不理性。接下来，就造成很多情绪上的结或萎缩，带来一连串的悲伤。只要一想起，念头就转不完。我相信，没有一个人可以幸免。

我用右页的图来补充说明。只要想起过去的失落或是冲突，自然把过去的萎缩态带回来，甚至会把我们带回过去，再次经历同一个失落所带来的萎缩（如图左下）。同时，一个人也可能将某一个人或状况投射到未来，而相对的把萎缩带回身边（如图右上）。所以，关系可能会带来一连串的萎缩，甚至包括过去的、或对未来投射的，都让我们通过萎缩扩大它的负面作用。也正因如此，我们很难度过感情失落的这一关。

然而，这种冲突或决裂，在人生中早晚要发生的。

面对这种情况，或许有两句话可以帮得上忙。首先，That which we don't have in the first place, how can we lose? 从来没有过的，怎么可能会失去？

任何关系——孩子、夫妻、伙伴、朋友，本来就不是我们的，有什么舍不得分离的？又可以搞丢什么？我们会有失落感，还是因为"我"把一部分或全部的自己投入了"他"，把我自己和他混淆了，把"我"和周边的形相合并而迷失了。这些互动，变成了我们生命的一切。失掉了关系，也就好像失去生命的一切。即使没有失掉一切，也好像失去了"我"的很大一部分，而只留下伤痛。

　　请再记得第二句话——That which we are, we cannot lose. 本来就是的，也不可能失去。

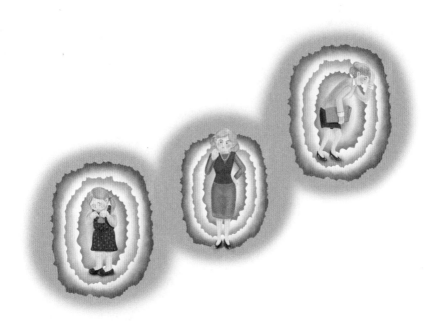

我们的生命不是通过人生的内容、眼前的剧情来定义的。生命是整体而永恒的，内容再怎么变，支撑它的架构从来没有变过，不可能变，也不可能失去。它本身是永恒的，也是我们每一个人、每一个东西所共享的本质。通过这本质，我们才可以延伸出这场人生的话剧。

人，假如真正体会到这两句话，也许就可以看开很多过去的伤痛，解开伤痛所带来的情绪的结。而突然会发现，从每一个失落，都可以找到恩典的新芽。失落越大，它带来的转变动能也越大。它本身也就是宇宙所带来的祝福。

正在经历关系的决裂时，也许没办法理解这些话，甚至对这些话会有很大的反弹。但是，时间一长，或者从一个更高的角度来看，可能会发现——关系的决裂有时候是必需的，并带给我们人生新的可能性。

6. 把感受当作最好的练习方法

通过感受，可以随时把注意带回到身内，我们自然体会到"在"。

接下来这个练习的方法，不光对萎缩所带来的反弹可以踩一个刹车，也最容易让我们进入身体意识——我们的身内（inner body）。

身内主要的部分，也只是空。

所以，进入身内，也只是进入空。

只有通过空，我们才可以体会到"在"。

不光如此，我们身内并不完全受到神经或脑海的控制。细胞本身就是和一体意识接轨的。把知觉带回身内种种的受觉，本身是最有效的方法，把一体意识带到人间。

这里所要分享的，其实是修行最大的秘密。

一练习

轻轻松松，闭上眼睛。坐着或躺着，都可以。

深呼吸。

观察这个呼吸，观察到呼吸所牵动的肌肉、部位。

再一次，深呼吸。

轻轻松松地观察到，气流在每一个部位的流动。

再一次，深呼吸。

进一步，看还可不可以观察到更微细的牵动。

接下来，把注意力落在身体的内部。

观察到动。

观察到觉受。

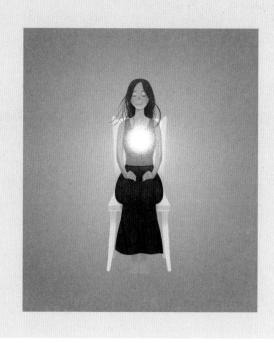

观察到热、凉、动、胀、气的流动。

观察到生命所带来的活力。

注意力轻轻松松地跟着身体走。

观察身内的每一个感觉。

有时候，通过呼吸，

轻轻松松地让注意力，再回到呼吸所牵动的部位。

再重复一次。

不断地重复。

现在睁开眼睛，看还可不可以感觉到身内的感觉。

面对周边的人和事物，还有一个身内的觉察，好像有，又好像没有。

好像从这个身内的觉察，在看着世界。

这是最简单的方法，把注意力落回到生命的空当。也就是通过身内的空当，我们随时活在外在。

利用身体这个最坚实的形相，反而可以随时找到无色无形，随时回到"在"。

这就是我说的最大的秘密。

　　这样练习下去，你会发现——身心自然会放松，而念头自然会减少，甚至消失。在观察身内的感受时，其实，不可能同时还有念头。我们把念头集中到知觉，在感受。你自然会发现，即使"心"在反弹中，用这种方法，可以让我们跳出种种自己设定的制约。

7. 清醒的受苦，把握"心"

每一个瞬间，都可以把握住"心"，自然就把自己交给神圣的全部生命。

面对任何关系的失落，能清醒地受苦，而把握住心的状态，把握最高的意识状态。这相当不容易，是很重要的一门课，也是我们每一个人来到世界的必修课。

下面这张图，是我亲眼看到的一个情景。

早上，我喜欢在基隆河畔跑步。路上，常常会在 Starbucks 稍作停留，喝杯水，也略作休息。

有一天，和我一起走进 Starbucks 的，是一对中年夫妇。走在后面的女士，五十岁左右，拉着一张脸，不断数落她的伴侣。隔了一阵子，我也不太记得她究竟说什么，现在回想起来，大概是"我真是受够你了。你就是没用，就是不争气，什么都做不好。不要以为孩子会站在你这边！我们都受够了。我要跟你离婚！我和孩子都不想再跟你过下去了！最可恶的是，明明是你的错！可是每个人都说是我有问题！没有人理解我！"

她的伴侣看着她，说："啊，我很抱歉，让你这么不开心。我只希

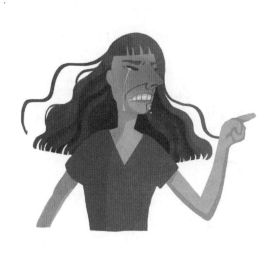
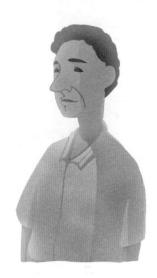

望你过得好好的。你知道，我一直在关心你，一直很爱你。"

这位女士越听越气，一扭头，大步就走了。她用力拉开门，每个人都听到门在后面"哐"的好大一声。

吸引我注意的，不是这位女士抱怨的内容，而是这位男士宽厚的表现和他那时候的神情。

我在旁边，看到他眼角有泪，但是整个人并不激动，甚至是很平静，好像有一丝光亮从他内心透出来。

他转过来，看着我，没有说话。然而，有一种东西在我们之间交流。在那个瞬间，他知道我懂。

我离开之前，很自然，用我在外国生活的习惯，抱了他一下，给他一点祝福——"我明白"。

他，也回抱我。用眼睛，跟我表达感谢。

半年后，我又见到了这位男士。

这回，他主动走过来和我打招呼，说："谢谢你，上次给我那么大的安慰和鼓励。我现在离婚了，过得很自由，可以想做什么就做什么。我前妻家里的情况其实很不错。她从小就被照顾得很好，只是面对人生不太适应，心情也容易受影响。我怎么做都很难让她开心。如果可以，我很希望能帮助她早日走出来。"

后来，又一个巧合，我又遇见他一次。发现他一样很实在，也很斯文，可以感觉到内心的宁静、温柔和快乐从里头透出来。我明白，他已经从人生走出一条路。只是不知道，这位女士什么时候可以走出不快乐。

会在这里分享这个小故事，因为我认为，人最多只能对自己每一个瞬间的意识状态负责——我们最多只能把一切落回"心"，让身心自然合一。

身心合一，念头自然消失，我们倒不需要再做什么。身心合一，一个人自然活在当下，自然把样样都单纯化，也就自然充满喜乐、充满爱。这是最高，也是最简单的意识状态。

我们活在这世界，最多也只能把握每一个瞬间，把自己交给这个瞬间，而接受、容纳瞬间所带来的种种变化。这本身，就是"心"的状态。

不管面对什么困难、什么冤枉、什么委屈，最多也是一个瞬间，把一切承受，也就活过去了。好像神圣的生命有它一个整体的安排，随时会带给我们加持的力量。表面上看来很多不顺利的事，其实，站在整体的角度，这些不顺对我们的生命也可能是一件好事。

不要去抵抗，一切就平静了。

在每一个瞬间，把握住"心"，我们也就勇敢地面对生命的每一个危机。

前一章提到感情的失落，也可以延伸到关系的失落、生命的失落。同样是我们每一个人早晚都要面对的。

接下来，我想再分享一个二十多年前的小故事。

星期天的一个早上，我从亚利桑纳州的一个机场，要赶回新泽西。那是我事业最忙碌、最分身乏术的时候。我急着回去，准备周一主持一个重要的大型会议。

到了机场，发现等候的队伍很长，而柜台的服务速度很慢，前前后后到处都是抱怨的声音。就连我，也在叹气。

这时，后面传来一个洪亮的女声说："It's just a line, It is OK.（只是排队，没事。我们都可以搭上这班飞机的，不用担心。）It's all good.（一切都好。）"

好像受到她声音的感染，前后的抱怨声马上消失了。

对我而言，最特别的——是她的声音和步调。

她的话充满了动力，却又同时带来很深沉的宁静。

就几句话，却有相当大的空灵的作用。

来了，走了。不留一点影子。利落地结束。

我转过身来，第一个反应就是——抱了她一下。抱她的时候，我注意到她四十几岁，身形相当厚实。

进了机舱，我在窗边的位子坐下，发现位子都满了，整架飞机最少有两百多人。没想到，接下来坐到我旁边的，刚好就是这位女士。

她看着我大笑，我也对她微笑。

有趣的是，这种巧合，让我们两个人似乎一点都不稀奇。

"Gayle P."

"John."

自我介绍完毕，我跟她说："从你的声音和宁静，我可以感觉到你这一生经历了很多。"听了我这么说,她也跟我分享她的人生故事。

她说自己离婚了,因为第三者介入,和前夫已经分手十年,女儿跟她住在宾州。五年前,迁居佛罗里达的前夫,在高尔夫球场工作,邀请女儿去球场度假一星期,作为十五岁的生日礼物。

女儿很高兴,她也特别为女儿买了球具。

没想到,前夫接到女儿,才到高尔夫球场,就在停车场遇上一辆小货车。司机喝醉了酒,撞上她女儿。货车上锋利的工具落到女儿身上,孩子当场死亡,几乎身首异处。

前一天,她还兴高采烈充满祝福地送女儿到机场。接下来,她在机场接到的却是棺木。那种伤心和痛苦,很难描述。

在这种无法忍受的巨大痛苦中,她突然体会到无常,从内心最深的层面流出宁静和平安。呼吸变得深长,甚至,突然停下来了。

接下来,她的生命完全转变。一切都安静下来,一切都平安了。

她还是回去当老师,却发现自己一切的烦恼都消失了。

我坐在她旁边,就仿佛听见一位圣人在我眼前讲话。在机场时,就觉得她的声音带着很深的止息的力量。现在,这个印象更强烈了。

她在谈话中,时时流露出一种寂灭的味道。我在机场已经抱过她,这时,我又给了她一个很大的拥抱。

一路上,她没再说话,我也没再说话。

下飞机前,我留了她的地址和电话。此后,每年感恩节或圣诞节,我都会寄给她一封信或小卡片,简单问候。

只要想起她,除了她的人生经历,最让我印象深刻的,就是她平静的状态。

她每年也都回信,简单和我分享她的近况。到了第八还是第九年,她突然写信:"John,我知道你为我担心。不用担心了,我现在找到伴侣，过得很好。"

我后来就没有再跟她联系了。尽管过了那么多年，只要想起她，还是可以回想起当年交流的每一句话。还记得她深长的呼吸，以及宁静。

我们从人生的每一个角落，都可以找到生命的出口。

接受痛苦，清醒地接受，是我们这一生来，最要珍惜的一堂课。

失落越大，相对地，机会也越大。

从每一个失落，无论是感情或生命，都可以找到最高的恩典。换句话说，失落本身就是最大的恩典。

通过形相的失落，我们才可以把真正的我找回来，而真正的我跟全部的生命从来没有分手过。

我们每一个人都是神圣的。

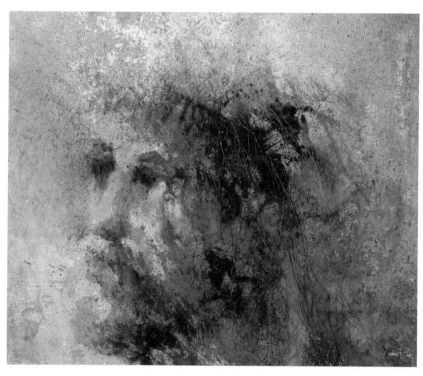

Andrew King, *The Lamb*

　　耶稣被钉在十字架上，承担了全人类的痛苦，还可以从种种的限制跳出来。这就是他
为我们所示范的——最宝贵的一堂课。

8. 神圣的快乐

快乐，是我们的本性，跟人间的好坏无关。最多，我们只能记得快乐。

快乐和爱，我指的是神圣的快乐、神圣的爱，真正而永恒的快乐和爱——是我们每一个人本来就有的。

内心的"在"，自然反映到外在的快乐以及平安。

"在"的状态，本身就是没有阻力、没有对抗、没有沾黏、没有评判、没有问题。是生命整体，通过这个瞬间"这里！现在！"最从容而轻松地展开。

没有阻力、没有对抗，我们也不可能再把生命限制到哪一个角落，或又造出一些结。瞬间，只是变成一个通道，通过"在"，把外在和内在结合起来。

这种全部的意识状态——有绝对，也有相对。有无条件，再加上有条件。无限，加上局限——本身通过我们的神经结构，就成为快乐的感受。是全面的放松、全面的共振。每一个细胞、每一条神经、身体每一个部位、每一个系统，都没有阻碍，都在和内在结合。就像镭射带来的大波浪，让我们把身心投入内在所带来的生命波动，跟着这个波一起振动。

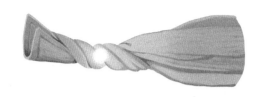

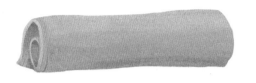

我们也可以称这种状态"天人合一"，不光是带来生命的舒畅和解脱，也同时带来生命最大的力量。

我想用另外一个比喻来说明：我们把毛巾卷成长条，接下来，我们从边上开始扭转，就像左边的图案一样。毛巾的短边，是外在的生命，也就是我们所看到的世界。而比较长、比较大的另一边，也就是内在的生命。长短两端之间，是外在生命与内在生命的连接——就是"这里！现在！"、当下、这个瞬间。

用这个比喻，我们可以明白"这里！现在！"自然成为一个通道，连接两个世界。接下来，我们再慢慢把毛巾松开来，也自然会发现，瞬间愈来愈大，愈来愈轻松，愈来愈没有阻碍，而这个通道愈来愈扩大。

等到完全松开来的时候，它自然回到原点。原点就是整条毛巾，也就是全部的生命。"这里！现在！"这个瞬间，自然和全部分不开，也自然落入整体，化为永恒。

全部的生命全部打开了，也就没有什么解脱好谈的。这，就是我们最根本的意识状态。

这个状态，在外在的世界本身，是通过快乐而可以感受到的。这么说，神圣的快乐就是最根本的状态，最不费力，没有任何张力、没有任何限制、没有任何对抗。

一个人完全快乐，连一个念头也起不来。

一个人完全快乐，每一个细胞跟着共振，每一个细胞都在喜乐的小潮和大潮中激荡。

这本身就是生命，就是清醒而轻松的专注。

每一个细胞都活起来，好像在体内有一个生命，带动出其内的小生命，再带出更内层的生命，全部都是活的。我们一觉察，全部的部位、身体的每一个角落，都活在瞬间。就好像身体每一个部位都有它自己的聪明、它自己的智慧，而想通过喜乐去表达出来。全部的身体、每一个角落都达到一种大喜乐（ecstasy），甚至来不及去描述"快乐"这两个字。

严格讲，这个比喻还不那么正确。首先，毛巾的长边是表达内在的生命，是无色无形，是空、空当、宁静、心。然而，这其实不能用任何具象的客体，包括毛巾来代表。无色无形是不能用时空来描述的。我过去用奇点来表达"这里！现在！"、这个瞬间。通过它，我们才能跳出时间，跳出宇宙的限制。

神圣的快乐，也只是内在和外在的接轨。神圣的快乐，本身就是醒觉，就是自由。而自由，就是内外全面的通透。然而，这种全面的通透、全面的臣服、全面放下一切束缚，甚至名利，在人间看来却是刚刚好相反，可能把它当作重大的失落，甚至是比死亡更大的损失。

内在的接轨，也就是醒觉，就好像接下来这张图，一个人从泥巴挣脱出来，全部制约所带来的念头都消失掉了，全身的重担都脱落了，也就好像第一次重新看到这个世界。

经过了彻底的重生，所有知识、规律、规矩所带来的人间的安全感，也跟着一起失落。

"在"所带来的未知，甚至不可知，自然会让我们进入不确定的状态。站到"在"，我们自然进入生命的奥妙，也充分知道这个奥妙是不可能用局限的脑可以理解的。在人间所看到的，样样都突然不确定起来。

然而，完全跟着生命走，其实不是不确定，只是跟着生命更大的流动所带来的规律在走。它本身的祝福和加持，远远超过人间所能想象。

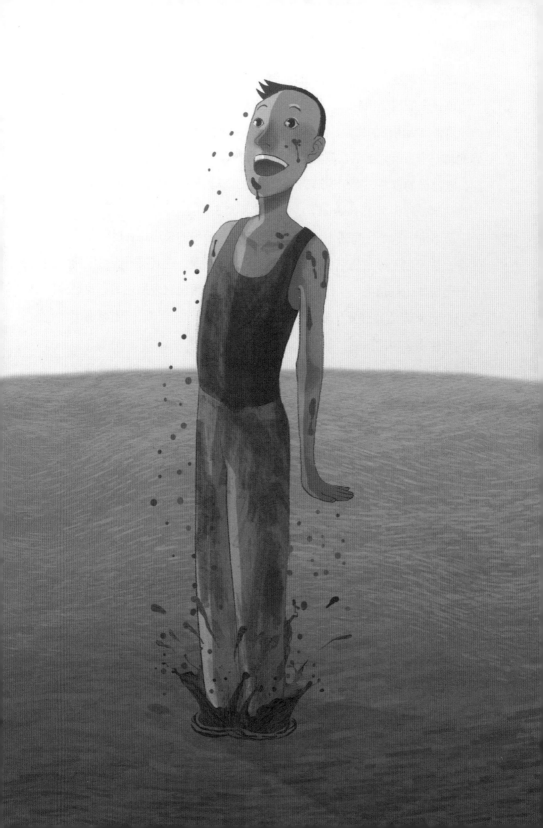

从醒觉的人的角度来看，我们活在这个人间，不断对瞬间带来对抗、反弹、抱怨、不快乐、摩擦，这才是"不确定"——忽略了更大的安排，而任由脑扭曲到一个有局限制约的角落，带给自己和身边的人数不清的烦恼和痛苦。

一个人，全部的快乐、全部的自由、全部的醒觉，不受这个人间的制约。随时活在这个人间，也随时站在另外一个层面。两边都能欣赏，两边都能享受。从两边，都可以得到快乐。

外在的人间，跟全部的生命一点都不成比例。一个人，进入神圣的快乐，就不需要人间所带来的刺激和快感来达到满足，无论是男女、关系、饮食、酒、热闹、音乐、物质，甚至任何互动。

有趣的是，我们每一个人其实都接触过神圣的快乐，不可能没有，其实也就是宁静所带来的温暖的快乐。它跟我们生活的状况，其实没有关系。没有它，没有宁静，也就没有生命。只是我们通过念头的污染，像云一样，把它盖住了。

这种宁静所带来的温暖的快乐，只要有过经验，就很难忘记，会想要一再地把它找回来。可惜的是，我们混淆了宁静的快乐和人间的快乐，自然会在人间去找很多刺激的经验来替代，尤其是通过"动"，想回到最高、最完整的状态，想要去接近神圣的快乐。

有些人，会特别迷恋某种嗜好（饮食、男女、音乐），也是想通过它达到一个暂时性的无思无想境界。这些经验，其实还是靠不住的。

内在流出来的快乐，不是极端而激烈的，不是通过任何物质、任何关系、任何互动所能带来的。虽然通过肉体，我们在人间可以体验到这个快乐，但它其实不属于这个世界。

活在神圣的快乐，生命再也不可能变成一个需要解决的问题。任何两难，也自然消失。

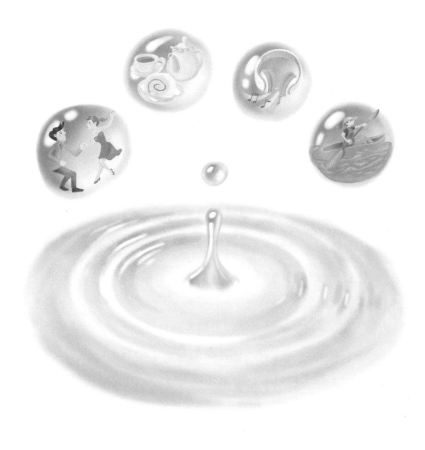

　　有条件的快乐，也就是人间所带来的快乐，离不开"动"或是"做"。它本身是无常的。图中的水滴，代表你我人生的内容或经验，都只是短暂而无法依赖的，不可能永恒。它会生，也会死，早晚都要回到无色无形的海，也就是我们不生不死的"心"或一体意识。然而，我们每一个人还是舍不得不通过种种的经验、通过生命的变动来追求幸福，反而忽略了"心"所带来的快乐本来就存在。只要我们随时回到"这里！现在！"它就在眼前。

一神圣的快乐，是我们天生的权利

神圣的快乐，是"在"的成就，跟任何"动"不相关。

任何"动"，不可能带来神圣的快乐——它早已是我们生命的主要部分。

我们通过"我"不断地想取得、想体验到更多。无形当中，不断地想要更完整的自己，希望生命更圆满。"我"想不到的是，我们很早就拥有一切。就连最高的喜乐，神圣的快乐，也是我们的生命架构本来就有的。

通过关系、物质、知识、互动，我们再怎么取得，永远不可能满足，反而带来更多阻碍。"我"根本想不到，神圣的快乐没办法用语言去推敲，也没办法用任何对立的逻辑来描述。假如有的话，最多只能用"不做"或"最少的做""最少的动""不动"来描述。或是"在"，也就是最轻松、最简单、最根本的生命状态。

正因它太简单，也就如巴巴大师前面所说的"它简单到我们会认为是难"。神圣的快乐，不需要时间就能完成，也从来没有离开过我们。

正因是人间最简单的一件事，我才会说是每一个人天生的权利，是每个人的天赋人权，希望你我都可以把握。

9. 快乐，是一种选择

你要快乐，现在就可以快乐。

不管生活带来任何危机、任何状况，你还是可以快乐。

快乐是我们一生最关键的，每个人也都想要快乐。我想用不同的角度来补充，也让你换个方式，对照自己的理解。

无条件的快乐

你读到这一章开头的几句话，也许会认为它不理性。一个人怎么可能随时快乐，而和他生活的状况不相关、和时间不相关？

我们一般都认为，快乐离不开喜事，或者以为——只有生活状况顺了，或是遇上了好事，才可以快乐。这是每一个人都懂的快乐。我们的一生，早晚都有一些喜事，也许是达成某个成就或目标。不光是自己有喜事会快乐，身边的人有了喜事，我们也会为他们高兴。

然而，这些快乐都还是一个制约的快乐，是有条件的。要符合一些条件，才可以得到。这种快乐，首先离不开生命的状况，也离不开"我"的范围。一般所谈的快乐是站在"我"的角度来谈的，谈的都是怎么满足"我"、怎么成就"我"。或是通过别人的快乐，让"我"有什么感触。

这种快乐，离不开形相。也跟任何形相一样无常，来得快，走得也快，离不开生死。

全部或神圣的生命所带来的快乐，不是这种快乐。它跟任何生活的内容不相关。是从内心或内在的世界所发出来的，是存在的喜悦。

一个人只要完全"在"，完全投入每一个瞬间，这种欢喜、快乐、喜乐，自然变成这个外在世界所可以体验的觉受。这种快乐，是无条件、不合理的快乐。跟任何生活的状况不相关，也没办法用任何语言来制约它。

它并不需要通过时间，不需要通过任何"做"，才可以得到。

前面强调——真正的快乐是无条件的，跟人间的状态不相关，是我们每个人都有的，不需要做什么来得到。我们最多也只能选择它。只要我们选择快乐，快乐随时在眼前。

人间带来的任何经验或变化，不可能取得真正的快乐。我们最多也只能选择把快乐带到这个世界。

我接下来用这几句话，来表达这个观念。

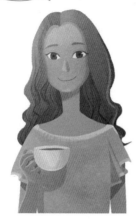

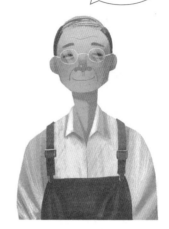

Happiness is a choice, not a result. Nothing will make you happy until you choose to be happy. No person will make you happy unless you decide to be happy. Your happiness will not come to you. It can only come from you.

快乐是一种选择，不是做了什么才有的果。

除非你自己选择快乐，没有什么能让你快乐。

只有你自己能决定快乐，没有谁能让你开心。

快乐，到不了你身边。

只能从你心里流出来。①

---

① 这段话，是朋友寄给我的，和这一章正好相互呼应。我原本以为是古人的智慧，后来才发现是一位住在美国得州的现代人 Ralph Marston 写的。正如我所观察到的，在这个时代，世界各个角落都有人醒觉过来，或正在醒觉中。只要诚恳发愿，希望打住人间制约的循环，把人生告一个段落，其实我们每个人都做得到。

选择快乐，随时快乐，是我们这一生最大的决定。而这个决定，要在每个瞬间——重复再重复。

一般的看法是，快乐是完全靠"做"而来——种种的发生、种种的事件、事情的结果顺不顺、人和人之间的互动、物质的追求和得到、成就、人生的内容、人生的故事。

这种快乐，我们可以称为人间的快乐，本身是通过条件或因果所带来的。这种快乐，不是我在这两本书所要谈的。

反过来，生命随时带来更深层面的快乐。这个快乐，是从我们的"心""在""定""静"自然涌现，跟我们生命的本质是一体而不分的，也就是佛陀说过的"是性安乐"，是我们全部生命的要素。

最多最多，记得快乐，快乐就回来了，因为快乐是我们本性的特质。

其实，还有一个更简单的方法，让我们找回快乐。一个人轻轻松松活"在"，不可能不快乐。只要选择活"在"，一个人也自然选择了快乐。

快乐，就是这样，不需要特别去追求。我才会不断地谈"这里！现在！"这个瞬间活出的"在"，是生命内在和外在的交会点。它每一个角落都"在"，本身就带来全面而脱胎换骨的效果。

这种快乐，是一种平静的快乐，不分别的快乐、不激动的快乐、平等的快乐。我们每一个人本来都有，不可能失去，跟人生任何的内容——人和事物都不相关。

这种快乐，是任何生命都有的。它本身是神圣的。

10. 神圣的"做"

神圣的"做"，也只是从每一个行动，活出"在"。

"做"、任何"动"，离不开这个外在世界，是外在世界很重要的一部分。同时，通过规划（"动"）再加上努力（"动"），再加上行动（还是"动"），希望达到外在世界的目标，而由种种外在的目标组成人生的目的。

我们一般谈到人生的目的，也就是一般人所谓的生命的价值观，或一生最高的追求，都离不开外在世界"做"或"动"的范围，也离不开无常、变化、局限。

所有可以想象得到、可以表达的目标，其实都还在外在世界的范围。

外在世界所带来的任何目标，一般都是通过时间，再加上努力可以达到的。没有一个目标是永恒的，因为离不开这个形相的世界。它本身就有生有死，有变化。从这个角度来看，也不可能带来永久的快乐或满足。

我们仔细观察，一个人通常会被种种目标绑住，为了达成目标，而带给自己相当多的压力和烦恼。达到目标后，所得到的满足感也相当短暂。很快地，又要去找下一个目标来投入。

目标和目的，脱离不了我们生活的阶段，本来就是变动的，所带来的结果也只是短期的。我们通过瞬间，想扭转乾坤，想把一切变得更顺。任何努力，本身就是对瞬间的对抗。希望把瞬间当作一个工具，扭转它，以达成未来的目标。

相对来说，"在"属于内心的层面。只有"在"，是所有生命，包括人类、动物、植物乃至于任何东西、整个宇宙的共同点。只有通过"在"，我们才可以融入全部的生命。也只有通过"在"，我们才可以把生命内在的目的找回来。

而生命内在的目的，也只是醒觉。

严格讲，从内在的生命来看，连醒觉或任何目的都不需要谈。它本身只是融入生命自然的结果。我在这本书和前一本书多次提到的醒觉，也只是表达把外在和内在的生命完全地接轨。

完全接轨了，每一个形相、每一个物质的重要性自然降低，甚至消失。我们才把真正的我找回来。也就没有期待要去活什么生命，反而是生命来活我们。因为生命的内在或整体，是远远超过外在的小小部分。

也只是——我们全部的意识，想观察到自己，想照明一切，想合一，想回到对称。

我会讲这么多，是希望我们也可以把握每一个瞬间，在每一个"动"找到"在"，找到生命的空当，生命的宁静。**让每一个"动"，都成为生命转化的一个门户。**

首先，不再只重视结果或目标，而是重视"做"或"动"的过程。通过每一个行动，让它成为瞬间唯一的任务，将我们全部的注意力集中在它之上。

这就是醒觉的"做"，神圣的"做"。"做"，自然比结果更重要。结果，是每一个醒觉的行动、神圣的行动自然带来的后果。而这个后果如何，也不需要再计较。

通过每个行动，把自己交出来，交给全部的生命，让全部的生命带着我们去"做"。

从"心"出发，清醒地"做"，清醒地"动"

每一个瞬间带来的"动"，自然会决定未来。我们不要带来任何质疑，每一个瞬间带来的"动"，自然变成最高的目的。不怀疑、不质疑，我们自然随时都可以自在，可以轻松。

每一个瞬间活"在"，最多也是从"心"出发。每一个动作、每一个出发点，样样都是从"心"出发，也自然一切都回到心。身心也自然合一。这就是最高的意识状态。

可以每一个瞬间活"在"，随时落在"心"，最后的结果，自然也是最完美的。

这一来，人生的最后一步，已经很早被第一步决定了。

用这种方法简化生命，会发现连外在所带来的生命目的也自然简化。我们不用再去追求人间的变化。最多，只是重视每一个瞬间的意识状态。而任何外在的目的，都失去了它绝对的重要性。

这种"做"，是很享受的"做"，是快乐的"做"，是一点都不费力的"做"，是不受制约的"做"。

不只人间的突破和革新，都是通过这种不费力的"做"所完成的，包括音乐、绘画、观念的突破。连寻常的生活和工作，比如：主厨做菜、理发师为客人打理发型、医师在开刀、护士照顾病人、空服员在值勤、老师在上课、学生在学习、工程师执行项目，只要他点点滴滴用心，完全投入过程中的每一个"动"，不再注意结果，反而带来最好的结果。通过这种神圣的"做"，不光是不费力，而能达到最高的表现，甚至还为周遭带来生命的能量。我相信，这种"做"，我们每个人都体验过，也在身边看过这样的人。

这种"做"，本身也自然是包容的"做"，和自己、和身边不再有任何摩擦、任何烦恼、任何矛盾，也符合全部生命的流动。

它成为自由的"做"。假如可以选择，我们也只会选择正在进行的每一个行动，也不可能不选择它。

在"动"中与生命全面接轨，自然让我们不那么严肃，也不那么在意别人所评价的成败，不会总把任何事、任何话当作冲着自己来的，更不会时时处在生气、紧张、慌乱之中，也不可能坚持非如何不可。

随时活在"心"——守住意识的状态，把每一个瞬间单纯化，本身就随时消除时空的作用。这就是从人间解脱最大的秘诀。

也只有这样，一个人才能不费力完成大大小小的任务，因为他随时都和生命的整体接轨。

不是这么"做"的话，一个人或许还是可以通过努力和规划，多多少少完成一些任务。但过程会带给自己和身边的人很多烦恼，而使得结果不那么圆满。

即使想为整体做点善事，最后的结果还是落入了"我"局限的境界，而得不到周边的人支持与认同。

这些话，其实每一个人都懂，也都体验过。我在本书稍早也提过"心流"的观念——我们每一个人投入"心"，自然发现可以完成不可思议大的任务。而且，是通过无思无想，最不费力、最轻松、最自在的"做"。

无论各行各业——工程师、设计师、学生、营销人员、服务生、科学家、企业家、画家……都可以通过不费力的"做"，而发挥最高的潜能。

我们知道生命本身就是整体，而通过有限的感官知觉看不到整体。于是，我们只能相信它，把自己交给它。

让生命，通过每一个"动"继续这个旅程。跟着它，一起翻转。

这些话，表面上不太理性，其实也只是反映——生命远远更大的层面，不可能通过我们局限的脑完全掌控。

想不到的是，通过"动"，可以找到生命的聪明，或称智慧。通过"动"，我们可以让生命的聪明体会到自己，而把生命的醒觉、生命的喜乐、生命的平安带入每一个行动。

我们也可以同时从每一个行动，觉察到自己好像被过去的制约"附身"。然而，在宁静中觉察到这些，它们也自然就化解或消失了。

醒觉的"做"，是投入、关注每一个行动所带来的瞬间。它是燃烧过去种种习气、种种业障，最不费力也最有效的办法。这么"做"，我们已经让全部的意识通过每一个行动，流到这个人间。而任何"动"，再也不带来任何对抗。

我们一般想不到，就连经验或体验，还是离不开"做"或"动"——

念头和情绪的"动"。更别说人类所有的努力、追求、探讨、尝试甚至思考，都离不开"做"，也离不开"功"的观念。功，本身就是时间或空间的移动。"成为"（伟人或圣人）一样离不开时空——是通过未来或别的哪里，才可以成为。

"在"强调的则是绝对与永恒，不受时空的影响，跟"做"也没有对立。完全契入"在"，没有经验好描述的，也没有体验的人好谈。"在"，无法用语言表达，最多只能点到。

以下的图列出一些实例，供你对照"做"与"在"的观念。

只要仔细觉察，人间所有的经过，任何经验、看法，只要可以描述出来，还是落在"做"或"动"的范围内，本身都是无常。而神圣的"做"，也只是随时把"在"带回到"做"，通过"动"把"在"带到人间。

食
衣　立志　执行
住　表现　创新　　　　决定　　　　分析　　　　动念
行　经营　努力　练习　寻找　　　判断　　　反省　意念　整合
醒　管理　转型　累积　假设　描述　比较　理解　观察　视为　解答
睡　规划　成功　经验　探索　解释　归纳　知道　看穿　投射　成为　突破

接受　觉察　　　　　是
欣赏　解脱　　就是
容纳　成道　在　　存在
臣服　开悟　我
赞美　成就　　我是

喜　期待　追求　功夫　感动　用心　提升　触动感恩　给予　断　爱
怒　享受　投入　锻炼　关注　体会　观想　靠近忏悔　布施　舍　成全
哀　分享　热爱　培养　帮助　灵感　气动　动心希望　功德　离　奉献
乐　　　创作　　　选择　释放　回馈　慈悲
惧　　　　　　　　感受

在这里，再次用"谱"的观念，来表达"做"与"在"，和第二卷第六章《醒觉，还可能再退转吗？》"存在－作为"的谱是相通的。图左最深的红色，表示最具体的"做"或"动"。色谱上方的字眼，比较偏重左脑的"动"或"做"。下方的用字，则偏重于右脑。由左至右，逐渐微细、抽象，直至无色无形的"在"。

无论左脑还是右脑，只要一动念、一感受，只要可以描述出来，都离不开"动"或"做"。所谓的开悟、解脱、臣服，最多是整合了左右脑的理性与感性，再超越左右脑的局限，试着去贴近我们身为人最根本的存在。

然而，"在"既不是左脑，也不是右脑，甚至不是用具体或微细可以描述的。它什么都不是，只是"在"，就是单纯的"在""在""在"。也就是《全部的你》提到的"是""就是""我就是"或"我是"。

我是，不需要是什么，我就是。

食衣住行喜怒哀乐、追求、体会、努力、感受……无法定义"在"，同样地，就连觉察、解脱、开悟、臣服……也无法定义"在"。我们最多只是——在每一个行动，活出"在"。

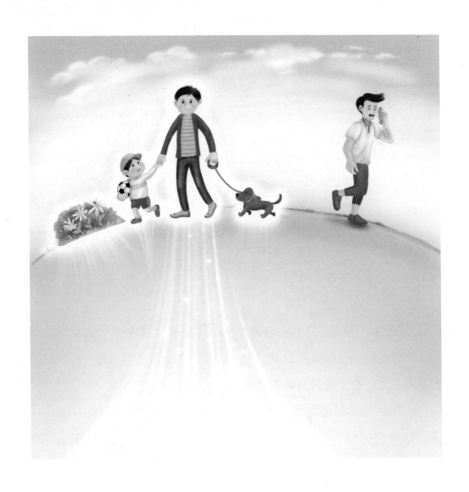

　　通过神圣或醒觉的"做"，内心所发出来的一体意识，在每一个瞬间点点滴滴照明这个世界。这张图，右边的男士还没有和生命的内在接轨，完全迷失在人间。最左边的小孩子体会到内在的光，但还没有整合。左右的植物和狗，和一体意识没有分开，但也没有觉察到自己。中间这个醒觉的人已经完全贯通生命的内在和外在，全面整合生命。对他而言，已经没有内在和外在的分别，不再有任何隔离，不再有疑惑。生命的光从内在（图下）通过他照出来，把醒觉，带到人间的每一个角落。

11. 怎么做，比做什么，更重要

在人生的每一步，可以掌握"心"，活"在"。这一步，就决定了人生的结果，也离不开"心"。

我相信，你我过去被灌输的，与这一章的标题内容恰恰反其道而行。也就是认为结果才最重要，而一切其他的细节，都只是达到目的的方法或过程。旅程的终点，比旅程本身更重要。

人想达成的目的和种种目标，通常要通过未来才会得到。这么一来，自然只把每一个瞬间当作棋子，是为了达成目标而不得不经过的一步。

我在这里想强调的，刚好相反。

最后的结果，不是最重要。比较重要的是——你怎么点点滴滴地活在每一个瞬间。对每一个瞬间所保持的态度——是抵抗它、虐待它、逃避它；把它当成一个垫脚石，踏到下一个瞬间；还是接受它、欢迎它、完全容纳，甚至把这个瞬间当作最好的朋友。

从另外一个角度来讲，其实是过程比结果更重要。

只要投入每一个瞬间，通过每一个瞬间找到空当，自然已经把全部的生命、最完美的意识带给这个瞬间。甚至，通过这个瞬间，这个一体

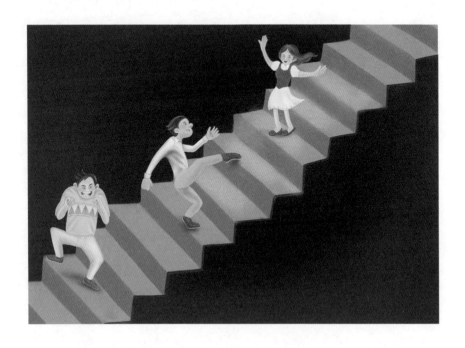

　　面对这个瞬间"这里！现在！"三种不同的态度。这里用楼梯的每一阶当作瞬间，我们可以看到，左下的人对这个瞬间不满意，充满了抱怨，想跟瞬间对抗，反映了我们大多数人面对瞬间的态度。中间的人，态度比较中性，但是一步就踩两阶，好像把这个瞬间当作通往未来的工具。这样的人，随时让人感觉不"在"。右上的人，完全投入瞬间，随时活"在"，接受这个瞬间所带来的一切，把这个瞬间当作最好的朋友。

意识会流入人间。活在每一个瞬间，那个瞬间就是我们的目的。它本身就在活出它自己最高的目的。

是的，也许人间还有另外一个目的要达到的，也许还有种种的目标要完成，但这些目的和目标自然退居次要。在每一个瞬间，我们都可以享受、不费力，让瞬间来活着我们。

这就是我们人生最丰硕的成就。

每一个瞬间，一个瞬间，再一个瞬间，我们不断地活在这种成就。到最后，每一个目标或目的，也自然完成，也自然神圣。

这种观念，很可能和一般人谈的不同。

不同的地方还有一点。我们活着，一直在等别人给一个判定——我们成功与否。甚至，在"我"自己心里，还有一个更苛刻的判定标准。

这些眼光，无论是别人或自己的，还是在一个很局限的意识，是客体意识的分别和比较所制约出来的。在全部的生命，根本没有一点代表性。

自由活在这个瞬间，随时跟全部神圣的生命接轨，是外在世界完全不可能理解的。世间的理解本身在一个制约而有限的状态里打转，通过它，绝对跳不出来，看不到更广的层面。

人间所谈的成功或成就，假如不是通过每一个瞬间和全部的生命同步接轨，走到最后，这些成就还是表面而无常的，只是在过程中，为别人和自己带来数不完的烦恼。这种成功，虽然可以通过努力、用功、种种的"动"而得到，但是站在全部生命的角度，它本身已经失衡，不可能带给我们永久的快乐。

我希望，通过这几句话，带来价值观念的转变。也许，我们可以重新反思——什么是成功、什么是成就、什么是目标、什么是目的。

让我再说明白一点，也让我们一起试试看：**把生命踏出的每一步，**

都当作人生的最后一步。那么，现在所踏的这一步，就成了生命最大的目的，也就是人生最大的目标。也就让这一步，决定一切，决定最后的结果。

每一步，我们都可以找到快乐，找到宁静，找到神圣。同时，通过人生的最后这一步，也可以找到自由。

自由，是我清醒地选择投入这个瞬间。这其实是唯一真正可做的"动"。

在每一个瞬间，我都要重复这个自由的选择。

接下来，面对每一个瞬间，我也只能情不自禁地重复这个自由的选择。

这一步，也就是瞬间所带来的喜乐，跟瞬间的内容其实一点都不相关。

你随时可以快乐。

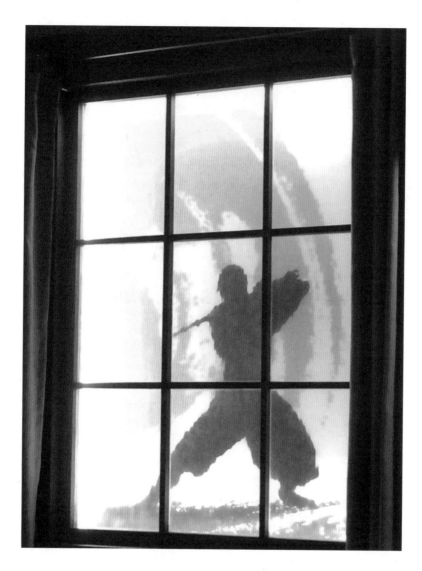

　　一个人就是醒觉过来，还是要随时把握"心"，不断地活出"这里！现在！"让生命单纯化，活出它自己。就像这个带着利剑的日本武士，他随时在观察、在警醒，也就是表达——一个人醒觉过来，仍然时时刻刻通过"觉"观察到自己跟每一个瞬间，随时反省，随时活出宁静。只有这样子，才可以活出神圣的生命。这一张照片，是我在台北一家餐厅见到，印象特别深刻而拍下来的。

12. 享受生命——现在！

只有享受的"做"，不费力的"做"，才可以把生命的外和内全面接轨。也只有通过享受的"做"，才可以把生命的"在"带到人间。

我们一般都认为，生命的快乐，是由生活的内容决定的。我们自然把生活区分成好消息和坏消息，也会认为，通过好消息，才会快乐。好消息，又跟人生建立的目标相关。好像达到目标，或接近了目标，我们才有资格快乐。

快乐，通过人生种种的目标，变成了一个可以追求到的特质。因为难得，所以更要珍惜。于是，我们也就把享受生命，当成了未来的成就，要通过每个瞬间去努力取得。——这种想法，本身就是我们人生痛苦的根源之一。

然而，神圣的快乐，是生命更深层面所流露出来的，只是反映"在"的状态。这是我们每一个人都有，而且随时都可以活出来的。

生命，现在就可以享受。这个享受，跟物质、生命的变化不相关。在任何瞬间，它本身就存在。只要投入任何瞬间，那一个瞬间就是享受。通过任何"动"，也自然变成如此。

只要通过每一个"动"找到"在"，或是更精确地表达——让"在"

浮出来，我们也自然把任何"动"的瞬间变成享受。不需要时间，也不需要费力。

神圣，不是我们可以找到的。它本来就是全部的生命，本身就是"在"所带来的状态。是通过我们，通过每一个"动"，将神圣带到这个人间。

最不可思议的是，这些话，是我们从小到大，从懂事到人生最后的一口气，从来不会听到，也不可能想到的。甚至跟我们一生所听到、学来的，完全相反。很多人连试都不会想去试，不会想去验证。

最可惜的是，每位大圣人都留下这一信息，跟我们的生命也最直接、最紧密相关，却被我们只当作一种比喻。

醒觉的"做"，神圣的"做"，也只是通过每一个"动"来享受生命——"这里！现在！"

享受，当作一种练习

前面提过，快乐或享受，跟生命的内容可以不相关。我也再三强调，"在"的特质就是快乐，就是享受，跟任何"做"没有关系。而"做"所带来的快乐，是人间的快乐，会生起，也会消失。

然而，我们总是要有个切入点，可以从"做"所带来的快乐着手，通过快乐的"做"、享受的"做"，把它轻轻地转成"在"的快乐，而这个切入点也只是通过记忆，让我们记得快乐，回到快乐。快乐，也只是我们的天性。

通过以下的方法，我们可以试着来练习——

一练习

遇到每一个状况、眼前的每一件事、每一个人，内心首先做一个感恩——"谢谢！"

再进一步，用"我喜欢"，带着欣赏的念头，肯定这个瞬间的圆满。

假如说不出口，

再重复一次"谢谢！"只是在心里快乐地带出感恩或欣赏的念头。

碰到样样状况，甚至不好的事，

继续肯定、继续接受、继续感谢。

不断在内心涌现——

"谢谢！"

"我愿意接受！"

甚至"我可以享受！"

"我可以享受地接受。"

"再让我选择一次，我也自然会选择这件事。"

接受，再接受。

甚至，享受地接受。

臣服地接受。

继续用这种方法练习，可以选择让你有感觉的字眼（接受、容纳、享受、包容、臣服、快乐，让我选，我也只会这么选，感谢宇宙的安排……）。

自然会发现，无论眼前有事、没有事、好消息、坏消息、高峰、低谷……

我的快乐，其实和人间的状况不相关。

从任何人间的角落，我都可以回到快乐。

即使眼前要处理表面看来不好的事，

甚至看来很糟的坏事，

但内心自然有一团平静，可以把任何瞬间包容起来。

享受瞬间，也自然就跟任何条件无关。

合理，不合理，你都可以快乐。

一用"心"来"做"

我这里所提的"心"或"在"的观念，其实古人很早就有，才会采用各式各样的语言来表达这个领悟。

比如说，我们会讲"用心""关心""开心""诚心""细心""专心""心平气和""心旷神怡""心领神会""心心相印""心满意足"这些词都是在表达"心"的状态，或是"在"的作用。

同时，我们也会用"担心""心不在焉""不用心""粗心""心虚""失心""分心""心碎""伤心""哀莫大于心死""心口不一"来表达失衡——"在"和"做"的失衡。

13. 进入"心"，生命的能量自然爆发出来

醒觉，带来生命最大的能量。就让它，流过你吧。

假如我们用"场"的观念来描述生命，那么，它也离不开能量，离不开能量的流动与转变。

意识，也是如此。从一体意识进入一个局限的意识，自然也离不开"动"或能量的转变。

全部的生命，或全部的意识，其实是通过形相——我、你、这个世界——想把自己活出来，想观察到自己。醒觉，也只是——通过我，宇宙醒觉过来。通过我，生命观察到自己。

每一个"体"——肉体、情绪体、思考体、萎缩体以及更细的意识体，一层一层都离不开能量。外界来的信号，通过能量才能转成我们情绪的反应。情绪的能量大，自然在身体上造出种种反应甚至反弹。流不过去的能量，则在某一个角落或某一个体卡住，造出能量的结。

能量的结化为制约，让人在其中打转，转不出来。

通过醒觉，也只是把每一个能量结解开——包括情绪、思考、念头、其他意识带来的结，让生命的能量自由地通过。

自由地通过去，生命的能量自然会灌进每一个细胞，也让每一个细胞活起来，在欢喜的状态下，活下去我们的人生。

这种生命的能量，是通过宁静、空当转达出来的，让我们跟更深的层面结合。我想表达的是——针对任何问题、任何系统，一定要到最深的层面，也就是跳出问题所在的层面，才能带来彻底的突破，甚至足以成就典范的变迁。

所有过去的圣人所留下的话，或人类的种种突破，包括诗、艺术作品、伟大的创意，甚至有改变历史之能的重大革新，都是通过这种宁静带来的另一个层面的深度，再加上生命的能量所完成的。

最有意思的是，人间会认为这部作品是不可思议的伟大。然而，对作者而言，他是轻轻松松投入这个瞬间，毫不费力完成的。古人用"神来之笔"来形容，就好像是这个作品在完成它自己。

人可以创出伟大的作品，这是一个表达生命能量不可思议大转变的实例。然而，一个人醒觉过来，其实也不会在意什么生命能量，更不会在意需要完成什么任务，要完成什么传世之作。当然，也不会再有非做点什么、非要有什么成就的冲动。

他只是在平安的状态下，跟整体的生命共生存。

他同时，活在生命里，也让生命活着他。

点点滴滴，他在每一个刹那，都体会到生命最高、最深的层面，从来没有跟它分手过，也不会在意要拿它做什么。

有些醒觉的人，会避开人间。也有些醒觉过来的人，继续在世间低调地做点事，不见得让人知道。有趣的是，这些种种的"做"或"不做"、"突破"或"没有突破"，跟他都不相关，他也不会为此烦恼。对生命，再也没有任何期待。

这种生命的能量，本身是通过对每一个瞬间的容纳、对每一个瞬间的臣服而自然流出来的，才能渗透到这个人间。

也就那么简单，甚至，不可能比这个更简单。

只要可以完全接受这个瞬间，接下来，也没有什么好再追求的。生命内外也就接轨，也就通透。生命的能量也自然爆发出来。

　　这种能量，不光带来喜乐，让我们享受人生，同时带来活力，让我们有热情去完成一些任务，而这些任务并不是通过人为的规划而来的。最多只能说——灵感到了，或说，是生命交给我们的。

　　一个人醒觉，也就好像生命的蓝图突然交到手里，跟个人不相关。通过每个"动"，生命的能量自然让人完成一个更大的蓝图。在这个过程中，不见得需要对整体有一个最终的理解，也不需要对它有什么质疑。

　　这是最不可思议的，也是我不断在表达的——生命来活你。上帝来活你。也只能让上帝继续活你吧。其实也从来没有离开过。

　　只是，不再有一个"我"去活生命，或想完成任何目的。还没开口，生命的目的已经完成了。

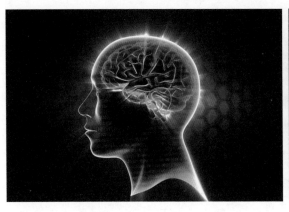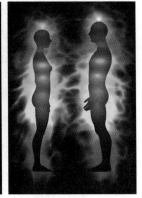

　　左边这张图，通过光，来表达生命的能量（*prana*，"气"）。气流通，一个人自然健康、舒畅，没有念头。右边这张图，用不同的颜色来表达各个脉轮所带来的能量转变。我们可以把脉轮当作意识的交会点或门户，是意识接触或进入肉体的接口。然而，连这些微细的脉轮都离不开能量的转变，同样离不开"动"。有意思的是，每一个脉轮通了，一个人自然活在"这里！现在！"

最多，只能让生命的能量，通过每一个瞬间流经我们，也不再需要做任何抗议。放过每一个瞬间，生命的能量自然流通过去。我用左页两张图，来表达这种领悟——我们人都是光，都是能量体，人体的穴道都可以接受这种生命的能量，完全没有任何阻碍。生命能量流通每一个气脉和穴道，自然带给我们快乐、爱和平安，而气脉流通，念头是不可能再起伏的。这个神圣能量可以贯通每一个体，照明每一个角落，也通过每一个角落照明到这个世界。

有一次，我在演讲后为读者签名。等着签名的人很多，我很认真地埋头一个个签名。每签一本，也抬头看一下眼前的脸庞。

一个小孩子的声音传过来，一个字一个字地说："伯伯，我以后也要好好读书，像你女儿一样，上大学，念哈佛。你可不可以教我怎么完成我的梦想？"

我马上抬头看着他，拍拍他的头，问他叫什么名字。接下来，我看着他，讲了以下这些话，其实是想跟站在他后面的母亲对话——

这些其实都不重要。千万不要为了好大学这类人生的目标去活一辈子，只会带来烦恼和失望。最重要的是，每一天、每一件事，都快乐、都轻松。快快乐乐活在这个世界，比较重要。任何其他的目标，相对都不重要。

现在想想，我其实还想再说一句话——"心"最重要。活在"心"，回到"心"，跟"心"随时合一。这才是最重要的。

"心"带着我们走，一个人自然会快乐，会心满意足，带着满满的成就感，轻轻松松地活在"心"，这就是我们最高的意识状态。

14. 醒觉，走出整体的失衡

生命全部的意识，也只是想通过地球整体的醒觉，而可以观察到自己，也同时照明这个世界。

探讨生命的能量和人类的演化，也就是为神圣的整体做准备。神圣的整体，也表达对地球未来的期许。毕竟，人类从来没有这样的机会，可以整体同步翻转，同时醒觉。

只要醒觉的人的存在，达到一定的关键量（critical mass），一夕之间，地球也就跟着一起醒觉。关键量所引发的集体转变，是通过整体和个人的生命场所共振出来的，这一现象在各个领域都观察得到。

让我再用另外一个角度来解释。

一个信息或理念，在人间潜伏了很久，只有少数人知道。然而，好像只要受众达到一个关键的数量，突然之间，就成为主流。也就好像这个信息或理念，经过了一个转折点（turning point）、转折点（point of no return）或数学上的反趋点（inflection point）突然爆发出来成为流行，再也回不了头。集体要达成这样的转变，这个点的门槛

比我们一般想的更低，最多也只是几个百分点。

　　这也可以用来描述经济现象，比如前几年的金融风暴。当时第一家银行倒闭引发的债务或损失，就整体而言是不成比例的小，却造成了刹不住车的全球危机。市场上的供应和需求也一样，些微几个百分点的供不应求或过剩，就可以让价格大幅提高或暴跌。

　　回到"在"所带来的醒觉，可以说是一个由全人类造出的"意识网格"（grid），也就像本书第三卷提到的缆车，只要搭上去，随着它转化的力量，个人自然跟着一起转变，同时加快整体演化的步调。

　　这个观念，和佛陀所说的 *sangha*、僧伽、僧团有相通之处。也有人用 master mind 这个词表达——同样频率的人通过共振，组合出一个更有效率、更有威力的圈子。就整体而言，地球和整个宇宙目前意识转变的力量，正在推动人类的演化。这股醒觉的力量，不是任何人可以阻挡。更有效率的方式，也只是跟着投入。

　　整体的转变，是不生不死、未曾化现过的一体意识，想要延伸到有形有色的宇宙。通过宇宙的每一个角落，包括我们，一体意识想对自己做一个反观，观察到自己。而我们最多也只是搭上这一趟缆车，顺着它走，也就抵达了。其他的什么，都不用做。

　　然而，也就是在同一个意识转变的强力推动之下，两极对立的现象愈演愈烈。只要观察个人、家庭、社会、国家、全球的关系，都可以观察到对立或隔离的现象。比如说，几乎每一个人都活在一种抑郁中，与生命本质的隔离已经接近严重的病态。倘若我们无法接受瞬间，甚至把瞬间带来的一切当作敌人来对抗，这种对抗只会火上加油，扩大个人的烦恼和整体的痛苦。

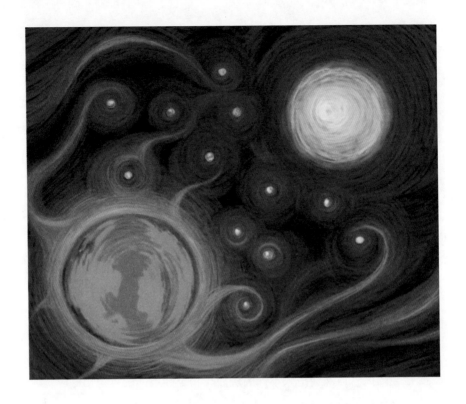

　　通过这幅图可以看到左下的地球在振动。地球、星星、太阳和宇宙都在振动，都在快速地演变。我们活在地球，自然受到影响。这个振动非让地球醒觉不可，而我们最多也是跟着地球一起醒觉过来。其实，什么也不用"做"。

我们可以从另外一个角度，再仔细观察。

以网络带来的信息取得方便性来说，样样都变得透明，便于我们利用各地的各种知识。然而，透明化本身就是一个两极对立的来源。一方面，追求透明，我们失去了隐私，人人都缺乏安全感。此外，虽然透明化让每个人有机会表达意见，让整个社会更有连接，可惜的是，这些意见往往负面居多，于是怨气也在个人与个人之间加速传播，而在人间扩大、荡漾开来。

一连串的负面气氛，经过传播，很难不变成一个社会的风格。负面的氛围引起社会负面的趋势。我们在这种环境下生存不可能心安，更不用谈解脱。

通过整体的醒觉，这个社会的风气自然会有很大的转变。现行许多不合理的架构，无论教育、人和人之间的互动、社会结构和价值观念，都自然会改变。

社会的风气自然会进入不同的层面，和更高层面的意识相呼应。根据这些转变，人自然开始重视"在"，而不是只通过"动"去表现、去成就，也不会只发展外在，而会发现内心的平衡一样重要，甚至更重要。

人跟人之间，自然会比较公平、平等、和谐而有向心力。

教育体系自然会跳脱标准化的框框，考虑每一个人不同的能力特质、兴趣与性格。不会将同一套教学法强加到每一个人身上，也不会只用能力测验的结果，来代表学生全部的理解，还为学生排名定序。

我们过去通过这种方法，确实带给极少数的同学鼓励，却也很遗憾地将"不达标"的大多数人判定为失败，而让人带着这个标签，以为这就是自己的一生。

有意思的是，从整体的角度来看，人类极端的苦难，再加上个人的危机，好像在准备让我们非面对这个整体的失衡不可——通过清醒的受苦，彻底转变人类整体的萎缩状态。

以往，是通过死亡、失落、重大灾祸等人间的悲痛和苦难，销融了形相，醒觉才可以从人间透出来。而这次的不同在于，即使在生活的极端忙碌中，还有机会看到醒觉透出来。

这是相当难得的机会，也是人类整体的福报。人类经过千万年的痛苦，走到这个不同凡响的瞬间，也只能好好把握这个大解脱的机会。

然而，要留意的是——这种大机会，也带来大的危机，也就是两极化越演越烈所造成的撕裂。

在这个时点，也只能把瞬间简化，通过每一个瞬间，活出全部的生命、神圣的生命。不要再对任何一个瞬间带来对抗、摩擦、反弹，就可以避开即将到来的一连串的痛苦。

把这个瞬间当成最好的朋友，也就可以避过整个人间、地球所要面对的大危机。别忘了对称的法则——对瞬间友善，它反过来也对你友善。就像对别人友善，别人也会对你友善。辅助别人成功，甚至欢迎别人成功，很自然，自己的成功也在眼前。

相对地，错待，甚至虐待这个瞬间，它反过来也不会友善，甚至加倍地带来烦恼。就像对周遭不友善，周遭对你也不会友善。

面对人类最大的转机，说到底，也只有一个方法——Be Yourself。回到自己，轻轻松松存在——把每一个瞬间简化，把它变成瞬间最大的目标，也是人间最大的目的。相对地，任何其他的目标，自然退居次要。

> 比如说，走路，就走路，没有其他的目的。
>
> 也可能，走路，是要到哪里。目的地本身，不是最大的目的。
>
> 也许达到了，在达到的那个瞬间，才变成最大的目的。
>
> 写文章，"写"，也就是那个瞬间单纯的目的。
>
> 文章，不是那个瞬间最大的目的，而是次要的目的，要通过时间才可以完成。
>
> 这样，一路走下去。瞬间和瞬间之间也自然凝聚起来，完成所需要完成的任务。我们最多在每个瞬间落到"心"，活出最高的意识状态。我们从来没想过，这个最高的状态其实是最轻松、最不费力、最根本的。
>
> 一般人想不到的是，大的突破，都是通过单纯的小小的瞬间可以完成。头脑越不去干涉，所完成的结果，越是不可思议。

活在这个瞬间，也就把自己诚恳、老老实实地交给这个瞬间，自然没有时间或空当去想其他的目的。用这种方法去面对瞬间，整体也就醒过来了。

一 心理层面的时间

时间的观念，离不开分别。头脑分别的能力要演进到一个极端的地步，才可能发展出时间的观念。这是人类或任何生命在有形世界的演化，所必经的一个阶段。

矿物和植物尚未从一体意识分开来，不会意识到自身的单独存在。动物最多也只是把自己投入一具身体，尚未发展出时间的观念。人类除了投入身体，有一个身体的"我"，还造出一个念头的"我"。

甚至，为了进一步区隔这个念头的"我"，人们用尽各式各样的方法，让"我"从周边突显出来，包括在心理上发展出时间的观念——通过一个虚的过去和未来，就连自己都可以跟自己做比较。于是，"现在"可以和"过去"比较，还可以和"未来"比较——过去的"我"、现在的"我"、未来的"我"，如此不断地比较，"我"于是更坚固了。自我形相（self-image）也就是这么来的。

从心理层面的时间产生一个"动"的观念，结合"动"与"时间"，再衍生出种种"功"——追求、功夫、努力——的观念。到最后，非但努力离不开"动"、修行离不开"动"，就连醒觉也离不开"动"。一个人必须通过"动"才可以醒觉过来。

这是人类集体心灵演化至今才有的现象，是抵达演化最后阶段所必须走过的，而且必须要走得彻底，才可以跳到下一步。

从一体意识的角度来说，醒觉不需要时间，然而，集体演化到了这一个阶段，非要经过"动""时间"的观念，生命才有醒觉的可能。

所以"动"发展到现在这种极端的阶段，通过生活的快步调、信息爆发性的成长与传播，几乎每个人都一心多用，同一时间做好几件事（multitasking），到了很难安顿身心的地步。然而，这样极端的"动"，虽然为人类带来很大的不安、对立和危机，而且凭人类自己无法克服，但我们要走出一条路，也不离"动""时间"。这个人类最大的悖论其中不只含着矛盾，却也带来最大的转机。

反过来说，任何生命，只要有时间的观念，早晚都会醒过来。正因如此，我才不断强调，人类必须走过极端对立的演化阶段，才可以有这种集体醒觉的机会。

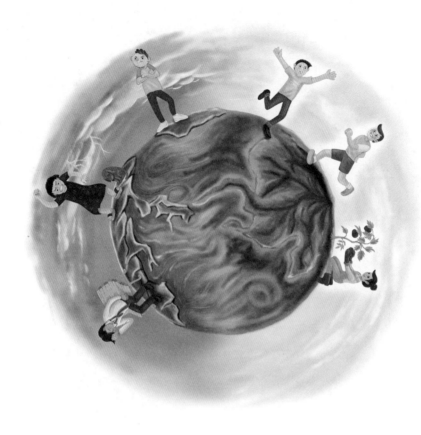

目前极端的隔离、对立、压力——让我们整体都不快乐，却也是人类醒觉最大的机会。这张图画出我对未来地球的期待——从这种极端的危机，人类整体走出一条路。接下来，人间的一切价值观，都会彻底翻转。

图左代表人类目前集体的昏迷状态，包括左下烦恼抑郁的男士、中间愤怒的女士、左上愤愤不平的男士，都是在生活中很容易观察到的。右边三个醒觉的人，则无论做什么，都把内心的光带到人间，照明这个世界。

一快乐的学习，是最有效的学习

这一章提到，醒觉的整体自然会在人类的种种领域带来变革，包括教育。我也认为，年轻人的教育是下一代意识转变的种子。

我们回头观察，自然会发现，所喜欢的领域、课程、学科，都离不开当初学习的状态。再进一步观察，最喜欢的课，也都是在最快乐或最放松的状态下接触的。有时是通过一位好老师，也许是他的表达方式或个性，让我们感受到温暖，得到正向回馈，在脑海中带来安全感，也自然带来兴趣。兴趣培养专注，而专注会回过头来加强兴趣。这么循环下来，我们自然成为这个领域的专家，而能在种种考试、表达、应用中发挥。

反过来，我们会怕某一门课，通常也跟那门课或老师带来的紧张和压力有关。有时候是过度强调考试成绩，有时是教法让人难以投入，而自然对学习反弹。有些课程或老师的状态，本身就带着一种萎缩，光是回想，都让人不自在。

我们通过自己的学习，就会发现，在最轻松时所学到的一切，自然和心比较近。那种放松的感受，是我们一生中都会自然想更接近的。相对地，很少人期待紧张或不安全感。这种状态跟我们生理的健全并不兼容，会带来情绪的萎缩和身心的失衡，造出种种慢性病，或让已有的疾病恶化。可以说，这些状态就是这个世代的文明病。我在《真原医》也花了许多篇幅来探讨。

懂了这些，作为教育家的我们，自然会采用截然不同的观点——不会再强调标准化的制式教育，不会再以狭隘的考试、纸笔测验来代表学习的成果。我们会自然重视一个人天生的完美，也不会把成绩当作一切。

人生的学习，是通过多重的层面、各式各样的方法而可能达成的。愈轻松，愈不受限于某一个既定的方式，自然带给孩子安全感，而让他能安心投入一生。

这才是最好的培养、最好的人生准备。这样的孩子，成年后也自然不会投入恶性竞争，不会只为了强化"我"而去取得物质或达到目的，自然会在"在"与"动"之间，找到一个平衡点。

我多年来，也通过许多有教育理念的朋友，包括教育、医学领域的同事，表达我对全球教育（神圣的教育、"在"的教育）的关注。如果要给孩子全面学习的机会，不能只着重于技术层面的钻研（"做"的教育、"动"的教育），更有必要让孩子浸淫在文学、哲学、道德、艺术、社会学，甚至宗教等种种领域。也就是强调各个领域"在"和"动"之间的平衡。

想帮助孩子找到值得投入一生的方向，应该还有很多比"一试定终身"更好的方法。举例来说，我总希望每一位同学都参加社团，毕竟课外互动和活动的重要性，是不会输给课堂学习的。（同事们依这个理念设计了"社团100"方案。）

我多年来，也大力推动读经朗诵，通过圣人留下的经典，将生命更深的层面带给下一代。我听到和亲眼看到的成果，也只能用不可思议来形容，但愿有一天能和大家分享。

虽说是不可思议，其实也没有什么不可思议的。只要我们跳出局限的意识，不可思议也只是神圣的生命。

15. 在人间，踏上神圣的路

只有踏上神圣的路，才可以看到神圣的路标在等着你。生命送来那么多神圣的路标，也只是希望你踏上这一神圣的路。

我在《神圣的你》一书中带来的都是路标。《全部的你》所带来的也只是路标。全部的路标，都只是想帮助你踏上你个人神圣的路。

"神圣的路"，指的是一生所要活出来的目的。而这个目的，只有你心中清楚。这两本书最多只能带出来路标，当作向导，再对照你过去一生的价值观，看看是否需要调整。

或许，需要很大的调整。最后，这还是你自己的决定。

无论遇上多少路标，最后，还是要亲自踏出第一步。

这第一步，比任何人想象的都更简单。假如有任何费力，那么，这条路也就不同于神圣的路，还落在作为、追求、"我"的范围。这两本书所要表达的，也只是"存在"的"在"。但愿每一个人都能回到生命最根本的状态。

这个生命最根本的状态，本身是最轻松、最快乐、最平安的状态。是我们生命最基本的架构，最简单的架构，也是最原初的架构。

"在"的状态（state of being）本身就是——喜乐、爱、平安。很有意思的是，这些状态是本性的特质，是绝对的属性，绝对的特质，而不落入人间的二元对立。人间没有任何特质与它们对等，也无法作为对照。

相对于"在"所带来的永恒，人间的喜乐、爱、平安则是无常，是"我"所产生的，本身就是制约，离不开萎缩体所造出的种种"受"，也离不开我们所"要"、所"贪"、所"做"的范围。

前面也谈过，只要萎缩发作，我们自然带给自己一连串的负面念头，而加强了萎缩。这么一来，萎缩反而成了人和人之间的共通的交流接口，只有强与弱的分别。

别忘了，萎缩离不开情绪，而情绪是来扩大并加快"念头→神经→肌肉"反应速度的机制，本来也是提高生存效率的反应。只是它的反应速度太快，根本成了我们面对任何状况的立即反应，进入了潜意识，成为人类面对这个世界一个很本能的窗口。

萎缩彻底地沉入了人类的潜意识，我们也就自然随时都在抑郁、窝囊、不快乐中活着。不仅自己不快乐，无形之中还把这个不快乐带给周边。这才是我们人类真正在传递的"遗产"——通过历史所留下来的心理状态。

仔细观察，自然会发现人间和自己也是如此，也就自然看到我们这一生的习气。

我们几乎都认为自己是受害者，而随时都在怪别人。不光是怪身边的人、家人、妻子、先生、伙伴、伴侣、同事、朋友，还会怪所有的人、怪罪人类整体，也怪自己的命不好，怪老天爷不公平。最不可思议的是，怪罪自己。

看清了"我"带来的错觉，首先会发现——我们其实不是受害者，别人也没有什么好怪罪的。人类个人和集体都有严重的疾病，是这个世代的文明病——集体无意识的昏迷。也就好像临床上的精神病患，我们不可能去责怪他，因为知道那些念头和行为是在疾病的状态下产生的，只能同情，而希望给予帮助。

站在医学的角度，"疯狂"也就是psychosis（精神病），不同于neurosis（神经症）。从临床的角度来说，神经症是当事人还有病识感，知道自己不对劲。精神病患则是已经和现实脱节，没有现实检验的能力，也不知道自己生病。

用这种定义来观察人间和"我"，自然会发现——"我"其实是相当严重的病态，是虚妄的念头所带来的错觉。不光把这个错觉当成真的，还通过它，带给自己和身边的人各种伤痛。从整体来说，这是不可思议的错觉。但它，也就是"我"，并不知道。假如，它能观察到自己是个错觉，我们早就醒过来了。

此外，再加上集体的"我"（collective ego），一样看不到自己是个错觉，才带给人类那么多悲惨、残酷、不公不义。假如集体的"我"能看到自己，那么，人类整体也就醒觉了。

这种病态的疯狂，通过个人和集体的萎缩，自然把这些虚妄的念头，通过情绪，扩大到身体每一个细胞，自然让身体跟着不健康。不快乐的心病，也就成了真实的疾病。我们个人和集体的萎缩体，不只成了我们认识真实的过滤网，还造出了我们所经验到的现实。

一个人醒觉过来，也只是这样子看人间。有时会笑，有时会哭。即使知道人间的疯狂不可思议，最多也只想尽量帮助——通过他自己的生命场（"在"的成就），把全部生命的一体意识带到人间。

神圣的路，也只是跟生命接轨。也只是在每一个刹那，每一个瞬间，都不断地做人生最大的一个决定——容纳当下这个瞬间。跟着它，一起活起来。把它当作自己最好的一个伙伴。这种决心，不需要时间，不需要到别的哪里。

"这里！现在！"就可以做到。

勇敢地走在这条路上，会发现宇宙整体都会来加持，带来数不清的路标，享用数不完的奇迹，捎来种种的方便让人度过。

是的，人间还是有痛苦。在这个路程中，可能还有很多不顺的事发生，让人有时失望，甚至泄气。

但是，还是要知道，我们离不开生命，生命也离不开我们。

通过每一个瞬间，也只是跟全部的生命接轨，知道人间的不顺、不公平、不应该，不一定是如此。站在整体，其实没有什么不顺、不公平、不应该。它本身有一个整体的安排。只因我们在人间不可能看到全局，也不可能理解。

走上神圣的路，一个人也只能诚恳地相信它，知道这个宇宙不可能犯错。这么一来，第一步就踏上了神圣的路，也就变成最后一步。无可区分，也无须分。

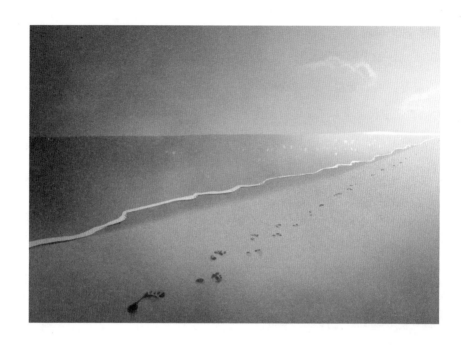

神圣的路，没有人在走，也没有路被走，甚至最后也没有路好走。只剩下走，醒觉地走。

第六卷　神圣的低语

倘若读到这里，不光没有质疑，可以认同，还可以感受到一种安慰，甚至是一种安心。其实已经跟全部的生命，神圣的生命有一种认定。不光是认定，已经上路了。

神圣的全部生命，不可能再走回头路。接下来，生命再怎么不顺，再怎么孤独，都会有勇气继续走下去。对过去，不会再有任何后悔。对未来，没有任何期待。

活在每一个瞬间，这个瞬间也自然变成人生最大的目的。

接下来，走这一条路的过程中，会在每一个角落听到奇妙的低语，为我们加油，带来种种的祝福。让我们建立自信，充满着希望、充满着喜乐，也充满着爱、充满着平安。

这些低语，我们会发现已经不只是路标，它本身就跟成功分不开了。活在神圣的你，才可能听到这些低语。我们投入了，接下来，已经不需要任何路标来引路。我们，就是引路人。

在每一个角落，遇到的人、遇到的东西，自然让全部神圣生命的光，通过我们照出来。不但让自己和神圣的一切接轨，还会带给周遭一个通道，和神圣的一切相连。

卷名页摄影
殷允芃·2007·澳洲

1. 神圣的奇迹

没有一件事是偶然的。

生命混乱无序的表面，只是反映一个更深的规律，是我们人观察不到的。

我们通过局限的脑，自然会认为这个世界和人间有一个独立的存在机制——一个因带来一个果，而这个果，再成立接下来的因果，环环相扣而无尽延伸。要有一个 A，才有一个 B；有一个 B，才有一个 C⋯⋯才会有接下来的结果。

针对每一个东西、每一件事之间的联系，我们都认为可以"合理化"——可以归纳、分析、做一个妥当的解释。这自然让我们建立一个因果律（law of causality），认为样样都是人脑可以理解的。

通过科技的发达和科学的验证，人类往小可以更小，往大还可以更大，快可以更快。这些成就自然让我们认为这种道理是正确的，也同时认为——一切都要站在一个"客观"的角度来做解释。

其实，物理学的发展，尤其量子物理，早就知道没有"客观"，也没有"绝对"。爱因斯坦也早就证明，在时空的范围内，没有一样是绝对的。而未来的物理学一定会证明，没有常数（constant，常）这回事。

就连光的速度，都不是绝对的。它本身在种种比较的平台，才可以成立。而它的任何绝对性，假如有，也只是在一个体系下（比如时空的架构）才可以立足。站在量子物理学的角度，观察者绝对可以改变观察的结果。

这些论述，仍然不离脑局限意识所造成的限制。

轻轻松松把意识移动到整体、无限大、人人都有的意识，种种争辩自然会消失。我们所称的 fabric of reality，也就是现实，其实只是整体的一小部分，甚至应该说是小之又小不成比例的一小部分。

我们最多是通过这个瞬间，取得有限的感官资料，怎么可能任由这些资料代表整体？我们所称的现实，也只是生命整体通过这个瞬间流露出来的片段，经过脑的错觉的处理而得到一个"动"，并衍生出时间的观念。如果没有"动"，怎么还有时间的观念？

通过时间的观念，我们自然会建立瞬间和瞬间之间的连贯性，才足以得到因果的观念。而且还可以有一个未来，供我们投射。

然而，我们怎么也没想到，只要通过瞬间，跟生命的全部接轨，自然不再自己造出任何阻力。只要不跟瞬间作对，生命的全部也就自然带来种种的信息，种种的现象，帮助我们完成这趟神圣的旅程。

一开始，我们局限的脑还会希望为这些不可思议的"巧合"做一个解释，希望用局限的逻辑，找个说得过去的理由。有意思的是，一个巧合，再一个巧合，只要我们不断地停留在瞬间，"巧合"也自然变成普遍的状态，在每一个角落都可以生起。

我们会发现——我们跟任何生命，不管是植物、动物都可以沟通。连不动的死物，比如，矿物，也有更深的意识，只是不同于我们分别、思考所用的局限意识。

于是，我们突然从局限看到无限，从无常看到永恒，从"有"看到"没有"。仿佛生命再也没有什么局限，可以把我们困住。每一个角落都突然带来"在"。而这个"在"，或是宁静，可以流入每一个所及之物。

这么一来，生命就变得真正有趣。我们也自然没有什么问题好问，没有什么目标好追求。

活在未知，甚至不可知——虽然别人看来，是不确定，但从我个人的体验，却是欢喜。不光欢喜，还能从每一个角落，随时接受生命的奇迹。让生命种种的奇迹，带着我，面对生命。

我们也会突然发现，所谓生命的巧合，是一个大误解。"巧合"这种说法，本身不过是从反方向来表达——事件和事件之间应该要有一种连贯性。所谓的"巧"，就是在表达这是一种不寻常、不可解释的异常。倘若事件与事件之间，失去了连贯性，我们就没办法区隔什么是因、什么是果。

好像局限的客体意识，非得通过区隔、分别、比较和判断，对这个世界、这个生命得到一个我们认为理性的解释，才可以放过它。却同时也忽略了——这个全部的生命是整体，没有分过，也不可能区分。

然而，我们非要用头脑去抓一小部分来套。然后，在这一小部分，通过对立，再做一个细分。

所以，我们一切所"理解"、甚至可能"理解"的，对整体而言才是不合理，才是虚的，才没有代表性。只是通过我们的逻辑，所创出的虚拟实境。

懂了这些，我们会突然爱惜任何生命，并且负起对生命的责任，绝对不可能伤害别人、伤害生命。充分知道，自己只是全部生命的一小部分。伤害别的生命，也只是在伤害自己。

跟生命接轨，达到同步，也自然不会为任何奇迹大惊小怪。奇迹本身，其实是生命的主要部分，反而是我们通过局限的脑，还想限制它。

接受神圣的生命，也就像一个小孩子，第一次看到这个人间。样样都新鲜，样样都奇迹、样样都可能、样样都可以变通。生命，全部的生命，其实在等着我们发展。等了不晓得多久，终于等到人类发展到这个地步——一个最完整、最不可思议的状态，也就是现代人的脑。人类的脑是不可思议的聪明，有着不可思议的创造力、整合力、延伸力。可惜的是，也有不可思议的破坏力。

全部的生命等了我们那么久，就是等着这个宝贵的大脑，经过上千万年发展出完整概念化的能力，对样样可以做出那么细的分别，这是人类伟大的成就。它等了那么久，不光是为了等待脑的发展。更重要的，是等着人类进入下一个阶段——通过人类的醒觉，生命可以观察到自己；宇宙，可以观察到自己。

意识，等了那么久，就是希望意识到自己。通过我们、整个自然、每一个生命、整个地球、整个宇宙，突然可以观察到自己。这是一个不可思议大的革命，是人类整体、整个宇宙都期盼发生的。

接触了生命的奇迹，而随时活在奇迹中，一个人自然平安。他从每一个角落，都能听到生命转达的信息。

有意思的是，只要放过瞬间，不跟它对抗，也就好像这些信息前来信息我们，活着我们。也没有什么主体在听、在采用、在执行生命带来的信息。一切，都已经合一。没有做的人，也没有被做到的东西。

就是这么奥妙。

进入这种状态，通过每一个形相，不管是自然、动物、人、石头，都跟我一起融入了神圣的生命。生命和生命是平等的。一切，很早就已经完整，早就已经完美。

一切，本来就是平安，从来没有离开过平安。

可惜的是，我们人把它扭到了一个虚拟的烦恼世界，而困住自己。

活在神圣的奇迹，一个人也自然放过一切，自然在每一个角落都看到真善美。再也没有什么可以把他带走、可以有绝对的重要性，非得如何不可。

他自然已经连通生命，通到底。

2. 什么叫作不可思议

不可思议，其实也只是生命最自然的现象。

通常称任何事不可思议，是来表达人类逻辑没办法理解，也就是"不理性"。一般人或许会用奇迹或超自然来表达。然而，中文似乎没有一个现成的词足以形容人或经验的奥秘，这里借用英文的 mystic[1] 一词来表达一个修行人有很深的灵性体验或领悟，而他所看到的世界，和人间完全不同。

其实，这些现象是很容易解释的。

人通常用五官（眼耳鼻舌身）再加上念头去捕捉这个世界，而永远只能捕捉到很小一部分。这个很小的一部分，就构成瞬间的内容。

局限的脑不可能体会任何超过感官范围的现实，也没有语言可以表达。于是，这类经验就被归类为不合理，或不理性。

有趣的是，我们每一个细胞，其实有一个身体或细胞的聪明智慧（ body or cellular intelligence ），并不受神经的制约或限制，也不受到这

个时空的限制。[①]

通过螺旋或资讯场的共振，它自然可以捕捉全部生命带来的信息或宁静。然而，即使懂了这些信息，这些身体的部位也没有办法通过语言（局限的逻辑），跟脑部做一个所谓"合理"或"理性"的沟通。

它本身不是通过任何制约所组合，我们才会称这种聪明智慧为 gut feeling（肠道感觉），也就是直觉或灵感。

我们每一个人都有这种感觉，却也正是 mystics 和一般人不同的地方。

不同之处在于，一般人会压抑这种感觉。人刚生出来的时候特别敏感，可以通过这种超过脑的方式，来接触、捕捉这个世界——每一个小孩子都是这样的。其实，每一个动物、每一个生命，也只是这样子。但是通过大人的压抑和制约，小孩子的这些直觉自然会失去。

我谈了这么多，也只是在表达——没有什么东西是不可思议的。把人间所认为的不可思议，当作生命普遍的现象，不要再用脑去追求、去解释。只要接受它、感激它、肯定它，一个人自然进入神圣的生命。

一个 mystic，也只是让生命的内在跟外在连通，不见得是彻底或持续的连通，只要一个小小的瞥见就够。

有些人可以接受内在的信息，不通过人间的感知管道。在宗教、艺术、音乐甚至科学领域，我们都见过这种人。这些人也留下了"不可思议""不理性""不合理"的大突破。

谈到 synchronicity、共时性的奇迹，或是"不可思议"，其实我们每一个人都见过。

[①] 神经、肌肉或任何细胞都有同样的功能，而每一个细胞也都有记忆，我过去称为细胞记忆（cellular memory）。这些现象不是通过神经来转达，也不是人类受制约的意识用对立的语言可以描述出来的。这些资讯不受时空的限制，与整体相连而不可分，自然不可能分出先后顺序，也就是同时存在。

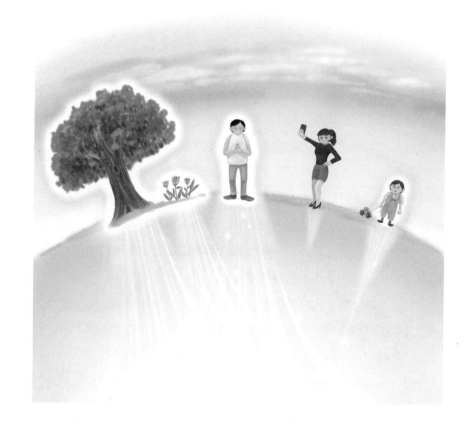

　　生命的内在，其实是每一个人、每个东西都共有的，但不是每个人都可以汲取。这张图，中间是醒觉的人，外在世界和内在生命是接轨的，他随时活在不可思议中。右边的女士，和内在生命的接轨相对有限一些。最右边的小孩，和内在生命是通的，也在醒觉的过程。最左边是大自然的生命。一棵树、一只鸟、一朵花，随时都和生命内在结合，活在一体意识。大自然跟人的不同之处，也只是没有机会——对自己做一个反观，醒觉过来。

一奇迹与我

只要把"我"挪开，停留在每一个瞬间，自然会发生数不完的奇迹。

光是写这两本书，我个人就遇到了许多不可思议的现象，连书上的每一句话、全部的内容都是通过奇迹所化现。其实，没有一个"我"或谁在创造这本书。就是那么神奇，那么奥妙，那么不可思议。

虽然我这么说，还是有两件事，跟决定写这个系列有一点关系。

在这里分享，没有其他的用意，只是希望带来信心与鼓励。

写这本书的因缘其实很早已经成熟，但是我过去总觉得自己要扮演科学和医学专业的身份，宁愿以科学和医学的语言来解说。尽管这些科学和先进的语言离不开局限客体的意识，必然受到人间的制约和限制，不过一般人应该比较可以接受。

或者这么说，我还不认为这个系列的作品是我的使命。就算是我，也是未来的工作，而不是现在忙碌当中该进行的。再加上我自己中文表达的限制，要从英文译成中文，还有文化的隔离，而没办法和读者完全结合。所以，就这么搁着，直到现在。

有一天，我刚好拜访朋友，到佛罗里达州西南方的海边。太阳很亮，完全没有一点风，眼前的海完全没有波浪。我很惊叹，怎么这么的美，人间不可能再有这种风景。

我特别安排了一段空当，可以自己一个人在海边散散步。

几小时，我光着脚，光着上身，在海边晒太阳，走路。走了几个小时，突然发现自己没有念头，一点念头都没有。接下来，我很诚恳地问这个宇宙——这些书、这些工作该不该做？这时候，有一种无可奈何的心情。不知道人生的下一步，到底怎么安排。

在这个时候，我突然感觉到，有一个生命在跟着我。但它不在我左边的陆地上，而是在我右边的海里。

我转头看，看到一只海豚跟着我在游。我笑了，在心里跟他做了一个顶礼。几十年来，海豚一直跟我很亲近。我在许多海边，会遇到他们来接触我。

我想跟这个海豚开开玩笑，就往回走。竟然发现，他也跟着转了个弯，往回游。我再试一次，再次往反方向继续走。他又跟着回过头来，顺着我的方向游。

这时，我心里充满感恩，停下来，就往水里走。走了几步，又停。海水很浅，大约到脚踝。我站在那里，瞪着他。它也转过来，面对着我。

这时海边好多人转过头来看。我盯着它，它也盯着我。突然，它往前游，对着我游过来。这时候小孩子开始尖叫，大喊"Shark！（鲨鱼来了！）"

海豚对着我，继续游，越游越快，一直往我站的地方冲。

我站的地方水很浅，只盖住了我的脚。到它离我三到五米的距离，我看到它好像已经碰到沙，但它还在继续游。虽然好像踩了一个刹车，想转弯，同时还往我身边，带着整个身体横着滑过来。

横着滑了两到三米，到我脚边。接下来，用尾巴拍了我一下，才转了一个大弯，又回到水里。

回到水里，十五到二十米的距离，它还舍不得，直起身站出水面，对着我，用海豚快乐的高音唱歌给我听，慢慢地退后，两三米，才转身向上一跃而起，回到水中，转个弯走掉了。就好像电影《飞宝》

（*Flipper*）的一幕。

海边看到的人，都惊讶得不得了。小孩子都在兴奋地高喊"Look! Look!"（快看！快看！）大人都愣住了，甚至有人说，他一辈子没遇过这个现象，海豚怎么可能游到沙子上，好像想跟人沟通一样，甚至差点要搁浅在岸上。

我一句话都没有答，只是跪在沙滩上，眼泪一滴滴流出来。知道这是宇宙、全部的生命来为我加油。用它的方法，对我内心的问题和一切，做了一个回答，一个最深的鼓励。

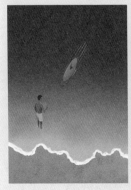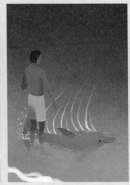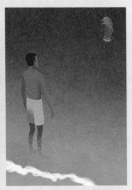

接下来，回到台北。头一个周末，我到象山去爬山。除了要不要写书，脑海里还有一点顾虑，同时也有些为难的事要处理。所以，在爬山时，想利用周末的时间，进一步跟某人做一点沟通。

下山的时候，我一边走，一边发现自己又没有思考、没有念头。该讲的话都讲过了，只能全心投入在每一步。

在那个时点，人生未来的规划和这本书该不该写，这些问题又浮出来了。就在那时候，我一抬头，看到一只很大的深蓝色蝴蝶，正在我头上转。我自然在心里和他做一个顶礼和祝福，赞叹它的美。

我走了几步，以为它走掉了。没想到它从后面带来很多蝴蝶，大的，小的，甚至有手掌那么大的，黑的、黄的、金的、橘的，带着斑点的，各式各种的蝴蝶，约莫三十只，在我头顶上绕，至少跟我走了五十步。看着蝴蝶和人一起下山。从我旁边经过的人，都觉得不可思议。

甚至有人说，在象山从来没看过这么多蝴蝶。

我看着这些蝴蝶，心里充满了感激。我看着天，看着蝴蝶，默默地赞叹它们每一个的美。也知道，从生命最深的内在，通过这些蝴蝶，带来生命的共振，既是安慰，也是鼓励，希望我往前走。

有趣的是，早上跟我一起上山的人，他连一个影子都没看到。我也懒得提醒他看。就好像在人间，这种奇迹来，只是对我们个人的一点鼓励，一点加持。你真的想看到它时，就会看到它。

这一来，我知道非写这个系列的作品不可，才勇敢地用我不标准的语言，往前进行下去。

人生也只是如此，真善美是我们每一个人可以随时找到的。它从来没有离开过我们。最有趣的是，它不需要通过任何外在的旅程来得到。只要我们往内心看，它就在等着我们。

除了这些共时性的奇迹，我希望将来有机会（或说勇气）跟大家分享其他更不可思议的现象，包括舍利子等神圣的信物对我的启发。

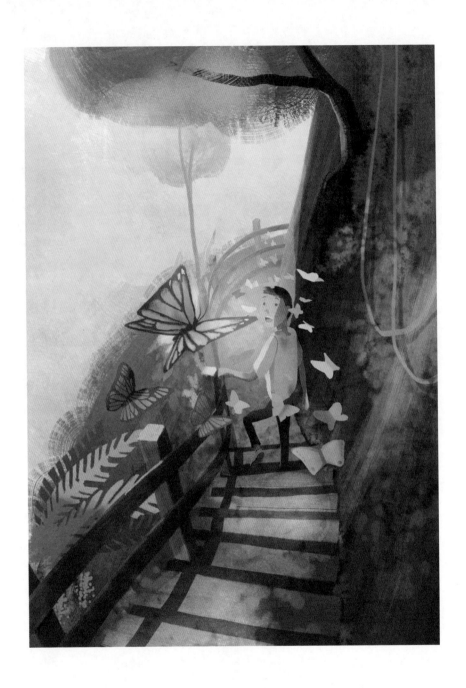

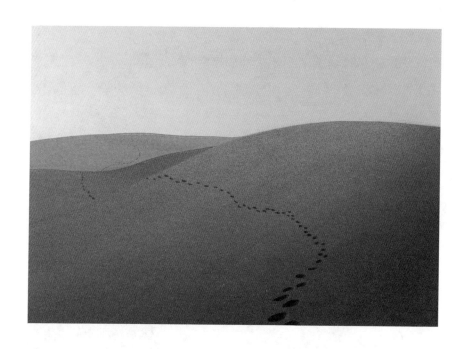

　　踏上神圣的路，就像一个人孤独地走在人间的荒漠。虽然发现自己的理解和价值观念完全和人间是颠倒的，但还是要勇敢地走下去。我们最多只能掌握自己的"心"或意识状态，通过每一步，活出生命最高的境界。

3. 神圣的丰盛

找到生命的丰盛，是每个人都可以做到的。生命的丰盛，每一个人本来就有。

丰盛、丰富或是富足，也许是每一个人最关切的。它导入对生命的一个正面的观念，同时也带来希望，是你我都期待的。

一般所称的富足，还是集中在财富、名誉或权力，也就是人间物质形相层面的积累。我们活在这个人间，当然至少要满足基本物质的需要。没有足够的物质，就没有安全感。

我们无形之中，认为物质是越多越好。社会普遍的评价，也通过每一个角落强化这个印象——物质多，甚至多到剩余，是人人羡慕而想追求的。于是，我们也自然把补足物质的缺口，当作人生主要的目的。看到社会种种成功的实例，总希望自己有一天能有这个福气，可以一样富足。

人，很难跳出这些物质或形相的吸引力。

《全部的你》和本书以许多篇幅来表达——物质的需要和我们从中得到的成就感，本身就不断地建立、强化"我"的观念。即使懂了这个道理，要去看清、解开"我"，依然相当难，甚至在一般状况下不可能。我们活在这个社会，要积累更多物质，这本身就带来太大的吸引力，已经成为下意识的驱动力，而且是人类集体代代相传的制约。

这两本书的一个主要论述是——物质的追求，只是念相，也是人生痛苦的主要来源。然而，前一章刚谈完共时性的奇迹与不可思议，我们可以从一个新的切入点来谈：

全部神圣的生命所带来的丰盛与富足，和人间物质的富足有什么不同？

一个人只要完全"在"，完全投入每一个瞬间，会自然发现——无论是"有"或"没有"，"多"或是"少"，物质所带来的安全感或被剥夺而产生的不安全感——这种种问题、矛盾，甚至问题的根源自然就消失了。投入每一个瞬间，自然跟生命的内在接轨，跟全部的生命达到同步。很自然地，命也跟着改变。

这里所谈的"命"，主要还是一个人的心或意识状态，因为守住自己的心，才是根本。意识状态一变、心一改，其他一切也跟着改。所以，真正要谈的是——通过每一个瞬间，一个人找回喜乐、爱、平安，所同步反映到命运的改变。我们跳出了人间所带来的任何制约，包括任何限制。这，其实才是人生最大的福报。

通过这种改变，好像生命自然会配合我们的需要，带来妥当的安排。而这种命运的改变，并不费力，也不是通过努力可以得到的。

投入每一个瞬间，活在当下，并不是被动，并不是"不做"，更不是呆呆看着生命流过我们。当然也不是跟人间失去互动，或是失去追求、不再努力，更不是抛开人间的需要或目的。

活在当下，也只是让生命的重点重新安排优先顺序。

当下，把握自己的"心"，把握当下的意识状态，自然变成主要的目的。其他的目的和各自相对的重要性，也会随着自动排列出来。

活在当下，本身是不费力的。只要费力，其实已离开这个当下。

不费力，一个人可以把"在"或"觉"自然带到每一个动作，而自然通过每一个动作弥漫到身边，流入这个世界。就好像让每一个动作，自己完成它本身存在的目的。

不费力地做，再一个不费力地做，这样下去，我们自然会得到一个比一般人能想到的更大、而不可思议大的结果。甚至，是别人认为不可能达到的。

这才是丰盛的起步。

从醒觉的角度来看，其实从来没有什么目的好追求。最多也只是把握每一个瞬间，在我们的领域，让每一个瞬间完成它自己的完美。

也就好像没有一个人在做，也没有一件事被做。

这样子一来，生命活起来了。我们自然会发现——古人所讲的丰盛或富足，就在眼前。也就好像丰盛来找我们，而不是我们去求丰盛。①

醒觉的人自然是慷慨的，随时放手交出去，甚至自己没有的，也可以交出去。给出的，不只是物质，也可以是能量、专注、生命场。我们随时可以通过它们来肯定神圣的生命，把祝福带给周遭。

《圣经》记载了许多这种奇迹，像是耳熟能详的五饼二鱼的故事②。许多人听说耶稣能行疗愈的奇迹，纷纷到荒野来。到了傍晚，耶稣拿着仅剩的五块饼、两条鱼，望着天祝福。把饼掰开，让门徒递给大家。结果不仅所有人都吃饱了，剩余的零碎还装满了十二个篮子。佛教和其他宗教，也有许多类似的故事。

这个丰盛或富足，倒不是大家想的财富、名气和权力。这种外在富

---

① 其实丰盛离不开对称法则。内心丰盛，外在自然丰盛。

② 《圣经》里好几位门徒所传下来的福音都记载了相同的故事，包括《马太福音》14:13–21、《马可福音》6:34–44、《路加福音》9:10–17、《约翰福音》6:1–14。这个故事传达出的丰盛与平安。

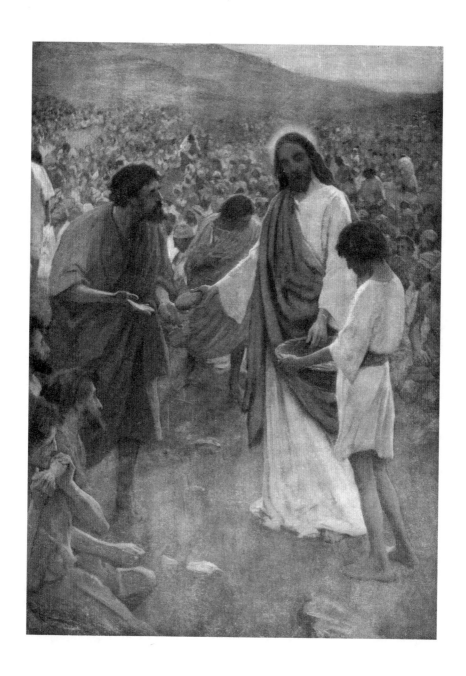

348　神圣的你

足的重要性早晚会消失。而这里所谈的内在丰盛和富足，则是一辈子取用不尽。

就好像全部的生命从每一个角落来祝福，希望我们活一个丰盛的生命。不期待、不追求、不要求，它自然找到我们，让我们不缺，而样样都变成意识转变的工具。不光是带给个人自信，协助我们彻底的转变，而且生命好像希望通过我们，把自信的光明和丰盛，带来给这个世界。

假如我们真正诚恳，随时都跟全部生命接轨。我们所需要的，全部生命也很早已经有所安排。

有趣的是，一个人真正诚恳，真正认为自己什么都不缺，他在人间所缺的东西也自然会找上他。这样的流动也符合本书前面所提到的对称法则，然而我们在这一章可以称它为丰盛的法则、富足的法则（law of abundance）。

这一法则也只是承认——这个世界是由心或意识所组合，心到哪里，一切就到哪里，包括物质。即使物质还没跟上来，也不用担心。物质到时只能跟意识合一，也自然会到达。

以前的圣人也再三强调这个道理。只要我们心的状态是完美的，物质的世界也会跟着来完美。在这种完美中，任何物质都可以放手送出去，不用担心自己没有，它会补足回来。而《圣经》的讲法是"必得滋润""必得丰裕""却更增添"。①

这倒不是一个取得物质的秘方，而是强调生命的整体、内在和外在一定是对称的。一个人满足，内心安稳而富足，外在世界也只能做个相称的对应。

---

① 《箴言》11:24-25 "有施散的，却更增添；有吝惜过度的，反致穷乏。好施舍的，必得丰裕；滋润人的，必得滋润。"这些话还是离不开对称法则，也就是生命能量的流出与流入，两者会对称。一个人愈给人能量，他也会得到能量。

再强调一次——一个人还是要不断地诚恳。要做到真正的诚恳，也只有活在当下才可以做到。他样样都很简化，把生命单纯化，不会在任何瞬间再加上一个不需要的念头。他欢迎每一个瞬间所带来的好消息、坏消息或没有消息。他在每一个瞬间所做的，都不费劲。不费劲，自然就没有什么烦恼，没有什么压力好承担，也不可能离开生命全部的安排。

这种全面的诚恳，我们也可以称神圣的诚恳，本身就会吸引全部生命所带来的最大祝福。它也是最深的信仰。

一个人真正诚恳，对全部的生命完全开放，也只是内心全部打开，面对、欢迎生命。这才是信仰。

而真正的信仰，连一座山都可以移动。

不费力，一个人轻轻松松完成每一个瞬间所带来的任务，不会多花时间去追求、去想人生种种的规划或设定目标，只是完成眼前的事情——活在"心"，点点滴滴把握自己的意识状态。

最有趣的是，该做什么，人间自然会找上门来。不是用念头去想，而是一个完整的蓝图突然降临，不是通过脑去理解或规划，最多只能说是与生命全面共振出来的。

有了这种领悟，多遇上几次，给自己信心，把这领悟随时留在心中，人自然会跟着走下去，让生命完成自己。

人间最大的突破，都是通过这种领悟所达成的。从醒觉的角度来说，一个人完成生命带来的任务，倒没有什么成就好谈。没有一个"我"可以成就，也没有一个东西好去庆祝的。它只是生命自然衍生的现象，理所当然的成果，离不开生命的奥秘。

假如有一点成就的感觉，要注意，它本身还是在"我"的范围内，已经扭曲了正确的理解。这是每一个人走这条路，都要注意的。

但愿我能用最诚恳的方法来表达——每一个人都是宇宙最神圣的一个体。这一生来，是通过种种的祝福而成形的。人类的脑，在地球上比任何众生都更发达。全部的生命，期待每一个人、期待你我，可以突然看到自己的完整，自己的完美——我们的神圣。

　　全部神圣的生命不可能不照顾我们，也不可能不爱护我们，只怕我们不完全相信，还宁愿延续人生的痛苦。

4. 对生命的信任与信仰

Believing is seeing.

一般人会说"眼见为凭"（Seeing is believing）——要先看到，才肯相信。其实，有时候，要先相信，才会看见（Believing is seeing）。

我一位朋友伯尼·西格尔（Bernie Siegel），也提出一样的观点。他是耶鲁大学的外科肿瘤专家，为了治好患者，通过爱的教导、鼓励与分享，亲自体验到许多奇迹与不可思议的转变，而写下《爱、医药、奇迹》（*Love、Medicine and Miracles*）一书。他说："你所相信、所见的，确实发生。"（What you believe and see does happen.）同样是要表达信仰的重要性。

真正有信仰，是最诚恳、无条件的相信，无论是相信上帝或自己，一个人自然会看到疾病自行好转，甚至体验到奇迹。

这种信仰表面看来不理性，然而，从更深的层面来看，或许这才是真正的理性。

人不可能通过任何知觉，可以看到全部的生命。我们所体验的，也没有全面的代表性。我才会一再强调——对全部的生命要有信赖（Trust），不要抵抗瞬间带来的任何变化。而且，不光是不要抵抗，甚至是要接纳。

进一步说，抵抗其实也没有用，只是对生命所转达出来的一小部分在抗议，而根本忽略了整体。

全部的生命通过这个瞬间所产生的，不过是一小部分，而我们体会的是其中更小一部分。任何抗议非但没有作用，反而还造成对立，相对带给自己反弹的作用力。

完全接受这个瞬间，我们自然会发现，生命每一个角落都是神圣的，自然会来协助我们，让我们不费力走出这个人间。

我在这本书对瞬间做了很多不同的比喻，也只是希望通过不同的角度，能表达得更清楚。我用洗衣机来比喻，还有一层含义——它内在扭转的力道和所洗的衣服相较是不成比例的大，也就像瞬间蕴含着很大的扭转力量，于是我们只能顺着它走。对抗它、阻挡它，反而让自己容易受伤。

正因生命的整体，远远比一个瞬间所遇到的一切更为丰富，所以，去抵抗瞬间带来的一切，其实也没有用。整体本身有它的规律和规则，就像洗衣机的水流以及随着水流在转的一切——和它合作，相信它，甚至信仰它，才会让人生和命运尽快地好转。

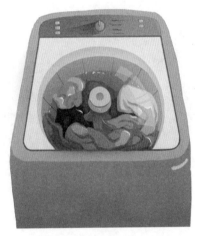

这幅图用洗衣机来表达"这里！现在！"和全部生命的关系。洗衣机中央的柱和桨，通过搅动，每一个瞬间所碰到的衣服都不一样。比如说，这一会儿碰到红色，下一会儿碰到蓝色。我们不可能用这个瞬间（中央柱）所碰到的现象来代表全部的生命（洗衣机里的一切）。

5. 怎么获得生命的丰盛

全部的生命，不可能不丰盛。

这一章想进一步分享——面对人间最大的秘密。这也是过去大圣人所留下来的宝藏。

我们所有可以看到、想到的人间、世界，都是通过意识组合才有。所以，丰盛，也离不开心、离不开意识的状态。

意识，本身可以化出一个世界。而这个世界，自然符合意识的状态。我们的意识状态，回到一体意识，也就是绝对、无条件、不生不死、无色无形。它自然包括一切，也可以化现一切。

假如意识没办法包括一切，也不可能从它化现任何东西。它本来就有这个潜能，才可以化现。

这个简单的道理，其实跟我们的生活有直接的关系。

回到丰盛这个主题，只要我们的"心"跟全部的生命是同一个步调，最多也只在化现我们本来有的，本来就是全部生命的一部分。这种化现不是通过念头所成形，而是通过瞬间，由生命化现它所想要的，来配合我们在人间的需要。

再强调一次，丰盛的观念其实和一般的想法相反。我们跟生命通过瞬间完全接轨，不需要再发一个"我需要什么"的念头，生命更大的智慧自然来支持，交给我们那时候所需要的。

无论在哪一个瞬间，通过念头或"我"想要的，不仅通常得不到，站在整体或长远的角度来看，很可能不见得是我们真正需要的。我们"想要"的任何东西，其实只是通过"我"的过滤网所呈现出来的念头，是站在一个很狭窄的空间的体会，绝对不可能有全面的代表性。**这，才是生命的大秘密**。

　　人间所谓丰盛的秘密，是站在"我"想取得所取不到的。即使取到了，也不见得带给我们幸福，甚至可能带来烦恼和痛苦。

　　你听到这些话，可能感到惊讶，甚至感觉有矛盾。但是，圣人从古至今一再表达的这一道理，已经经过无穷无尽时间的验证。

　　我们本来富足丰盛，只是自己不知道，任由质疑心和种种念头污染，而遮蔽了本来的丰盛。所以，还有"需"，还有"求"，也就这么把宝贵的人生落入物质种种形相，认为有了这些形相、物质（金钱、名气、权力）就足以代表丰盛。

　　生命真正的丰盛，不是物质世界所能带来的，只是也离不开物质世界。外在和内在的世界，也只是两面一体。内在的世界，一定会支持外在的人间，只是跟我们想象的方式不同。

　　一个人只要建立自信，把自己完全交给生命，自然建立丰盛的人生。

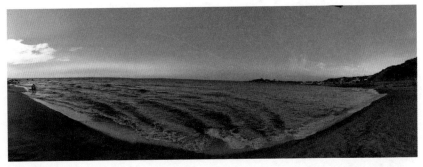

成默予 2016 台北

6. 丰盛，只是一种意识状态

丰盛，是"在"的成就，反映了我们生命的本质。

在这里，用两句话表达丰盛。

首先是 Abundance is who you are, You are abundance.（丰盛是你的本质。你就是丰盛。）本书所谈的生命的丰盛，是在表达我们的整体、是生命的架构、是意识的状态、是我们的全部。

假如认为自己很丰盛，那么，我们就是丰盛，知道自己的确不缺。反过来，假如认为样样都缺，也自然什么都不足。

外在的世界，离不开我们的内在。

接下来，我要介绍下一句话：Abundance starts from within.（丰盛，从内在起步。）丰盛是生命内在的成就，自然会反映到外在世界。

前面提过对称法则，提到内在生命与外在世界的相对相成。在这里，我们可以进一步表达——生命的流出和流入，两者也是相对相成。

倘若我们在人间的点点滴滴，都认为随时是在被祝福，无论是从洒落的阳光、呼吸的一口空气、身边的风景、和人谈话所得到的加持，或反过来祝福身边的人，在其中，我们都看到自己和周遭一切的完美。这本身，就是在肯定外在的丰盛。

这种丰盛，不是物质所能带来的，但也离不开物质。我们只是把生命简化，在每一个物质所看到祝福，不是只看到名、只看到利，而是在所有形相都看到神圣。通过每一个形相，都可以肯定我们的丰盛。

就是这么简单的肯定，外在的丰盛就和内在的神圣接轨，而且进一步通过相对相成的对称，自然流露到外在，让我们取用不尽，得以深深体会——一切所需，生命自然会安排。

仔细观察自然，无论植物或动物都是如此，都活在"这里！现在！"大自然都会为它安排。动物、植物不像人一样，有一个求、贪、抓的念头。它轻轻松松活在尊贵中，自然活出生命的价值，不会计较或质疑生命的安排。这一点，你我都要向大自然学习。

要回到大自然这种境界，最关键的意识状态就是诚恳。我在本书一再强调的，也只是诚恳。

诚恳是——一个人面对任何形相、任何状况，都当作是第一次相遇，不带来另外的价值和判断，不带来额外的过滤或遮蔽，而加上一层不必要的复杂性。

用诚恳，或第一次的心情，来面对每个瞬间。我们会发现——生命所带来的一切，都是礼物，让我们充满了感恩。接下来，也就没有第二个期待。

醒觉的人，也自然只是诚恳，把样样都简化，不会再用念头去捏造一个世界。

只要做到这个地步，和大自然一样，消除任何需要的念头，自然连丰盛这两个字的意义也就消失。我们会发现——生命本来就是丰盛，也很早就丰盛了。

这种道理，是每一位圣人都会同意的。前面也提过，《圣经》各个角落，也以各式各样的寓言来做说明。

一丰盛，通过诚恳与赞美，流向外在的世界

我有一位很好的外国朋友，一生都在追求灵性。我请他吃饭，他后来跟我说，来台湾那么多次，那是他最棒的一次用餐经验——最好的环境、最好的服务、最好的食物、最好的一切。好久好久，没那么尽兴了。

半年后，他打电话给我，说他舍不得不再去一次，这回带了很多同事，但是"很奇怪，经验完全不一样。无论是服务、餐点……一切都变样了。说真的，只能算是普通而已"。

我半开玩笑跟他说："你走进去，有没有赞美天和地？有没有赞美服务人员？有没有诚恳地告诉主厨，他做的食物真好吃？有没有几秒的时间，把自己全部的注意力交给环境、交给眼前的服务人员？假如没有，怎么可能有神圣的用餐经验？"

他说不了什么，只好说："OK，我明白了。"

很有意思，其实这种经验，我常常遇到。

我分享这个小故事，主要是想表达——丰盛，其实是从内心而发的。

只要对身边、对每一个人感到满意，打从心里生出感谢，而同时可以祝福、赞美一切，肯定一切生命，我们自然投入生命的丰盛。这种丰盛，和物质不相关，也离不开物质。内在的丰盛，和外在的物质会变成全面一体。

下一次，你可以自己做个小实验。

无论是午餐或晚餐，在外面吃还是在家里吃，是不是可以全心投入，由衷地赞美妻子、朋友、服务员或主厨，同时为眼前的饮食带来祝福的

念头。放慢用餐的速度，享受每一口、享受每一个咀嚼、每一个味道。同时知道，你跟这一餐饭，跟身边的人从来没有分手过。

试试看，这样的用餐经验是否截然不同。

让丰盛，从这里开始。

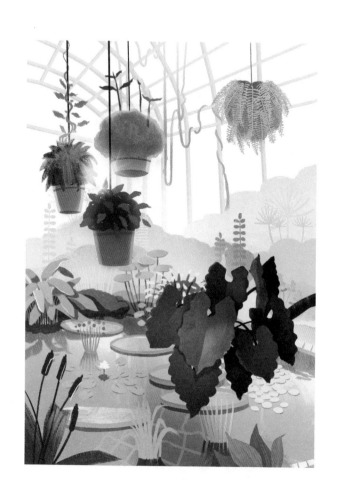

　　谈到诚恳，我自然会想起我父亲。他对人对事，都很诚恳。我在巴西长大，他在电机系当教授，每学期都得到教学优良奖。最可贵的是，他不光是对人真心，对事爱惜，连他亲手照料的植物也会回应他的诚恳，而自然长得既茂密又丰盛。可惜，我当时没有留下他养花的照片，只能通过图画，将我所记得的呈现出来。一个人只要诚恳，将自己完全奉献出来，周边的生命，包括植物和动物，都会回应。丰盛，其实不是取得，而是从我们内心流出来，到这个人间。

7. 神圣的形相

化解形相所带来的矛盾，形相也自然变得神圣。每一个形相，都有
神圣的本质。通过形相，认得这个本质，是随时可以做到的。

《全部的你》谈过——任何形相，都是一个好的解脱工具。然而，
假如没有好好觉察，形相本身就是"我"的起步，也是"我"想追求的
目标。它本身就是我们人生痛苦的来源。

然而，只要站在全部生命的基础，任何形相都会带来一把解脱的钥
匙。只要我们轻轻松松地专注，专注每个瞬间，形相自然消失了吸引
力，自然消失了重要性。

不用跟形相抵抗。抵抗，反而加强形相的作用。

不抵抗，只需要把自己的注意力带回瞬间，任何形相跟我们的关系
自然转变。

形相还可以分成几类。人间的形相是通过五官五感（眼耳鼻舌身，
色声香味触）所体验而确立的。然而，除了一般所见比较坚实的物质，
连念头想出来的念相，也还是一个形相。简单来说，只要是可以想出来
的，都可以当作一个形相来看。

有趣的是，对一般人而言，越坚固的形相越真。然而，有相当多的
朋友通过修行，反而认为比较微细的现象，例如：能量、符号，才有更

深的意义，好像比较接近真实；也认为越稀薄，越微细的现象，可能跟生命的本质越接近。

就我这几十年所看到的，这种观念相当普遍。

不光如此，这些朋友也认为比较微细的形相更有加持的力量。比如说，西方人自然认为自己身后有一位天使常守护，而且从来没有离开过，在最紧急的时候，会来帮助、拯救他们。东方文化也认为菩萨或神明会扮演类似的角色，随时恩典我们。

当然，不相信的人，会认为这些种种都是迷信。

有史以来，人类从来没有离开过这些神圣的形相。在每一种文化中，通过当地宗教的演变，人间自然留下很多类似的象征，让我们可以接触生命的神圣。无论信或不信，我们每一个人其实都有自己的神圣象征（形相），可以带来鼓励、希望和援助。接下来的两张画，可以作为例子。

第一幅画，是一位画家朋友 Julian Andre 为我画的。她所画的其实不是人，而是她艺术的眼光所见的灵体。她多年来住在巴西，深受唯灵论熏陶①，认为每一个人都带着一个不生不死的灵体，生生世世的转世。灵体有自己的演化道路，每一生前来学习，作为提升。在这样的信仰中，灵体虽然是肉眼不可见的，但在某些情况下可以与人间产生交流，甚至帮助疗愈。另一幅画，则带出一位天使或天使的形相，表达一种保佑。②

---

① 唯灵论 (Spiritism)，是从法国人亚兰·卡甸 (Alan Cardec, ~1850) 受到启发的思想，后来流传到巴西和世界各地，影响深远。唯灵论非但认为我们都是灵体的存在，而且通过这个灵体的存在，还可以跟肉身已经不在人间的灵体交流，得到启发、指引和协助。唯灵论有一套很完整的说明，认为灵体多次转世是在不断地学习，不断地演化。更有趣的是，我们一生所见过的人，包括亲人，前世都是曾经待在一起的。

② 很可惜，画上没有签名，我也不记得是谁给我的。

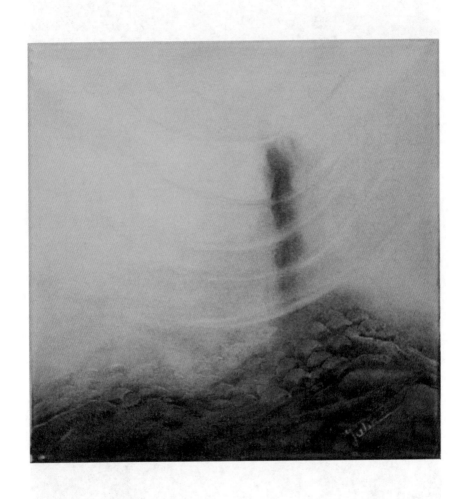

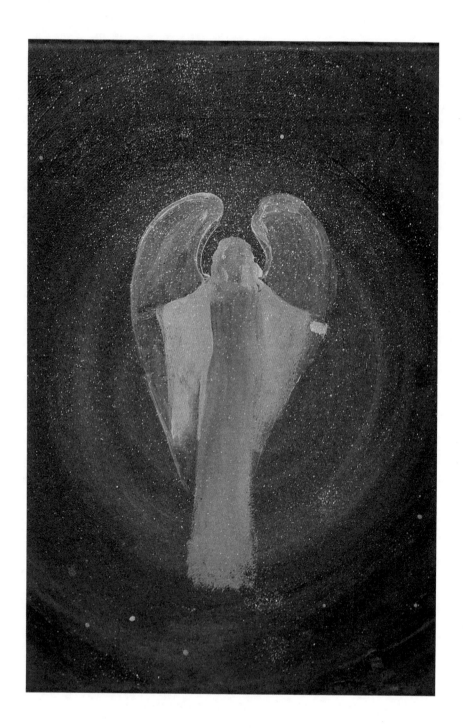

这只是两个实例，每种文化都有这种象征。华人也有种种神圣的符号，让我们和祖先与本地的信仰系统连接。只要这些形相有正面的加持力量，都很好，都会适时带给人自信和安慰。

面对人间的苦难，每个人都需要鼓励，也需要安慰。从外面带来的这些力量，也都是来协助我们度过人间的难关的。

然而，这里还是要提醒自己，也提醒大家——任何形相，不管有多神圣，最多只是一个形相。会生，也会死。还是头脑所创造出来的。

The mind makes anything real.（通过头脑想出来的，我们自然认为是真的。）我们通过念头，可以赋予任何形相一个独立的生命。然而，它本身还是一种制约，只是从一个念相、一个象征联系到另外一个层面的意义。

尽管这个象征本身会联系到一个更深层面的意义，然而只要能用"意义"两个字来表达，不管深不深，仍没有跳出客体的意识，还落在局限有条件意识的范围，在全部的生命所占的根本不成比例。

这些形相，包括任何灵体，自然也还受到因果的制约，需要通过解脱，才可以回到一体意识。最多只能当成通往一体意识旅程中的形相的路标，说不上跟一体意识更近或更远。

任何形相，任何体验，无论多微细、多殊胜，也是一样的，没有离我们的一体意识更远或更近。一体意识，包括一切。

这也是所有大圣人想要表达的道理。仔细读《佛经》《圣经》、道家经典，都可以从各个角落归纳出这个共识。比如，佛陀在《法句经》提到——诸法意先导，意主，意造作。也就是——我们所想的，会变成我们自己。通过念头，我们造出世界。耶稣在《圣经》也说："天堂其实就在心中。"《道德经》第一章也说："道可道，非常道。名可名，非常名。无名天地之始，有名万物之母。"

无论谈的是"意""天堂""心""道""名""无"或"有"，只要还可以用语言、文字来描述，或用头脑（念头、念相）想出来的，都不可能代表一体意识。这些神圣的法句，也只是来提醒——任何可能称为神圣的，从来没有离开过我们的内心。

　　神圣是从生命的内在涌现，倒不是任何外在或念头造出的形相可以带来。无论这些形相有多深、多神圣的意义存在，我们都无法在这上面找到神圣。

　　反过来，从外在形相的神圣，转回内心的神圣，才可以得到所有的答案，找到全部的生命。

　　这些话，乍听之下，似乎将一切神圣形相的意义打了折扣。假如有这种误解，只是受限于语言表达不够完整。这里真正想表达的是——从任何形相都可以找到人间的出口，让我们自然回到神圣的生命。

　　在我们一个人孤独的旅程中，任何形相，尤其自己所认为神圣的形相，也只能带给我们鼓励、祝福和加油。它们本身就是路标，指向生命内在更深的层面，让我们反省，理解人间所带来的形相不等于一切，还有更深的层面在等着我们，而这个层面远远超过人间所带来的限制。

　　就这一提醒的作用而言，神圣的形相本身就值得肯定。

　　其实，用这种眼光来看，一个人只要诚恳，把每一个形相当成神圣，从每一个形相都可以找到人间的出口。

　　最后，找到这个出口，其实不费时间的，"这里！现在！"就可以到家。我们的一生，都需要这种路标。

　　这些话，汇总了所有大圣人所证明的，我们可以亲自投入，验证这些话是否正确。

8. 笑，最深的领悟

笑，是最好的药。

笑，其实是最好的药。我指的是对身心最好的药。通过笑，身心可以连通起来。不光是每一个细胞可以放松，从心里面，也得到一个很大的纾解。

笑，不管是有道理或没来由的笑，也能同时让我们观察到生命另外一个层面。通过笑，我们不会把眼前的世界看得那么绝对，也不会把任何事看得那么严肃，非得怎么样不可。笑，本身带来一个空间，好像在我们眼前建立了一个空当，可以通过这个空当，看着眼前的一切。

笑，也消除了我们和其他人的距离。通过笑，自己的笑、别人的笑，可以找到一个共识。让意识在那个瞬间得到一种融合，分不出是谁在笑，或在笑什么。这种境界自然带来一种舒畅的感觉，让全部的神经系统放松，活化副交感神经系统放松的反应（relaxation response），同时带动一个全面正向的情绪放大反应，浸润每一个细胞。

站在意识层面，笑，本身就在提醒我们——生命不只是外在，还有更深的层面等着我们。

这个更深的层面，自然全面淡化了外在世界的重要性。通过笑，我们自然达到生命的均衡与和谐。也同时在笑的当中，自然回到当下这个瞬间。很少人在笑的时候还能有很多念头。念头一起，笑也就消失了。

笑，是把身体所有的体，从肉体到情绪体到思考体……全部合一。

笑，是个不费劲的状态。只有在最轻松的时候，一个人才会笑。反过来，笑也唤醒我们最轻松的状态。我们只要想到笑，就已经开始笑了。这是每一个人都期待，希望可以随时享有的状态。

有意思的是，每一种文化、宗教，都强调笑的作用。华人的佛教甚至将未来的佛——弥勒佛（*Buddha Maitreya*），画作一个大肚子笑呵呵的形相。更有意思的是，弥勒佛代表的就是唯识的大法门，强调我们所体验、看到、称为形相的一切，都离不开意识，都是意识或是心组合的。而心或意识，本身也离不开空。

这么一来，还有什么好计较。一个人最多也只能笑。

弥勒佛胖嘟嘟的形相，露着肚皮在笑，也在表达形相没有什么好计较的。这个象征，本身就是一个很好的提醒，提醒我们——人生其实没

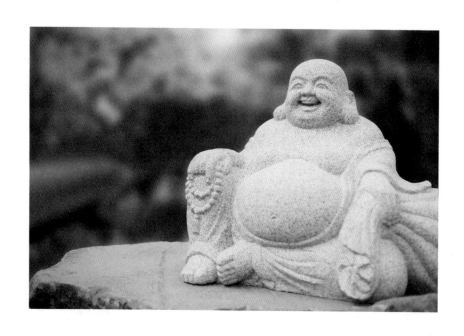

有事。大事没有，小事也没有。

　　人通过大脑造出很多事，带给自己很多冤枉、很多不需要的痛苦。只要活在当下，自然会发现生命的内外是通的。从这个表象的外在世界，可以通到无限大的内在。而这个无限大的内在，远远大于表面的外在世界。

　　通过笑，回到这个瞬间，我们突然打开了一个门户，通过螺旋进入了另外一个世界。而这个远远更大的世界，是通过瞬间才和眼前的世界结合。

　　我们通过宁静可以体会到它，甚至可以感受到它。

　　一个人醒觉后，会发现有时候也只能笑，才能表达他的领悟。人间的疯狂，在他眼中也很可爱，知道这是一个必经的过程，人类整体才会醒觉。而人类表面的邪恶，只是无意识的昏迷所表现出来的，其实不是真正的自己。任何人间所讲的绝对，其实都是相对，根本没有什么是绝对重要的。就连人跟人之间充满了认真，把一个错觉的世界当作真的，用一辈子去对抗、去占领。面对这样的现象也可以从中看出一种美。心里明白，这是人类共同要走过的。

　　这样一来，一个人也只能自己笑，带周遭的人笑。通过笑，表达他最深的领悟。

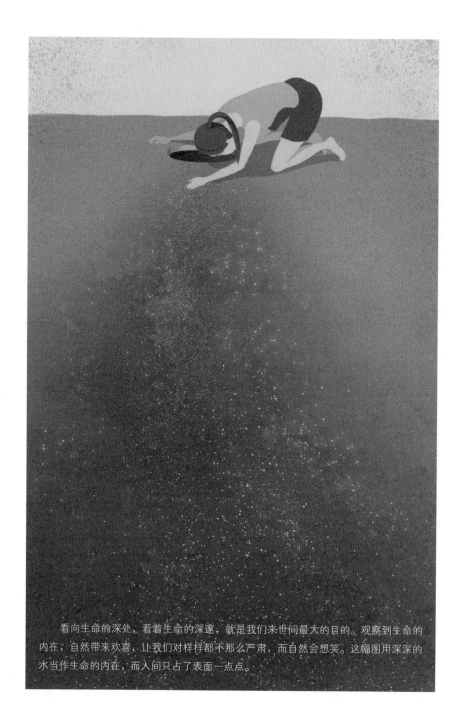

看向生命的深处，看着生命的深邃，就是我们来世间最大的目的。观察到生命的内在，自然带来欢喜，让我们对样样都不那么严肃，而自然会想笑。这幅图用深深的水当作生命的内在，而人间只占了表面一点点。

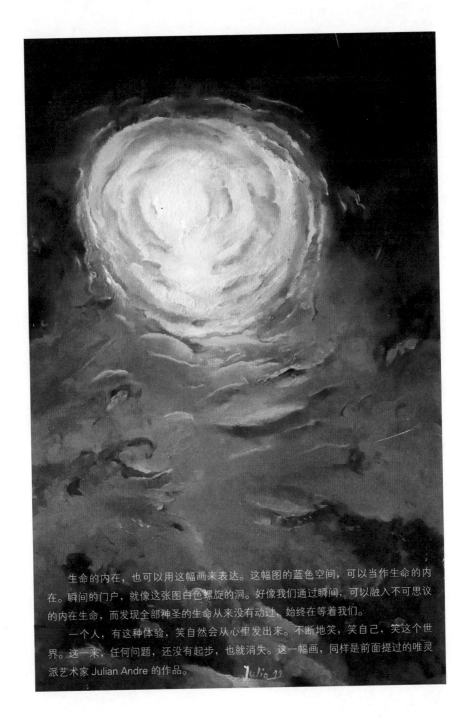

生命的内在，也可以用这幅画来表达。这幅图的蓝色空间，可以当作生命的内在。瞬间的门户，就像这张图白色螺旋的洞。好像我们通过瞬间，可以融入不可思议的内在生命，而发现全部神圣的生命从来没有动过，始终在等着我们。

一个人，有这种体验，笑自然会从心里发出来。不断地笑，笑自己，笑这个世界。这一来，任何问题，还没有起步，也就消失。这一幅画，同样是前面提过的唯灵派艺术家 Julian Andre 的作品。

9. 笑自己

瞬间带来的笑，一个人也就自由了。

可以笑自己，通常会带来最彻底的反省。

我们每一个人都需要。

人生本来就是一场戏。我们也只是其中的演员，演完了人生这场戏，最多还是回到全部的生命，重新开始。

戏跟戏之间，我们也许都学到了一些，只是也不需要那么认真。学到的内容再怎么丰富，再怎么精彩，毕竟只占全部神圣生命的一小部分，不成比例。

一个人可以笑自己，我常常说，这样还有希望。

有希望的是——他还是可以稍稍瞥见了生命的空当，而化掉人生的严肃，及任何绝对的重要性。

我们常看到同事或身边的人，在开会或面对事情时，皱着眉头、全身绷得很紧，满脸愁容。自己过不去，也要让别人过不去。讲出来的话，有时候硬邦邦的，很绝对，不留给自己或别人一点空间。对样样都有意见，而且都是负面的意见，也就这么完全错过了生命的空当，更不用谈什么瞬间，什么"这里！现在！"只是把自己潜意识所带来的不愉快不断浮现出来，把不快乐带给自己，带给周遭的人。

这种人，每一个人都见过，也许我们自己就是这样子。他已经把角色和自己混淆在一起，认为角色就是他自己。

再进一步来说，我们每一个人在社会本来就要扮演种种的角色，在不同的情境发挥不同的功能，例如：工程师、老师、学生、家长、服务生、清洁工、快递员、艺术家、企业家、明星。然而，我们通常会把这个社会的角色当成自己，甚至成为全部的自己。以为通过这个角色，可以活出全部的生命，好像失去这个身份或角色，也就没了自己。所以，自然会紧抓着这个角色不放。

我们有时候也是一样的，太投入某个角色，而分不清楚角色和自己。例如，有些人，因为物质上的丰足成了好些场合的贵宾，而以为这个身份等于自己的全部，有时就忘了给自己和别人留一点余地。

很多人修行了一辈子，也是如此。一开口，就带来过度的严重、过度的严肃、过度的认真，认为自己懂得真实，而自己认定的真理，不光别人不懂，而且还是不可能懂的。所以，总是用高高在上的眼光来看人。别人一眼看到他，就知道他不快乐，但可惜的是，他自己不知道。

笑自己，不光是在人间样样事情看到幽默，而是进一步看到人间没有一件事是绝对的。我们任何看法，不管有多少根据、有多少经验支持，最多也还只是一个观点。它本身还是主观的，不只是个人的主观，根本脱不开人类的主观。

仔细看人类的历史，可以看到一代又一代所认为的真实而引发的战争、折磨和歧视，几乎是一种集体的催眠。

然而，不过几年的光景，也就时过境迁，什么都不存在了。

当时的真实，甚至才几年前的真实，已经过时了。任何文化的趋势，不管是时装的流行、生活饮食等种种习惯，甚至思想的架构、行为的道德判断，以及科学的理论，都只是随着时代在演变。所以，没有什么是绝对的。

笑自己，也只是完全理解——自己所讲、所想的一切，还只是一个观点。我们想表达的任何观点，最多也只是一个沟通的方便，倒没有什么永久的价值。

可以笑自己，而随时可以笑自己，其实还带来另一个层面的领悟和理解。

一个人本来是轻轻松松活在这个世界，配合全部的生命来延伸生命的奥妙，但可惜的是，让人间把自己带走了，也让自己失去均衡——把每一个瞬间变得复杂，再加上许多念头的扭曲，带给自己数不清的烦恼与伤痛。

在笑自己的时候，也是可以看到这个人生的悖论，充分知道——任何矛盾，是自己带来的。

通过一个笑，就可以把这个矛盾挪开，将我们带回这个瞬间。把一个复杂的状况，简化再简化到这个瞬间。

通过笑，也就突然把这个瞬间当成人生最大的目的。接下来，没有其他的目的，比这个瞬间所带来的笑更大。

可惜的是，我这些话，也许只有少数人会听懂。也许真正需要听懂的朋友，反而不见得有机会接触。但是，都没有关系，总有一天，还是会接触到这些道理的。

一把笑自己，当作一种练习

用任何方法，打断念头滴滴答答不停地流动，一个人自然回到瞬间。

回到瞬间，自然没有事，会想笑。

把笑当作练习，倒不是为了笑出声音或做个假笑的动作，而是轻轻地提醒自己，让念头的流动踩个刹车，让心回到"这里！现在！"也就是这个瞬间。

这两本书介绍了几个路标，都可以作为这样的提醒。我常开玩笑——只要AEIOU五个母音，也就是中文的"啊、耶、咦、喔、唔"这五个发音，就可以达到这个效果。

遇到每一件事，尤其发现自己对人对事认真过度，变得严肃了。可以轻轻地问一声——

"啊？真的吗？"

"耶？是吗？"

"咦？你确定吗？"

"喔？是这样吗？"

"唔？真的这样吗？"

这样，带给自己一个刹车，自然从一种绝对的严重性跳出来。心突然开了，发现一切所想、所讲、所认为、所评价的也不过是一个观点。这时，不用别人教，也不需要特别练习。笑，自然从心底发了出来。

笑出来，每个人都不一样。

有些人，是内心感到解开。

也有人会松口气，啊！

有些人，绷紧的眼眶一下松了。

也有人会笑出声音来。

这些笑，都跟人间带来的笑不同。跟生命的内在是接轨的，带来更深的理解。

接下来，你就试试看吧！

面对每一个人，每一件事，用——

"啊？"

"耶？"

"咦？"

"喔？"

"唔？"

特别是，面对这本书所讲的一切，先用——

"啊？"

"耶？"

"咦？"

"喔？"

"唔？"

我相信，你也只好笑出来了。

10. 醒觉的呼吸

一口醒觉的呼吸，也就够了。

假如有一个方法或练习可谈，我也只能称呼吸是最重要的一门课，一个法门。

我在许多作品，包括《静坐》《重生》①都特别强调呼吸的重要性，在这里只简要汇总。有兴趣的读者可以自行进一步探讨，实际采用各式各样的呼吸法，为身心带来彻底的转变。

简单说，呼吸是一个自主、非自主反应的交会点。这些专业术语要表达的也只是——呼吸是想叫它快就可以快，叫它慢就可以慢，完全可以通过意志力和胸腔的肌肉来调控。同时，呼吸也可以是一个不受意念控制的功能，例如：睡觉、讲话、做事、散步时，不去注意呼吸，它也会自己根据生理的状况和外在的要求，随时调整深度和速度。

仔细观察，大概没有第二种生理功能同时存在这两种调节方式。比如说，用意念控制心跳快或慢，是几乎不可能做到的。

同时，呼吸是有色有形，也接近无色无形。有形的是，我们可以

---

① 《静坐》第5章"静坐技巧介绍——呼吸"，第6章"为何要强调呼吸的方法？"，第7章"呼吸，不只是呼吸——静坐的基本要领"。此外，《重生：蜕变于呼吸间》这套专辑收录了净化呼吸法 (kriya yoga) 以及谐振式呼吸 (coherent breathing) 两大方法。

把注意落在胸腔、鼻子、丹田，来观察呼吸。它本身离不开身体有形的空间。说它接近无色无形，也只是说呼吸本身通过空气的流动，其实是最容易让我们体会到空。有时好像有，有时又好像没有。也可以说，它从呼吸的"有"的形相，自然可以带到无色无形的部分。

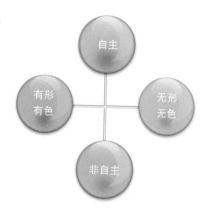

神圣的呼吸，就是有那么大的作用。

这种交会点，不是在身体其他部位那么容易可以找到的。

更有趣的是，呼吸的频率，本身含着很深的意义。在最舒畅、最放松的状态下，呼吸的频率或这个频率所带来的谐振，其实跟身体其他部位，比如说，血管、血流是同步的。甚至，在完全合一或共振的状态下，跟身体其他部分的律动是分不开的。身体就像落入了一个大的呼吸律动，把每一个角落、每一个细胞最根本的频率带动起来，让我们全身达到合一，而跟着活起来。

在合一的状态下，呼吸本身活了起来，有它自己的生命、自己的周期。

我过去才会说，醒觉的呼吸，其实是呼吸来呼吸我们。

没有一个人在呼吸，也没有一个呼吸的对象。

我们在全身合一的状态，已经投入瞬间"这里！现在！"也就是当下。

我谈神圣的呼吸，不只是在描述醒觉的呼吸，而是强调——通过神圣的呼吸，可以把生命的全部找回来。同时也想表达，每一口呼吸都是神圣的，从来没有跟神圣的生命分手过。

只要轻松而清醒地观察到呼吸，把全部的注意交给呼吸。一口呼吸，也就够了。一个人自然就醒过来了。

懂得用呼吸当作一个路标，自然会把每一口呼吸，当作人生最后一口呼吸来进行。也自然发现，生命本来就是那么简单，离不开一口呼吸。

其实，任何其他都是多余的。

一口醒觉的呼吸，就是有那么大的作用。

"作用"两个字也并不是那么贴切，它本身没有什么作用，我们最多也只能让呼吸活出它自己带来的目的。

这个目的，也只是带领我们通到人生最深的层面，把一切的制约打破。

这么一来，我们的呼吸自然变得深长，就把原本短促的呼吸做了很大的调整，本身就是找回身心健康的第一步。

我们每一个人的呼吸之所以短促，都是受到过度压力的影响，也就是自律神经失衡。然而，要调整呼吸，不是跟呼吸对抗，也不是改善呼吸的功能，而是只要轻轻地把注意力摆到每一口呼吸，自然把人间所带来的压力循环打断。

除了把呼吸拉长，让我们整体达到放松、合一，神圣的呼吸也自然让我们进入无色无形，也就是我们的全部。

从呼吸，我们自然会落在身体的每一个角落，也自然看到每一个角落活起来、亮起来、动起来，也同时注意到生命能量的流动。

轻轻松松地注意，注意到那个点，也就流通了，自然把生命的元气找回来。

再进一步，放开呼吸，这个元气也就自然带着我们呼吸。我们最多也只能将自己落入它的运行、顺着它的循环，不去干涉它。这个元气是生命的根，自然从我们的体内爆发出来，跟整个宇宙合并。

从身体里面，我们会发现一个生命能量的小宇宙，本身是跟整个大宇宙连起来的。但我们往往通过"我"，再加上流不完的念头，把这个整体局限到一个小小的、失衡的"我"，而失掉了小宇宙与大宇宙之间相通的关系。

这种领悟，会带来一种喜乐、一种欢喜，是人间一般接触不到的。这就是无色无形的欢喜。

或许很难想象，只是轻松地把注意力落到瞬间，就能带来那么大的效果。它是消融"我"最好的方法，是找到宁静最好的道路。它本身会帮助我们调整呼吸，同时让我们自然可以观察到呼吸的每一个角落。它本身，就是醒觉的第一步。

我在很多作品、各种场合，把握各种机会，通过各式各样的角度来解释呼吸，正是基于它的重要性——呼吸，是忙碌的现代人最需要的调整法，可以带我们的身心回到平衡，也是纾解压力最好的方式。同时，又是意识转变最好的一个工具，让我们随时把注意力返回内心，带回整体。

为此，我也整理了许多不同的呼吸法，希望你可以从中找到与自己相应的。只要执行，对身心的平衡一定会产生效果。这些都是可以亲自验证的，它本身是最完整的呼吸科学。但愿我将来有机会再进一步整合。

我相信，只要诚恳地去执行、去体会、去观察、去领悟，自然会走出自己的一条路。

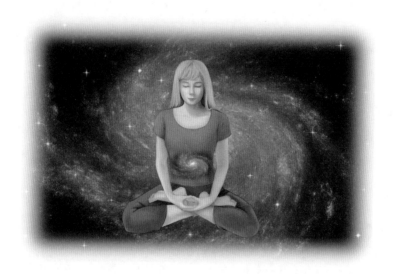

　　醒觉的呼吸，自然带动一个能量的小宇宙，就像一个门户通往整个宇宙，这里用丹田的螺旋来表达。通过呼吸，我们可以共振到生命的内在。同时，可以让念头消失。

　　注意力完全放在呼吸，醒觉的呼吸，自然不可能有念头。反过来，还有念头，也不可能有醒觉的呼吸。一个人，随时回到醒觉的呼吸，这本身是消除念头或"我"最好的方法。

一观察呼吸

这里介绍一个最基本的呼吸法门——观息，或说观呼吸。你可以跟着以下的叙述，一起体验。

每一口呼吸，进，出。

我都知道。

呼吸，进。呼吸，出。

呼吸，进。呼吸，出。

呼吸，进。呼吸，出。

我都知道。

呼吸长，我也知道。

呼吸短，我也知道。

我轻轻松松地落在呼吸，而感觉到它，体验到它。

呼吸进来，碰到鼻孔，膨胀胸腔，通到肚子，我都知道。

吐气，肚子缩，胸腔缩，呼出鼻孔，我也都知道。

呼吸，延伸到每一个身体的角落，我都跟它一起膨胀，我都知道。

吐气，通过每一个细胞，每一个部位，吐出，我也知道。

每一口吸，我都充分知道。

我看着它——

进。

看到它——

出。

我把一切全部交给呼吸。交给呼吸，我一切的注意也只是这样子。

呼吸，还是进。

还是出。

一切只有呼吸。只剩下呼吸。

而每一口呼吸，我都知道。

每一口呼吸，我都放过它。

进，我也放过它。

出，我也放过。

每一口呼吸，进，出。

我都可以放过。

还有呼吸，还有进，还有出。我不断地放过它。

我就是呼吸。

我就是吸气。

我就是吐气……

进。

出。

我也不用再去分别。

进，也变成出。

出，也就是进。

都已经跟我不相关。

我也已经不用看到进，不用看到出。

甚至连呼吸，整个呼吸，我都不用去理它。

也就轻轻松松让它自己运转。

我也不加上任何念头，

懒得理它。

每一个身体的角落，自然都活起来。

活起来，我也不去管它。

跟我不相关。

我只是知道。

从一个角落，活到另一个角落。

整个身体不管是放光、发热、流动、气满，都跟我无关。

我也不用去理它。

气，往哪里走。跟我其实一点都不相关。

就让它自由流动。

就让生命带着我走。

我也老早落到一个最小的一点。

甚至，"没有"的一点。

怎么可能还对生命有什么期待，有什么关心，

有什么放不过。

这样一来，生命把我一口吞掉。

接下来，

没有了。

11. 神圣的自然

在我们醒觉的旅程，大自然是最好的朋友，它已经等了我们很久。

虽然人类很早被自己的念相世界带走，把生命变成了人生，把"在"变成了"动"。大自然的意识，从来没有动过，从无始以来，一直帮助地球守护整体或一体的意识。

大自然"在"，随时都在，随时都给我们人类带来取用不尽的路标。希望通过它，让我们可以回到全部的生命。

我们就好像一个孤儿，流浪在这个世界，而全部的生命舍不得看我们心痛流离，等着我们回家。所以，通过自然，无所不在的大自然，让我们醒觉。通过全部的自然，来帮助我们醒觉，让我们找回自己生命的根。

除了人类之外，大自然的任何生命，包括动物、植物、矿物，连一颗石头，都活在一体意识不分别的状态，都在。每一个瞬间，都在。就好像生命，通过自然，在每个瞬间，活出它自己的目的。

不管是一朵花、一只鸟、一个动物，什么都不计较，也没有什么其他的目的。它唯一的目的，假如可以称目的，也只是跟生命完全配合，活出它最完美的生命，开放生命的最完美、最完整的全部。

它已经活在最神圣的尊贵，完全配合生命，不在意地生，不在意地我想分享殷允芃女士的摄影作品，因为我在其中可以体会到自然所带来的宁静。我与殷女士相识几十年，感受得到她对社会长期默默的贡献，也发现她本身就是一位艺术家。摄影是她看这个世界的工具，通过镜头与大自然的一体意识合一。独特的视角也传达她对生命、对土地的爱和关怀，包括她执导的纪录片《发现美丽台湾之春夏秋冬》，这都是心与意识状态的流露。

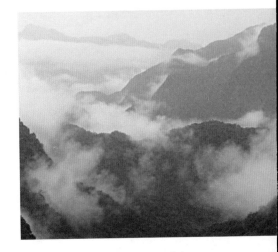

2010 台东

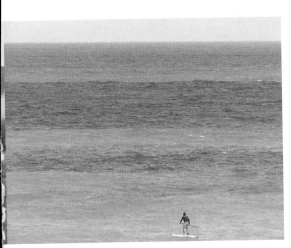

2014 以色列

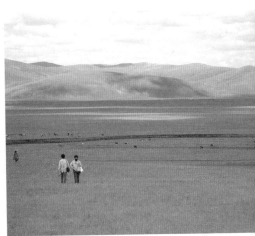

2006 内蒙古

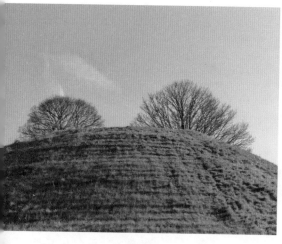

2015 英国

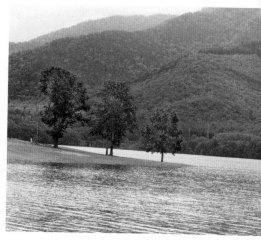

2014 北海道

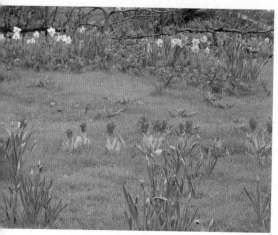

2013 法国莫奈花园

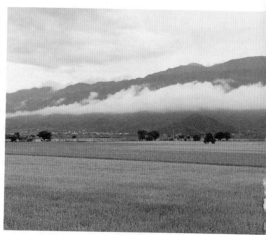

2010 台东

死。在大自然的生命上，一丁点都加不上去，一点一滴也减不下来。

人，其实本来也可以那么单纯，也就那么单纯。

我们也只是自然的一部分。不幸的是，通过人类的发展，我们演变出一个相当分化的脑，在身体之上加了另外一个体，这就是念头体，虽然是虚的，反而让我们认为是真的。甚至，比实在的体，也就是大自然全部都有的实体，好像还更真实。

要回到神圣的全部生命，只要多跟自然接触，它本身就是最好的路标。只要找到自然跟个人生命共同的本质，我们就已经到家了。大自然种种的生命都没有分别心，跟大自然接触，甚至合一，就会让我们消除任何分别。

常接触大自然，也会帮我们消除念头。同时，自然把我们带回"这里！现在！"欣赏大自然，不要加任何其他的念头，甚至不用再去标示它。这样，我们已经活在当下。

我们每一个人都懂得这些道理，也都有过这方面的体验。很多人喜欢钓鱼、搭船、爬山、健行、赏鸟，也有人喜欢种花，或只是在公园草地上坐着，都在体会到自然带给我们的宁静。有趣的是，很少人会描述这些活动是一种刺激或快乐，而是用平安、满足、放松来形容。

虽然我们也可能通过"动"进入大自然，但是它带给我们的印象，其实偏重于"在"的作用。"在"，是个内心的层面，是"心"对"这里！现在！"的体悟。

自然所带来的奇迹

神圣的自然，呼应了这一卷的主题"神圣的低语"——只要我们内心安静，可以完全接受全部的生命，连一点疑问都没有，大自然就在我们的眼前活起来了，处处都是奇妙的低语。

活起来，是说它表面看来不符合人间的因果，随时可以表现出共时性的奇迹。这些奇迹，看似不受外在世界因果法则的管辖，是从更深的层面延伸出来的。

这种外在世界和内在生命的连接，是我们在人间看不到、也不可能理解的。我们表面上认为它和人间因果不相关。其实，它从来没有离开过生命的一体，生命整体的连接性，也没有违反任何物理的法则，包括因果法则。

只是，我们所理解的一切，是限制在人间的局限，没有包括生命的整体，才会称一些现象不可思议，或称为奇迹。

这些奥妙，每一个人都可以自己验证，不需要通过"相信"来接受这种再明白不过的事实。

一个人只要完全进入臣服，自然会发现，内在的生命不光是跟我随时连接起来，而且跟自然的每一个角落都是相通的。

内在跟内在是完全通流的。

神圣的自然，也就可以随时捎来信息，有时在耳边低语，有时化身在眼前，好像不断地想跟我们沟通，活出它本有的奥妙。同时，也希望通过我们，把这个奥妙，把这个整体的意识，带到这个世界。

我们唯一可以做的，也只是接受这种奥妙。甚至，连这个奥妙都要放过，让它自己存在，让它自己活出它所要传达的信息。这样，我们跟自然的关系也突然活起来了。它本身，就是神圣的关系。

于是，我们也不可能刻意伤害任何生命。深知每一个角落的生命，其实从来没有跟我的生命分手过。

把自然当作最好的朋友，也就表达了我们对生命的尊重。一个人对生命真正尊重，倒是不需要特别去推动公益活动。他在生命和生命之间，只看到平等，没有哪一种生命需要加倍的保护。只要我们做任何抗议、对抗，这个动作本身就不符合生命，反而衍生分离和痛苦。

不对抗、不分别、不批判、不执着，可以放过一切。连自己对错的观点，都可以放过。

这才是喜乐。

才是爱。

才是平安。

12. 对称法则 vs 因果法则

生命的内在，远大于外在。醒觉，也只是内在完全翻出来，是必然的结果。

本书到这里，已经建立了基础，足以整合一个相当重要的观念。

从古至今，很多人都认为前面所讲的 law of causality 因果法则（业力法则），是通过修行、成道可以打破的。然而，这个观念并不正确。因果的法，其实比牛顿的第三运动定律（作用力—反作用力）还更基本，是根本不可能打破的。在有时空的人间，它永远存在。

此外，本书稍早提过的另一个法——对称法则，同样是最基本的物理原则，也是无法违反的。即使可以违反，也只能维持很短的时间。因为立即带来一个失衡，无法长久。整体来看，对称法则还是成立的。

一个人醒觉过来，才会突然理解——对称的法则与因果法则，不光在人间的表面生命成立，也同时在外在世界和内在生命运作。生命的外在，从来没离开过内在。内在，也从来没离开过外在。两个层面是相对相成的。只是我们通过知觉，看不到内在，最多偶尔体会。

其实，严格讲，连"相对相成"都是不正确的说法。它是整体的，而外在只是内在的一部分，内和外是分不开的。只是人类看不到全面，无法理解整体。所以，我借用"相对相成"这四个字，勉强表达这个整体的连贯性。

在这里，我想用另一个比喻，希望可以表达得更清楚。

这个因果的法，比较容易在外在世界看到。也就是说，东西和事件的连贯性是每一个人都可以观察到的。假如观察不到之间的连贯性，我们就会称为巧合。太意外的话，我们就会称为奇迹。

而内和外之间的联系，属于对称法则，也就是两面一体的观念。但是，内在向外在透露的比例和内容，随时可以变，和意识的状态相关。一个人内心突然宁静，外在也跟着平安。反过来，内心不宁静，外在可能显出着急、愤怒。

通过外在的眼光，我们只看到外在和外在的关联，看不透内在的运行。有时认为因果的法则被打破了，其实，所谓的打破，也只是外和内突然做了一个调整。

站在整体，什么都没有动。只是某个东西或某个人和内在做了一个相称的对应，而使得外和内的比例发生变动。

从外在的角度来观察，会感觉不符合因果。因为找不到关联，我们才会认为某件事是巧合或奇迹。然而，所谓的奇迹，其实既没有违反因果法则，也没有违背对称法则。

懂了这些，自然会发现全部生命的奥妙，都是本来有的，再明白不过，只是我们通过外在的逻辑没办法理解。

生命的任何奇迹，本身也只是反映生命内在的延伸。重点是——通过内外的通透，才让内在生命的全部或部分浮出来，其实什么法都没有违反。只是，站在外在的角度来观察，会以为外在有了变化，而没办法跟因果或周边的因素联系起来，才会以为打破了因果。

懂了这些，一个人会遗憾自己过去的理解太过狭隘。误以为人间的知识，就是我们可以懂的一切。误以为可以拿人间有限的知识，遮蔽生命本来的奥妙。却不知道，这根本是不可能的。

进一步说，一个人就是醒过来了，还是受到因果的法则管辖。只要活在人间，这个管辖还是存在。

人间本身就是限制，是制约所成立的。留在这个瞬间，他自然要受到这个限制、因果的作用。

一个人醒觉，即使完全醒觉，他来到这世间，还是通过因果来的。醒觉了，他还有残留的业力要消化，要受到这个法的作用。梵文有一个词"随伴业"（*prarabdha karma*），意思是一个人全部醒来，还是要随顺过去的因果活下去，因为他本身就是这些因果组合的。

重点不在这里。一个人醒过来了，自然会发现生命的内在远远大于外在。甚至，内和外从来没有分过。"内在"本身是"空"，本身是"在"，是还没有成形的绝对，要通过意识的化现，才局限到这个世界。

这么一懂，一个醒觉的人不光对外在所有的现象都可以容纳，都可以臣服。对内在生命的一切同样可以容纳，可以臣服。这样，生命的内在通过对称不断地翻出来，而且从每一个角落都翻出来。

周遭的人会认为这一切都是不可思议，都是奇迹，甚至打破因果。其实，一个醒觉的人知道，这些还都符合生命更大的原则，通过游戏，在开展。

所以才会说，最后，是生命来活我们。

这样，对称的法也没有违反，因果的法也没有违反。什么都没有违反，因为什么都不存在。

也只有一片空。

一片宁静。

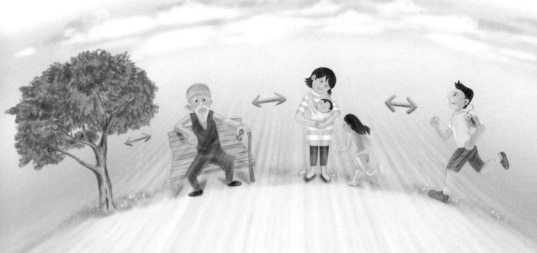

因果法则，我们在生命的外在（图的上方）比较容易观察到，描述人和人、万物、自然之间横向的关系。外在世界，要符合制约的条件才可以组合。我们的脑落在同样的制约，也自然认为每件事都要有一个合理的解释。

对称法则，则是描述生命内在和外在的纵向关系。通过它，也就是图中连通生命外在（图上）和内在（图下）的纵向通道，生命内在和外在相对相成，相互连通而达到均衡。

然而，在内外回复均衡的过程中，我们看不见内在的运作，找不出前因后果，得不到理性的解释，自然让我们觉得不可思议，而认为是奇迹。

我过去从来没有谈过这些，也就是担心一个人听到这些，自然会建立另外一套逻辑，进入一个逻辑的系统，而又被这个系统困住了。

　　正因如此，过去几乎看不到这种解释。古人希望我们直接进入全部的生命，而不是在思考里打转。但我认为年代已经不同，人类最大的优势，正是人脑的分别思考能力。通过我们脑的思考能力，我认为我们已经到一个地步，机缘成熟，通过它，反而可以通到底。

　　把念头当作解脱最大的工具。解脱了，一个人自然会发现宇宙不可能犯错。站在整体，没有什么对错好谈的。大自然，也在等着我们醒觉。只要我们醒觉，通过我们，大自然也突然可以观察到自己。宇宙，也就跟着醒过来了。

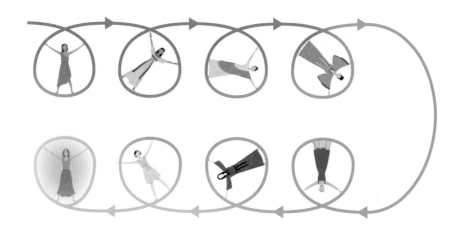

　　制约是个能量场，由瞬间到瞬间，这一生到下一生，不断地通过形相再生。人类的历史可以说是一个无尽的能量循环，不断地再生，不断地和形相绑在一起。这张图的第一个圈圈（左上）代表最原始的阶段，沿着时空，不断地往右、往下循环和流转。

　　人类视这样的循环为理所当然。然而，制约由条件所建构，本身还是局限，必然带来限制。如果我们不跳出制约，也就只能依照时空的先后顺序架构，沿着过去的设定，走到现在，由此决定未来。只有将绵延不绝的念头之流中断，打破念头与念头之间的制约，才能把生命的全部潜能发挥出来。

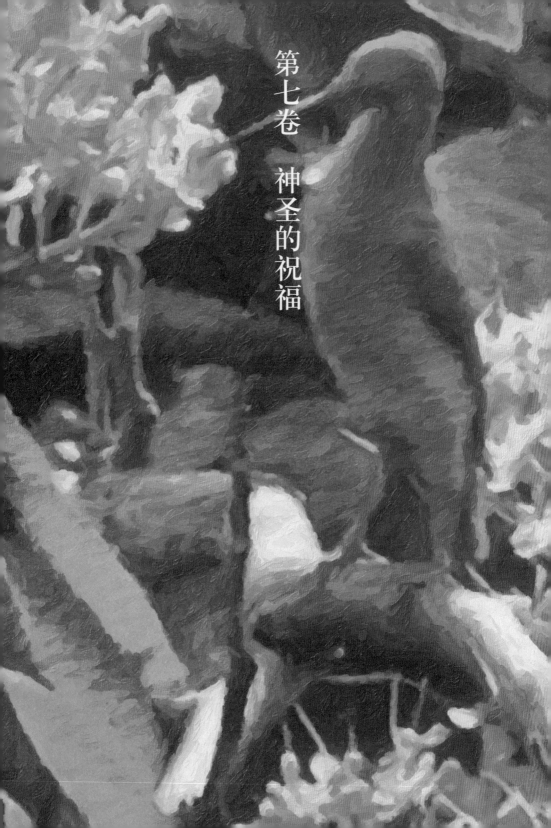

第七卷 神圣的祝福

走上神圣的路，最多也只能让神圣的生命来祝福我们，带着我们勇敢走下去。

面对每一次考验、每一个困难、每一件事，都可以让生命来活我们，展开最好的安排。

生命也就突然活起来，而这个"活"远远超过我们可以理解或想象。

不再加一个"我"或"成就"的观念，也只是让生命完成它自己的目的。而这一目的，最多也只是通过我们照明到这个世界。

接下来，生命再也不是一个问题，只留下喜乐、爱、平安。

卷名页画作
Almine, Meridian CD *Art-4-Pericardium*

1. 神圣的走路

把每一步，当作人生的最后一步。

我们每一个人走路，都是为了抵达——抵达，成为我们走路的目标。

这跟前面提到，利用瞬间达到一个目标，是一样的，离不开时空的观念。我们通过"动"，通过"走"，为了到达未来的某个地点。

同时，我们每一个人在走路时，踏的步在这里，念头却已经踏到"别的哪里"。活在一个念相的世界，从来没有体会到"在"——"这里！现在！"的"在"。

所以，我们无论在讲话、在看电视、在走路，总是"不在"。

假如可以把所走的每一步，都当作人生的最后一步，我们眼前的世界会突然消失。

把每一步，当作最大的人生目的，而没有下一个目的，我们自然投入这一步。这个瞬间，本身就可以让我们踏进生命的内在。

一个人在走，完全没有其他的目的，这本身就是解脱最好的办法。它本身就是修行、就是静坐。

我们跟着走的每一步，也就一起活起来，自然把"在"、宁静和生命的空当找回来，把生命单纯化。

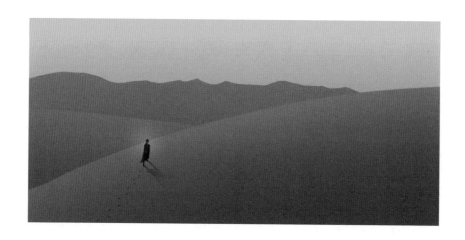

从一个充满着烦恼的世界，单纯到一步。让这一步，带着我们面对每一件事、每一个人。

我们自然会发现，生命本来很单纯。只是我们离开了这一步，离开了这个瞬间，把它复杂化，给自己带来数不清、不需要的痛苦。

没有目的，每一步，不受到任何制约。每一步，跟全部的生命接轨。我们需要做的，最多也只是这个瞬间带来的一切。

就是一个杂念，也都完全可以接受，不带来任何对抗。

这就是我想分享的神圣的走路。

用这个比喻来面对生命，生命突然成为朋友，甚至是最好的战友。

活在每一步，并不代表我们不去处理事，或把自己落在一个被动的角色来面对生命。刚好相反，我们活在"这里！现在！"可以清楚看着生命的全部，清醒地知道该做什么。而不是让任何事、任何目标、任何人成为我们烦恼的来源。

活在人间，本身就有些事需要完成，也许还有一些目标可以达到。追求或完成人间的兴趣，也一点都没有矛盾，只是自然失掉绝对的重要性，也不会是达到这些目标，才有资格享受生命。

无论有一些成果或没有成果，都可以随时享受生命。

深知全部的生命，跟完成任何事都不相关，但是也不需要舍离。

通过每一步，可以容纳每一个瞬间，自然把生命的活力跟生命的涵容带到这个世界，带到每一步、带到每一个动作。

清清楚楚知道，通过每一步，都可以活出全部的生命。每一步，都很早已经成功。不需要通过下一步，或是别人的判断来决定自己成功不成功。也知道，每一步，已经决定了最后的成果。

踏这醒觉的一步，已经很早把自己交给全部的生命，完全可以接受它，也同时可以消除人间所带来成功与否的分别。

让每一步，当作人生最后的一步。

这就是解脱。

这就是宁静。

这就是醒觉。

2. 神圣的觉

觉察到自己，觉察到每一个瞬间，这本身就是解脱，就是活着最大的目的。

我相信，你读到这里，已经很早发现，这本书要表达的重点其实很简单。然而，尽管简单，我还是用各式各样的方法，从不同的角度切入，来表达同一些重点，只怕还不够清楚。

我相信你也注意到，这本书一切都回到永恒的现在（eternal now）。这也是古往今来的圣人想传达的关键，包括前面分享过的巴巴大师的几句话。我最多只是以现代的语言重新阐述，希望落到我们每个人的生活中。同时，也希望传达古人未曾断过的传承，希望通过你，在每一个角落活出我们东方和华人最珍贵的宝藏。

同时，我也希望通过《全部的你》和《神圣的你》，让你体会到生命的共同性，也就是我们全部生命的本质。通过这个领悟，协助我们迈进人类演化的下一个阶段。

最后，我也希望让你体会——人类的文化，再怎么发达，再怎么演变，总是离不开古圣人的手掌心。各地，无论东方、西方，最后都回到共同点，最原初的点，也就是一体或整体的意识。

我等到最后，还想再多谈一点一体的意识。相信你还记得前面引用了

《心经》的几句话"色即是空，空即是色"，讲形相是空，还讲了"受想行识，亦复如是"。

就连意识，也是空。空，也离不开意识。

说色即是空，可以理解。受即是空，也可以理解。想即是空，行即是空，都还可以摸得到边。但是，说到"识即是空"，这是一般逻辑跨不过去的。

《全部的你》《神圣的你》这两本书所讲的重点，只是带大家走到意识的边缘，也只是让我们体会——一切所见的形相，包括念相，都没有任何独立的存在。它本身还只是意识所化出来的。

而最后，连这个意识，连我们所讲的一体意识、整体意识，甚至生命的共同本质，本身还只是空。

空，空到底，没有东西不是空。

空到底，连这两本书所要表达的重点，一样没有任何存在的价值，也没有任何绝对的重要性。最多只能让我们当路标，走到——空——的门前。

踏最后一步，还是要靠自己。

任何人类逻辑所带来的路标，无论是古人的经典，或是这两本书，都没有办法描述"空"。我最多在这本书用"心""空当""在""宁静"来描述，希望这样能略略掌握"空"的观念。因为要了解"空"，它的逻辑和人间的逻辑本来就不在同一个轨道。我认为，对人脑局限的逻辑，这是最难理解的一部分。不过，我们也不用去追求它，无须把它化成一个课题。

接下来，我很诚恳地希望你把自己全部的生命，神圣的生命找回来。找回来了，也不要后悔过去耽误了那么多时间，耗费了那么多生命。毕竟时空样是个大妄想，不过是个大念头。

我们最多也只能肯定全部神圣的生命是不可能犯错的。只是它的安排，通过人间看不清全局。

表面所看到的痛苦、不合理、不公平、不理性，在生命的背景里，有另一个更大的规律在运作，远远超过我们通过种种条件和制约所能理解。最多，我们只能接受全部生命——通过瞬间，每一个瞬间，每一个"这里！现在！"每一个当下所带来的一切。

想不到的是，接受一切，甚至接受生命所带来的制约，才能改变我们的命，才可以活出我们全部的潜能。

接下来，一个人不需要特地去做好人，也不需要去做坏人，也没有什么"人"好做的。只要还有一个念头、一个成就感、一个领悟，甚至智慧，我们已经又被念相带走了。

无形之中，又建立了一个"我"，让"我"浮出来了。

但是，一个刹那懂了，看到了，我们又回到了全部的生命，让"在"又浮出来了。回来了，浮出来了，也没有损失什么。

没有必要再责备自己，也没有什么成就好谈，只是自然失掉失败和成功的观念。

一切只有平安。

从这个平安的瞬间，到下一个瞬间，我们一路也只剩下平安。

自己平安，自然也会带给周边平安。这么下去，生命自然就好过。我们仍然有人间的烦恼，处理不愉快的事，看着别人的脸色，但依然离不开生命内在的宁静，自然会在"事"跟"事"，"人"跟"人"，"经验"跟"经验"，"体验"跟"体验"之间，看出它们的平等性。没有什么特殊的经验好去追求，也没有什么特殊的经验需要去否定。

这就是大平等心。

只有站在这种大平等心，活出我们生命的本质，并随时在每一个角落看到生命共同的本质，才可能真正体会什么是爱——大爱。人间所带来的爱，我们也不需要去否定它，也不需要特别去期待它。我们都可以放过。

最后，只剩下这个旅程。谁在进行这个旅程，或是旅程要带到哪里，什么目的，其实都不重要了。每个瞬间，早已活出我们的不朽。

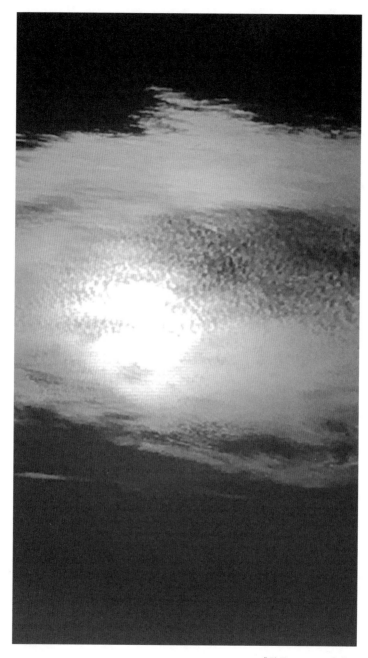

成默予・2016・台北

3. 清醒的觉，是踏出人间的第一步

也是人生最大的决定。

走到这里，你自然会发现——你需要面对这个人生，做一个最大的决定。而这个决定，可能让你没有退路。

这个决定，比你这一生所追求的任何目标、价值观念，甚至过去所想的人生目的，都有更大的影响。

你要决定的是——**怎么对待"这里！现在！"这可能是你这一生最重大的清醒的决定。而这个清醒的决定，在每个瞬间都要一再地重复。**

修行，乃至于醒觉，其实也只是臣服，而且是自主地、心甘情愿地（voluntarily）臣服。在每一个瞬间、每一个点点滴滴，把自己交给全部的生命，让它活出我们全部的潜能。臣服，也就是与生命完全接轨，而且是我们自己主动想要的。臣服，也只是肯定、承认自己和生命整体从来没有分开过，也不可能分开。我们每一个人也就是整体。

不这么活，早晚还是非臣服不可。通过人生中的失落、失望、打击、种种危机、灾难乃至于死亡，我们还是得心不甘情不愿地（involuntarily）臣服，这是免不了的。我们一生中，如果将自己投入种种形相（自我的形相、物质的形相、念头的形相），这些形相的依靠早晚都是会消失的，迟早也只能臣服于无色无形。

所以我才会说，无色无形的吸引力，是谁也挡不住的。**我们这一生来最大的目的，也只是从被动的臣服，走向主动的臣服。**这个重要的决定，不费力、不需要时间累积，随时就可以做到。

读到这里，我知道你已经不会再惊讶了，也同时知道一位大圣人就是醒觉过来，还是要面对每一个瞬间，只能掌控在那一个瞬间所带来的心，或是意识状态。一位大圣人，假如被那个瞬间带走了，把自己落入那个瞬间所带来的任何形相，他也自然落入人间的限制。

反过来，通过一个瞬间，我们可以清醒地专注、清醒地觉、清醒地接受、清醒地容纳、清醒地臣服，把自己全部交给这个瞬间，而又不会迷失在任何形相上，这本身就是解脱，是大圣人的境界。

我们随时存在"在"，也就是生命的空当。

通过臣服——全部的容纳——在看着这个瞬间，再也不跟任何念相绑在一起。这么一来，会突然发现，"想"（念头）和"觉"是可以分开的。而且，本来就是分开的，是我们把两者混淆了。

醒过来，"觉"自然变为主导。念头自然变得次要，只是一个工具。需要的时候可以用，不需要的时候，可以放下。只有这样，才可以一步跳过制约，任何制约。

这么一来，人生最大的决定，也只是面对自己的心，自己的意识状态。我们可以把握的，最多也只是这个，也只是——我们怎么去面对每一个瞬间。

通过怎么样的心，去面对每一个瞬间。

再讲清楚一点，心，也就是我们面对每一个瞬间的态度。我们的态度是友善，这个瞬间也会对我们友善。我们的态度不友善，它也跟着抵抗。

我们的人生目标不管多大、有多少善意，假如是通过对抗、不友善的态度来得到，最后，这个结果也只是无常，带给身边的人和自己不断的烦恼和痛苦。面对每一个瞬间都友善，也自然不需要担心最后的结果。它本身是友善的，也是涵容的。不会带来区隔和分别，不会让自己和别人对抗。

最有趣的是，只要诚恳地臣服到每一个瞬间，我们也自然活在生命最轻松、最根本的状态。这个状态，本身就是喜乐、爱和平安。和任何瞬间里面的内容——包括变化，包括任何"动"——都不相关。

活在喜乐、爱、平安，这个状态本身不断地把我们带回"在"，每一个瞬间自然化为我们人生最大的目的，再也不需要区分生命的过程和结果。瞬间，既是过程，也是结果。接下来，我们也好像没有"事"，自然没有问题。

最不可思议的是，这个人生最大的决定，竟然那么简单就可以完成。我们一起想想，假如不是那么简单，而需要费力，它本身还是离不开一个局限和制约的境界，本身还是无常。

这么说，连"决定"这两个字都不正确。其实，要把全部神圣的生命找回来，是通过——最少的"做"，甚至"不做"或"没有什么好做"，才可以突然体会到"在"。

体会到"在"，会发现它本来就在身边，也从来没离开过我们。生命就是那么奥妙——最永恒的状态，也自然是最简单的。

虽然说到底，没有"做"，我还是希望，你可以跟我一起"做"这个人生最大的决定。

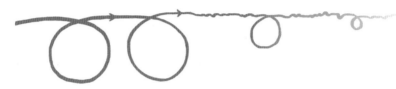

　　过去的制约，只有通过"觉"，才能打断。这里用和前面同样的图来表达制约的能量循环。只有通过"觉"，才可以突然踩个刹车，带出一个空隙，而中断念头的流动，消减所流转的能量或动能，甚至，像最右边所表示的，让这能量完全消失。

4. 通过"愿"，进入神圣

第一念，和最后一念，都一样离不开整体。第一个愿，也就决定生命的一切。

最后，我还是想留下这几句话，希望为你带来一些鼓励。

神圣这条路，离不开意愿，也就是"愿"。

"愿"，也就是通过我们每一个生命的体，包括身体、情绪体、思考体……通过身体的每一个细胞、每一个角落，用最诚恳的方式发一个愿。

这个"愿"，就是——**自己醒觉、自己解脱、自己走上这神圣的一条路**。

只要这个"愿"大，一切随后就会跟上。这不是通过任何费力，所可以得到的。我们最多只要把握住——这个"愿"，是新鲜又诚恳，而随时不要离开它——愿，自然变成结果。而结果，离不开这个原初的愿。

"愿"大，本身就成为信仰，而信仰也跟着大。信仰大，内在自然会浮出来，带着外在走。

我担心的是，或许你还信不过这些话，还要在这个人间耽误很多时间，还要不停地追求，还认为人生阶段需要告一个段落，才可以进入神圣的生命。

然而，它一直在你的心中，等着你。

我还是舍不得，不把接下来的几句话，当作一个礼物。

我们人，每一个人，其实就像在做梦。不光梦是虚幻的，就连做梦的人，也是这个梦的一部分。

站在这个观点，这个"觉"——观察到梦和做梦的人——本身才是不生不死的。

最终，是觉察——觉察到自己——这个"觉"才是永恒的。

我希望你可以好好地参这几句话，和自己的理解对照。

神圣的你，也只是"觉"。而这个"觉"，可以觉察到一切。

至于觉察什么，自然不重要。觉察到什么，也会生，也会死，和整体生命根本不成比例。也就不要让这个"什么"把自己带走了。

任何东西（"什么"）只要可以讲出来，还只是一个客体。无论是我们前头提到的——做梦的人，或是这里所讲的觉察的人。

庄子在两千多年前，也提过类似的观念：

"昔者庄周梦为蝴蝶，栩栩然蝴蝶也，自喻适志与，不知周也。俄然觉，则蘧蘧然周也。不知周之梦为蝴蝶与，蝴蝶之梦为周与？周与蝴蝶，则必有分矣。此之为物化。"（《庄子·齐

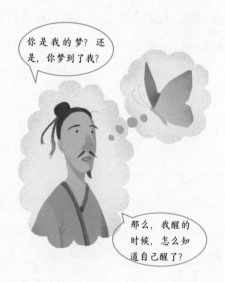

你是我的梦？还是，你梦到了我？

那么，我醒的时候，怎么知道自己醒了？

物论》)

　　根据前面的解释，对庄子的这几句话，我们还可以做个补充——这段话所提的蝴蝶和庄周，都还没有离开所做的梦。两者，都只是梦的一部分。两者，都还是客体。

　　醒觉，也只是轻轻松松觉察到"梦"跟"做梦的人"。觉察到觉察本身。也只是这样子。

5. 神圣的祈祷

每个瞬间活在"这里！现在！"一个人老早进入神圣的祈祷。

祈祷，也就是跟生命的源头对话。通过祈祷，不光是把生命的全部找回来，更是肯定生命的全部。

是从外，进入到内。

通过内，展开到全部。

我们每一个人无论什么宗教、什么文化、什么教育背景，一定都祈祷过。希望得到加持的力量，来完成一件事，达到一个目标，或找到生命最深的意义。

祈祷，真正的祈祷，一个人需要诚恳。而越诚恳，祈祷的力量也只会越大。每一个人一生都诚恳过。我在这里用这几句个人的祈祷，表达我恳切的心愿，为本书作结尾。

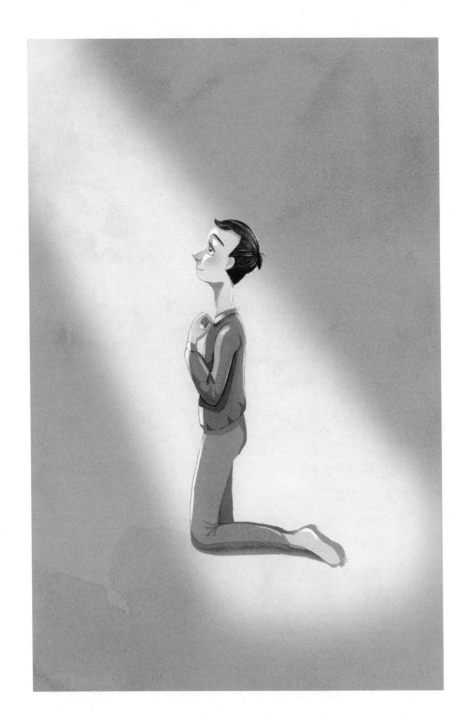

人生这条路，从出生到离开，

无不局限，艰难，有时险恶，甚至寸步难行。

你，我，每一个人都一样。

年纪越大，经历了越多，越不觉得人生还可能有所改变。

通过《全部的你》《神圣的你》，但愿我能表达——

生命不可思议的神圣与奇妙，确实存在。

更奇妙的是，

要找到这股力量，其实一点都不用费力，

什么都不用做，只是"回家"。

这个家，不属于外在世界可以找到的，也从来没有离开过它。

外在和内在，完全同步，完全结合，

我们真正的生命才可以起步。

不可思议的神圣与奇妙，于是展开。

生命重生，我们才发现——过去所看到、所活过的，都还只是一个大妄想。

这个大妄想，含着种种的小妄想，

让我们陷到里面，看不清周边，也看不见生命本来的奇妙。

醒过来了，发现——世界还是一样，一切依旧存在。

每一朵花、每一棵树、每一个人、每一样东西，都还在。

最奇妙的是，看着这个世界的我完全不一样了。

不一样的是，我彻底知道我和一朵花、一棵树、

任何一个人、任何一样东西，从来没有分开过。

我是整体，整体也只是我。

我是一体，也是局限。

我是局限，也是永恒。

我有生有死，也不生不死。

一切的矛盾也就这样消失了，最多也只剩下喜乐、爱、平安。

命，也跟着改了。

这种转变，彻底的转变，比谁想的都简单。

简单到底，会让人不相信，

只好成为困难，

甚至我们每一个人都认为这一生做不到。

做到了，醒来了，我们发现——我们什么都没有做，

也才晓得它是做不来的，

也只有"在""在""在"。

我们只要在每一个瞬间都"在"，

轻轻松松地存在，

也只是这样子，"在"家。

因为"在"，我们本来就有。

回到"在"，也只是退到最轻松，最小的人生的一点。

站在最小的这一点，也就是空，

我们可以把生命的全部整合起来。

整合起来，自然发现——人生的目的和结果，

已经很早完成了。

我们也没有什么"做"，好去做。

也没有什么追求，好去追求。

也没有什么完成，好去完成。

一切，自然是平安。

我们也没有什么好计较、好期待、好分享。

轻轻松松"在"，自然把生命的光明，通过瞬间，带来这个世界。

通过每一个"动"，每一句话，我们最多也是把生命的神圣与奇妙投影出来，

化作人生的希望、喜乐与新生。

也就这样子，完成了这一生最大的目的。

我祈祷的是，但愿你可以让这些话流进心里，

不要再继续责备自己，或是让别人责备你。

不要再继续局限自己，或是让别人局限你。

不要再继续萎缩自己，以为"不神圣"才是你。

让这些话带给自己人生一个方向，

同时把它变成路标。

意识最完整的转变，就在眼前，

但愿你，不会错过。

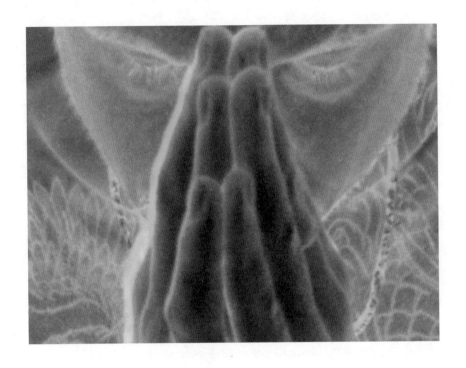

给读者的祝福

　　我想以最后的这张图作为祝福的象征，但愿我们一起完成这个旅程。

　　这张图是一位朋友送给我的，我特别喜欢，可惜没有作者的署名，无法在此向作者致意。

　　这张图，自然让我想到弥勒佛、基督、大天使长米迦勒、拉玛那·马哈希以及过去所有的大圣人。我们每个人其实也只是能量，也只是光体，跟周边的一切、跟生命从来没有分手过。生命的场，和我们一体不分，通过我们，将最大的生命能量带出来，流向人间，照明这个世界。

图片引用出处声明暨致谢

i 梵蒂冈圣伯多禄大教堂正祭台 By Ricardo André Frantz（User:Tetraktys）- taken by Ricardo André Frantz, CC BY-SA 3.0, https://commons.wikimedia.org/w/index.php? curid=2284684.

马来西亚华人供桌 By User:Sampuna at en:wikipedia - Originally at en:wikipedia its original description page was/is here, Public Domain, https://commons.wikimedia.org/w/index.php? curid=3726571.

越南华人家庭供桌 By Thang Nguyen from Nottingham, United Kingdom, CC BY-SA 2.0, https://commons.wikimedia.org/w/index.php? curid=3474987.

ii 西班牙 Juan March 基金会典藏作品 http://digital.march.es/turina/sites/digital.march.es.turina/modules/islandora_bookreader/mainpage.php?pid=jt%3A45640

iii《虚云老和尚画传集》http://drbachinese.org/online_reading/sf_others/VM_HsuYun_Bio_01/bookcover.htm

iv 吉萨金字塔群 By Ricardo Liberato - All Gizah Pyramids, CC BY-SA 2.0, https://commons.wikimedia.org/w/index.php? curid=2258048

长城 By Hao Wei – Flickr, CC BY 2.0, https://commons.wikimedia.org/w/index.php? curid=351725

普玛彭古 By Brattarb - Own Work, CC BY-SA 3.0,
https://commons.wikimedia.org/w/index.php?curid=15181921

麦 加 By Muhammad Mahdi Karim（www.micro2macro.net）Facebook Youtube; edited by jjron – Own work, GFDL 1.2,
https://commons.wikimedia.org/w/index.php?curid=3563328

金崙：徐颂龄老师摄影作品。

马丘比丘：青青女士摄影作品。